JN056843

［体育・スポーツ・健康科学テキストブックシリーズ］

❋

スポーツ指導者に必要な 生理学と運動生理学の知識

改訂2版

❋

村岡　功・林　直亨 編著

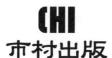

市村出版

編著者 　村岡　　功　早稲田大学名誉教授
　　　　　林　　直亨　早稲田大学スポーツ科学学術院教授

著　者　　赤間　高雄　早稲田大学スポーツ科学学術院教授
　　　　　家光　素行　立命館大学スポーツ健康科学部教授
　　　　　井澤　鉄也　同志社大学スポーツ健康科学部教授
　　　　　内丸　　仁　仙台大学体育学部教授
　　　　　大築　立志　東京大学名誉教授
　　　　　岡田　純一　早稲田大学スポーツ科学学術院教授
　　　　　小笠原準悦　北海道教育大学教育学部札幌校准教授
　　　　　彼末　一之　大阪大学名誉教授・早稲田大学名誉教授
　　　　　　　　　　　順天堂大学スポーツ健康科学部客員教授

　　　　　澤田　　亨　早稲田大学スポーツ科学学術院教授
　　　　　鈴木　克彦　早稲田大学スポーツ科学学術院教授
　　　　　鈴木　秀典　日本医科大学名誉教授
　　　　　内藤　久士　順天堂大学大学院スポーツ健康科学研究科教授
　　　　　中田　大貴　奈良女子大学研究院工学系教授
　　　　　広瀬　統一　早稲田大学スポーツ科学学術院教授
　　　　　町田　修一　順天堂大学大学院スポーツ健康科学研究科教授
　　　　　水口　暢章　立命館大学総合科学技術研究機構助教
　　　　　吉野　貴順　駿河台大学スポーツ科学部教授

〈五十音順〉

改訂2版の出版にあたって

　この度,「スポーツ指導者に必要な生理学と運動生理学の知識」を改訂し,第2版を出版する運びとなりました.本書は2013年3月に初版を上梓して以来,多くの大学等でも教科書として使用戴いてきました.この度2023年には節目の10年を迎えることから,改訂版を出版することと致しました.

　改訂版は,「Ⅰ部　スポーツ指導者に必要な生理機能の知識」と「Ⅱ部　スポーツ指導者に必要な健康と運動実践面での知識」から構成されています.この構成については初版とほぼ同じ体裁をとっています.Ⅰ部では引き続き内容と構成を初版そのままにし,執筆者の一部に新進気鋭の研究者に加わって戴きました.一方,Ⅱ部では半数以上の項目と内容を刷新するとともに,これらについては新しい方々に執筆をお願いしています.

　本書出版の目的は,スポーツ指導者あるいは指導者を目指そうとしている方々およびスポーツ実践者の方々を対象として,生理学と運動生理学の知識を提供することにあります.特徴としては,生理学と運動生理学の知識を一体化したことと,「生理機能の知識」に加えて「健康と運動実践面での知識」についても情報提供を行っていることです.

　執筆者には,この出版の目的等をご理解戴いた上で,読みやすく分かりやすい内容で執筆をお願い致しました.また,10年という年月の経過を踏まえて,内容を今一度吟味するとともに,最新の情報と知識を提供して戴いております.その結果,本書は魅力的で大変素晴らしい改訂版になったと自負しております.

　スポーツの指導者および実践者の皆様には,引き続き,本書をご利用戴きますようお願いを申し上げます.

　　2023年1月

編著者　村岡　功・林　直亨

初版はじめに

　生理学（Physiology：身体の学問）は，生命現象を対象としてそのメカニズムを解明する学問である．生命現象とは生命あるものに関連して起こる諸々の現象（呼吸，循環，消化，吸収，排泄，感覚，内分泌，生殖など）のことであり，その共通の特質として，①絶えず物質ならびにエネルギー交代を伴う，②成長や老化に伴って形態的に変化する，③生殖あるいは増殖によって子孫を次代に残す，④置かれた環境に対して適応する能力（環境適応性）を持つ，⑤外部環境の変化に対して内部環境を一定に保とうとする（恒常性保持作用；ホメオスターシス），などを挙げることができる．また，メカニズムとはその仕組みあるいはある現象を構成している要素と要素との関連性を指す．このように，生理学とは，生命あるものがどのような仕組みによってそれを維持しているのかを解明する「身体の学問」であり，医学における基礎分野として非常に古くから発展してきた．

　一方，生理学が一般に静的（安静）状態での生命現象を対象としているのに対して，運動生理学（Exercise Physiology）は，主に動的（運動）状態での生命現象を対象としている．つまり，運動生理学は一過性の運動に対する生体の応答と，規則的な身体活動による生体の適応を明らかにする学問であるといえる．運動生理学の発展は生理学と比べると新しく，1940年代以降に本格的に研究が行われるようになったが，近年では広く社会からも注目されるようになっている．

　この背景には，主に2つのことが関わっているように思われる．その1つは，1950年代に入ると，運動不足と健康阻害との関連が注目されるようになり，この問題を解決するために運動生理学を中心として研究が進められてきたことである．第2に，オリンピック等の国際大会で活躍するためには，指導者や選手の経験だけに頼るのではなく，運動生理学を中心とした科学的なバックアップが必要とされたことを挙げることができる．

　ところで，中学生および高校生の頃は，骨格筋機能や呼吸循環系機能が急激に発達するとともに，様々な運動やスポーツ活動に積極的に関わる時期でもある．保健体育科の教員は，まさにこの時期の子ども達に対して，いかに健全に育成するかやスポーツ活動における競技力を向上させるかについて重要な役割を果たす存在である．そのためには，安静および運動状態での生命現象の仕組みを理解することが重要であるといえる．しかし，これまでの保健体育科の教員養成においては，生理学と運動生理学がそれぞれ独立して取り上げられ，それぞれ別のテキストが使用されてきたというのが実情である．そのため両科目間で必ずしも一貫性が無く，「保健体育」に必要な生理学と運動生理学の知識が十分に伝わっていない可能性も考えられる．

　近年，大学における「教育の質保証」が問われるようになったが，保健体育科教員を目指す人々に対しても同様のことが求められている．また，「保健体育」の学習指

導要領が最近になって改正されたこともあり，これらのことから，この度，「保健体育」を学ぼうとする学生および中・高校で「保健体育」を教える教員にとって必要な「生理学と運動生理学」の知識を1冊にまとめた本書を上梓することとした．

　本書は「Ⅰ部．スポーツ指導者に必要な生理機能の知識」と「Ⅱ部．スポーツ指導者に必要な健康・体力や運動実践の知識」から構成されている．Ⅰ部では，運動・スポーツと関連深い生理機能（骨格筋，神経，内分泌，免疫，呼吸，循環）について，生理学と運動生理学の知識をまとめて示すことで，「体育分野」における運動の仕組み等に対応出来るようにした．また，Ⅱ部では，「保健分野」における健康，生活習慣病，応急手当，体力とトレーニング，水分摂取，スポーツ外傷・障害およびアンチドーピングに関わる問題を網羅した内容となっている．そのため，本書は保健体育科教員だけではなく，競技スポーツや健康スポーツと関わるコーチ，トレーナーおよびスポーツ栄養や健康運動の指導者にとっても有益なものになっている．執筆にはそれぞれの分野で活躍しているわが国の第一人者が当たっており，読者には最新の知識を得るために本書を積極的に利用して戴くことを願うものである．

2012. 12.

編者　**村岡　功**

スポーツ指導者に必要な生理学と運動生理学の知識　改訂２版

目　次

I部　スポーツ指導者に必要な生理機能の知識

Ⅱ部　スポーツ指導者に必要な健康と運動実践面での知識

I 部

スポーツ指導者に必要な
生理機能の知識

1章　身体運動を発現する骨格筋の機能と適応

骨格筋は，我々ヒトの体に400以上も存在し，全体重の40〜50％を占めている．骨格筋の最も重要な役割は，個人が自由に動いたり，呼吸したりできるように力を発揮して身体運動を発現することであり，運動・スポーツに最も重要な役割を果たしている．その他持続的な収縮によって姿勢を維持したり，異化作用の過程で熱を産生し体温の恒常性を維持したりすることにも重要な役割を果たしている．

骨格筋は，使用と不使用によく応答する非常に可塑性に富む組織であり，その構造と機能についてすでに多くのことが明らかにされているが，まだまだ解明すべき課題も多く残されている．

[1]　骨格筋の形態と収縮のメカニズム

1．骨格筋の外観と働き

（1）骨格筋と骨・関節

骨格筋は，筋線維と呼ばれる直径$10〜100\mu m$，長さ1〜50mm程度の細長い円筒状の形をした筋細胞によって構成されるが，その他に結合組織，筋紡錘などの感覚受容器，神経組織なども含んでいる．個々の筋線維は結合組織の膜によって束ねられ，最終的には頑強な結合組織である腱を経て一つ以上の関節をまたいで骨に付着する．比較的動かない方の骨，すなわち体肢では体の中心に近い部分を起始（または筋頭），その反対側の部分を停止（または筋尾），骨格筋の中央部分を筋腹と呼ぶ（図1-1）．しかし，体幹部にある筋などではこの関係が必ずしも明確ではないものもある．

（2）筋の分類
1）筋の形状による分類

骨格筋の形状は様々であり，その形状によっていくつかの分類が可能である（図1-2）．腱の走行方向から分類すると，紡錘筋，羽状筋，半羽状筋などに分類される．紡錘筋は，その名のとおり外観が紡錘型をしており，筋線維は腱の走行方向とほぼ同じである．羽状筋は，鳥の羽のように筋線維が腱の走行方向に対して一定の角度で走行している．一方向から接続しているものは，半羽状筋と呼ばれる．

筋頭が枝分かれしているものがあり，筋頭数で分類することもできる．筋頭が一つのものを単頭

筋，筋頭が複数のもの（多頭筋）をその数に合わせて二頭筋，三頭筋，四頭筋と呼ぶ．また，筋腹の数に合わせて二腹筋など，多腹筋として分類されるものもある．

さらに，またぐ関節の数によって，単関節筋または多関節筋に分類することもできる．多関節筋では，より複雑な動きを生み出すことができる．

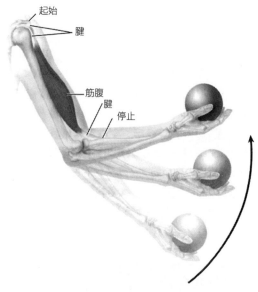

図1-1　骨格筋の部位の名称
（コメディカルサポート研究会ほか訳（2017）：カラーで学ぶ解剖生理学．第2版，メディカルサイエンスインターナショナル，p173.）

2）筋の働き方による分類

目的とする動きのために中心的に作用する筋は主動筋，その反対方向への動きのために作用する筋は拮抗筋，主動筋の動きを補助するように作用する筋は協働筋と呼ばれる．

また，関節の屈曲あるいは伸展を引き起こす筋はそれぞれ屈筋あるいは伸筋と呼ばれる．筋肉は収縮のための力を発揮するが自分自身で伸びることはできないために，屈筋と伸筋が互いに拮抗的に働くことで関節の屈曲と伸展が行われる．屈筋と伸筋が同時に働いた場合には，関節を固定し動かないようにする働きも持つ．

関節を動かす動作の呼び方に応じて，内転筋と外転筋，回旋筋，回内筋と回外筋，内旋筋と外旋筋などと呼ばれることもある．

（3）筋線維の走行方向と筋の働き

筋収縮によって筋の長さが変化するが，紡錘筋の場合には筋線維の収縮した距離だけ筋全体も収縮する．これに対して，羽状筋の場合は筋線維が筋全体の方向に対して斜めに走行しているので，筋全体の長さの変化は筋線維の長さの変化よりも小さくなる．一方，筋線維の走行方向に対し直角に切断した時の断面積，すなわち生理学的断面積は，紡錘筋では筋の長軸に対して直角に切断した時の断面積，すなわち解剖学的断面積と等しくなるが，羽状筋では同じ解剖学的断面積の紡錘筋よ

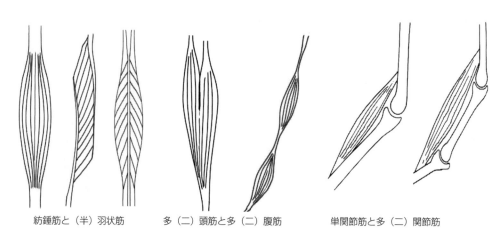

紡錘筋と（半）羽状筋　　　多（二）頭筋と多（二）腹筋　　　単関節筋と多（二）関節筋

図1-2　骨格筋の形状による分類

りも大きくなる．筋自身が発揮する最大の力，すなわち最大筋力は生理学的断面積に比例するので，外観上同じ太さの紡錘筋と羽状筋では，筋線維走行と腱の走行方向とがなす角度（羽状角）を持っ

た羽状筋の方が高い筋力を発揮できる（図1-3）．

羽状角の大きな筋では筋力発揮に，紡錘型あるいは羽状角の小さな筋では動きの大きさや速度の点において適していると考えられる．

（4）テコ作用：みかけの筋力と真の筋力

関節の動きは，テコ作用によって引き起こされ，骨格筋の収縮によって発生する力は関節のテコを介して外に伝えられる．ヒトの筋力を測定する場合は，このテコの作用を介した力を測定していることになる．筋力計で測定されたものは，みかけの筋力（または実効筋力）と呼ばれている．これに対して，実際に筋自体が発揮した力を真の筋力

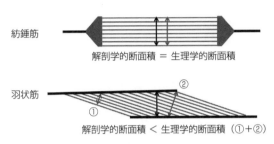

紡錘筋
解剖学的断面積 = 生理学的断面積

羽状筋
① ②
解剖学的断面積 < 生理学的断面積（①+②）

図1-3　紡錘筋と羽状筋の相違

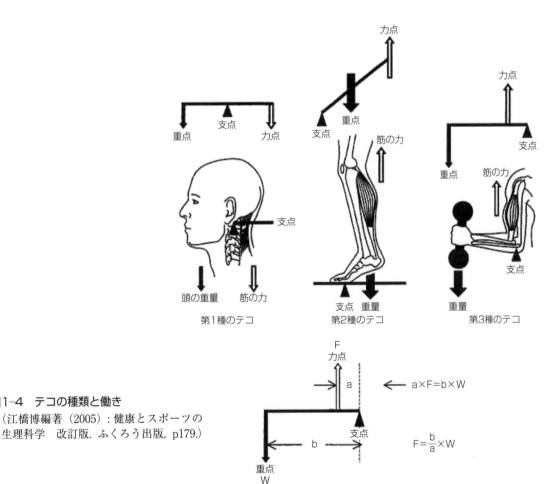

第1種のテコ　　第2種のテコ　　第3種のテコ

$$a \times F = b \times W$$

$$F = \frac{b}{a} \times W$$

図1-4　テコの種類と働き
（江橋博編著（2005）：健康とスポーツの生理科学　改訂版. ふくろう出版, p179.）

テコの原理が作用しているので筋自体が発揮する真の筋力は外部へ働きかけるみかけの筋力とは異なる．

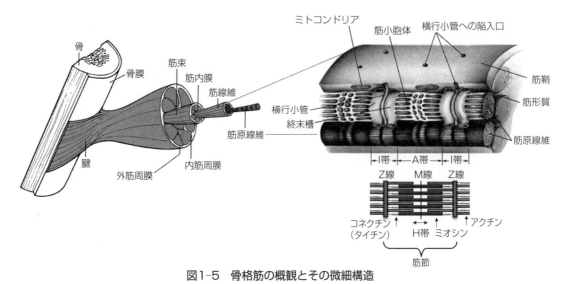

図1-5　骨格筋の概観とその微細構造

(Powers SK, Howley ET. (1994): Exercise physiology: theory and application to fitness and performance. 2nd ed, Wm. C. Brown, Dubuque, pp146-148に一部変更を加えて引用)

と呼び，テコに相当する関節のテコ比から計算することができる（図1-4）.

　テコには3つの型があるが，ヒトでは，第3や第1のテコに相当する関節が多くみられる.

　第1種のテコ：支点が力点と作用点の間にあるため，支点の位置によって力の点で有利か，距離や速度の点で有利なのかが変化する.

　第2種のテコ：支点から力点までの距離が重点までの距離よりも長いため，大きな力をゆっくりと短い距離移動させるのに有利である.

　第3種のテコ：支点から力点までの距離が重点までの距離よりも短いため，テコを動かすのに大きな力が必要であるが，移動が少なくてすみ，軽い負荷を長い距離速く動かすのに有利である.

2. 骨格筋の微細構造

　骨格筋は，筋線維はもちろんのこと，結合組織，神経組織なども含んでいる．骨格筋にみられる結合組織の膜は，筋全体を包み込む最も外側の層（外筋周膜）から，個々の筋線維の束（筋束）を仕切るように筋の内部（内筋周膜），さらに個々の筋線維の間にも入り込む（筋内膜）．筋線維は，基底膜と筋形質膜からなる筋鞘によって覆われているが，その内部，すなわち筋形質は，筋原線維の他に，ミトコンドリア・ゴルジ装置・リソソームなどの細胞小器官やグリコーゲン顆粒などを含んでいる．なお，筋線維は核を複数持った多核細胞である．筋小胞体は，カルシウムイオン（Ca^{2+}）を蓄えて，筋の収縮と弛緩に重要な役割を果たしている袋状の膜様構造物であり，それぞれの筋原線維を取り巻いている．また，筋線維を横切るように内部へ陥入した横行小管は，筋小胞体の肥大した部分（終末槽）の間を走り，三連構造を形成している（図1-5）.

　筋原線維は，太いフィラメントを構成するミオシンと細いフィラメントを構成するアクチンの2種類の収縮タンパク質と，それ以外の働きを持ったいくつかのタンパク質によって構成され，Z膜（線）と呼ばれる薄い膜状の構造タンパク質で仕切られた部分は筋節（サルコメア）と呼ばれている．筋節は収縮の最小単位であり，安静時の長さ（静止長）は2.3μm程度である．筋節内には，暗くA帯と呼ばれる部分と，明るくI帯と呼ばれる部分が存在し，骨格筋の横紋模様を生み出している．筋弛緩時には，A帯の中央部分にH帯と呼ば

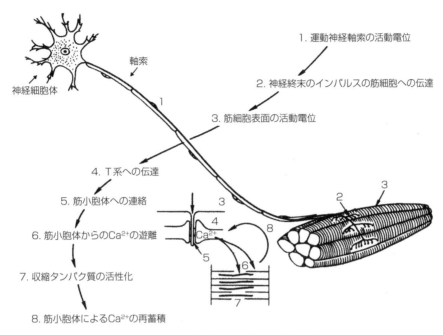

1. 運動神経軸索の活動電位

2. 神経終末のインパルスの筋細胞への伝達

3. 筋細胞表面の活動電位

4. T系への伝達

5. 筋小胞体への連絡

6. 筋小胞体からのCa²⁺の遊離

7. 収縮タンパク質の活性化

8. 筋小胞体によるCa²⁺の再蓄積

図1-6　筋線維が収縮を起こす経過の要約
（勝田茂（2000）：運動生理学20講．第2版，朝倉書店，p2.）

れる明るい部分がみられる．太いフィラメントは極めて大きな分子量を持った弾性タンパク質コネクチン（タイチン）によって両側から支持されて常に筋節の中央部に位置するように調節されている．コネクチンは，1分子でZ線から始まり太いフィラメントに結合しながらM線に至る．一方，アクチン分子上には，大別すると2種類の調節タンパク質，すなわちトロポニンとトロポミオシンが存在する．調節タンパク質は，筋全体ではほんの一部分を構成するにすぎないが，収縮の過程を調節するのに非常に重要な役割を果たしている．

3. 骨格筋収縮のメカニズム

（1）運動単位

筋線維は，運動神経からの刺激を受けて収縮する．そのため，一つの運動神経細胞とそれによって支配される筋線維群は，機能的なまとまりから運動単位（Motor Unit：MN）と呼ばれている．一つの神経細胞が何本の筋線維を支配している

か，すなわち神経支配比は，筋の役割によって異なっている．例えば，より大きな力発揮が要求される四肢の大筋群ではその比は1：1000程度以上と大きいが，逆に顔の細やかな表情を生み出す表情筋などではその比は1：50程度以下と小さい．

（2）興奮収縮連関

神経線維と筋線維とが出会う場所は神経筋接合部と呼ばれるが，運動神経の終末は筋と直に接触しているのではなく，10nm程度のわずかな隙間によって隔てられている．神経の電気的な興奮が運動神経の終末に到達すると，神経終末は神経伝達物質であるアセチルコリンを放出し，シナプス間隙を渡って拡散したアセチルコリンが筋形質膜のナトリウム透過性を増大させて終板電位と呼ばれる脱分極を引き起こす．この興奮は，さらに横行小管を通って筋線維の深くまで伝えられる．興奮が筋小胞体へ到達すると，蓄えられているCa²⁺が終末槽から放出され筋形質のCa²⁺濃度を劇的（静止状態の約100倍）に上昇させる．そしてこ

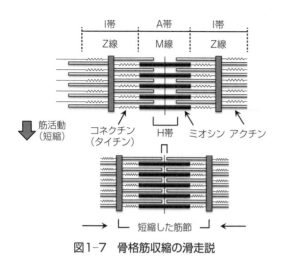

図1-7　骨格筋収縮の滑走説

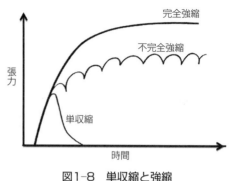

図1-8　単収縮と強縮

の多量のCa²⁺が調節タンパク質であるトロポニンに作用し，ミオシンとアクチンの相互作用，すなわち筋収縮による力発生を引き起こす．神経インパルスが止むと，筋小胞体内に存在するカルシウムポンプが筋小胞体内へとCa²⁺を回収しミオシンとアクチンの相互作用が止み，筋は弛緩する．この神経インパルスの到達から筋収縮が止むまでの一連の過程は，興奮収縮連関と呼ばれている（図1-6）．これらの過程の一部が阻害されても，筋は十分な収縮を行うことができない．

（3）滑走説

　筋線維が収縮する時に，A帯の長さは変化しないが，隣接するZ線の間隔が短くなる．したがって，太いフィラメントであるミオシンと細いフィラメントであるアクチンの長さは常に一定で，両フィラメントはお互いにその間に滑り込むようにして収縮をしていると考えられる．これを滑走説

と呼び，筋収縮メカニズムをよく説明するモデルとして認知されている（図1-7）．

（4）単収縮と強縮

　実験条件下で，取り出した筋に直接あるいは運動神経を介して短い時間，電気刺激を加えて活動電位を一つだけ生じさせると，筋は短い時間1回だけ収縮した後，弛緩してもとの状態に戻る．この1回の収縮弛緩を単収縮という．さらに，弛緩が終わらない内に次の刺激を加えると，はじめの収縮に次の収縮が重なり，発揮される張力は単収縮よりも大きくなる．この現象を収縮の加重という．さらに，この刺激を繰り返して一連の活動電位を生じさせると，張力は加重されて単収縮よりも大きくなっていく．刺激の時間間隔が長い低頻度の刺激の場合には単収縮の頂点が分かれ，この状態を不完全強縮と呼ぶが，さらに刺激頻度が高まって発揮される張力が滑らかになったものを完全強縮と呼ぶ（図1-8）．ヒトの生理的な条件下では，ほとんどが強縮として張力を発生している．

課　題

1. 骨格筋の分類について説明しなさい．
2. 骨格筋のテコ作用について説明しなさい．
3. 骨格筋の基本的構造および収縮の仕組みについて説明しなさい．

[2] 筋運動と筋線維タイプ

1. 筋運動のエネルギーとその供給

(1) 筋収縮の直接のエネルギー＝ATP

　エネルギーとは，力学的仕事をなし得る能力である．筋収縮に直接用いられるエネルギーは，ミオシン頭部に存在するアデノシン三リン酸加水分解酵素（ATPase）の働きによって，アデノシン三リン酸（ATP）をアデノシン二リン酸（ADP）と無機リン酸（Pi）へと分解する時に得られる（図1-9）．したがって，骨格筋の収縮は，自動車などのエンジンとは大きく異なり化学的エネルギーを使って力を生み出していることになる．ATPの分解によってエネルギーを生み出す仕組みは，骨格筋の収縮のためだけではなく，例えばホタルの発光など，生物が生命活動を営むために必須の仕組みである．

(2) 筋収縮のエネルギー供給系

　筋のATP貯蔵量には限りがあり，それだけでは筋収縮を継続することは困難である．したがって，ATPが分解されて筋収縮に直接利用可能なエネルギーを失ったADPをATPへと絶えず再合成するためのエネルギーが必要となる．このエネルギーを供給するシステム，すなわちエネルギー供給系は，そのエネルギー発生の過程で酸素を必要とするか否かで有酸素過程と無酸素過程に大別できるが，無酸素過程はさらに二つの過程に分けることができる．その一つはATP-PCr系と呼ばれ，クレアチンリン酸（PCr）をクレアチン（Cr）と無機リン酸（Pi）へと分解する時に放出されるエネルギーを用いて最も素早くATPの再合成を行う．もう一つは解糖系と呼ばれ，グリコーゲンまたはグルコースをピルビン酸にまで分解する過程でATPを産生する．ピルビン酸は，十分な酸素供給が得られない状態などでは乳酸脱水素酵素によって乳酸に還元される（図1-10）．

　無酸素過程でのエネルギー供給系は，短時間に大きなエネルギーを出力することが可能である反面，そのエネルギー容量に限界があり，それだけで長時間にわたって運動を継続することは困難である．例えば全力運動時の出力パワー（単位時間あたりに発生するエネルギー量）は，ATP-PCr系では13cal/kg/秒，解糖系では7cal/kg/秒程度であり，利用可能なエネルギー容量がそれぞれ100cal/kg，230cal/kgであるので，持続時間はそれぞれ$100 \div 13 ≒ 8$秒，$230 \div 7 ≒ 33$秒，両者を合わせても40秒程度が限界である（表1-1）．また，

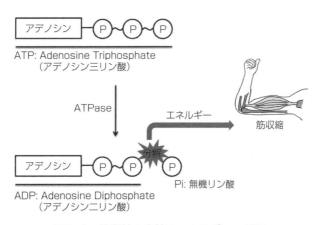

図1-9　筋収縮の直接のエネルギー＝ATP

```
        分　解（ATPase）　＋運動のエネルギー
ATP ⇄        ADP＋Pi
        再合成          ＋再合成のエネルギー
```

Ⅰ．無酸素的（アネロビック）エネルギー供給過程
　①ATP-PCr系　　PCr→Cr＋Pi＋ATP再合成のためのエネルギー
　②解糖系　　　　筋グリコーゲン→乳酸＋ATP再合成のためのエネルギー

Ⅱ．有酸素的（エアロビック）エネルギー供給過程
　③酸素系　　　　筋グリコーゲン・脂肪＋酸素→二酸化炭素＋水＋ATP再合成のためのエネルギー

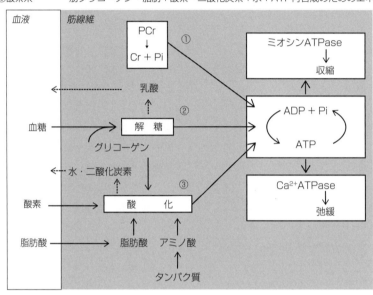

図1-10　筋収縮のためのエネルギー供給系

表1-1　3つのエネルギー供給系の容量, パワー, および持続時間

エネルギー供給系 （単位）	容量 （cal/kg）	パワー （cal/kg/秒）	持続時間 （秒）
ATP-PCr系	100	13	8
解糖系	230	7	33
酸素系	∞	3.6	∞

解糖に伴う乳酸産生による水素イオン（H^+）の蓄積は筋中のpHの低下をもたらし，筋の収縮力を低下させる．この無酸素的なエネルギー出力を伴う運動の後には，ATP-PCrの再合成や乳酸の除去などのために酸素消費が亢進する．運動後にみられるこの安静値以上の酸素消費は，酸素負債あるいはEPOC（Excess Post-exercise Oxygen Consumption）と呼ばれ，運動中の無酸素的なエネルギー発生量を反映する．したがって，その最大値（最大酸素負債量）は，無酸素的なエネルギー出力が要求される短時間・高強度の種目を専門とする競技者では高い値を示す．

一方，長時間にわたる絶え間ない筋収縮のためには，筋のミトコンドリア内で主として糖または脂肪の燃焼，すなわち有酸素過程によるエネルギー供給が必要となる．この供給系では，パワー出力が3.6cal/kg/秒程度にまで低下するが，糖や脂肪をエネルギー基質とするためにエネルギー容量は無限大に等しく，長時間にわたって運動を継続することが可能になる．したがって，有酸素過

表1-2　運動時間の違いによる有酸素/無酸素過程のATP産生寄与率の変化

	最大運動の時間							
	秒			分				
	10	30	60	2	4	10	30	120
有酸素過程（%）	10	20	30	40	65	85	95	99
無酸素過程（%）	90	80	70	60	35	15	5	1

程によるエネルギー出力は，酸素の供給あるいは利用能の大きさに左右される．その上限は最大酸素摂取量（$\dot{V}O_{2max}$）と呼ばれるが，呼吸循環機能はもちろんのこと，筋における毛細血管網の発達と酸化系酵素活性の高さが影響を及ぼす．また，乳酸の蓄積が開始する酸素摂取水準の高さも，長時間にわたって運動を持続する場合のエネルギー出力の大きさに影響を与える．

（3）エネルギー供給系とスポーツ競技

　実際に行われるスポーツ活動中では，様々な形で体内に蓄えられたエネルギーを骨格筋がいかに大きな力学的エネルギーとして出力し，また競技時間に応じて効率よく利用できるかが成績を左右する．異なるエネルギー供給系がそれぞれ単独ですべての運動のエネルギーを供給したり，また段階的に切り替わったりすることはなく，発揮されるパワーの高さとそれを維持する時間との関係から，3つの系の内のいずれかの系が中心となって必要なエネルギーを供給する．このような背景から，運動中に発揮されるパワー水準に着目し，トレーニングをハイパワー，ミドルパワー，ローパワーの3つに分類して捉えることもある（金久，1999）．

　最大で行う運動時間の違いによって，エネルギー供給系の寄与度は変化する（表1-2）．陸上競技の走種目でいえば，100m走などでは多くがATP-PCr系に，反対にマラソン競技ではそのほとんどが有酸素的なエネルギーの供給系に依存することになる．ただし，スポーツ活動中のエネルギー供給系の寄与度は，古くは運動中および運動後の呼気ガス分析から得られた酸素摂取量をもとに評価されていたため，特に高強度短時間で行わ

れる競技では酸素を利用したエネルギー供給系の寄与度が過小に評価されていた可能性がある．例えば，最近の研究では，陸上競技の走種目である100m走，200m走，400m走，800m走，1500m走における有酸素系の寄与率は，それぞれ（男-女）20-25 %，28-33 %，41-45 %，60-70 %，77-86%であることが報告されている（Duffield and Dawson, 2003）．

2.　筋線維タイプとその特性

（1）筋線維タイプの分類と名称

　古くは動物の筋の肉眼的所見を代謝的所見に対応させて，骨格筋は，赤筋-酸化型と白筋-解糖型に分類されていた．したがって，骨格筋を構成する筋線維のタイプにも，以前は赤筋線維と白筋線維の名称がよく用いられていた．

　その後，筋線維の最大収縮速度がミオシンのATPase活性に依存することが明らかにされ，筋線維の収縮特性を反映するATPase活性に基づいて組織化学的に収縮速度の遅い遅筋（Slow Twitch：STまたはタイプI）線維と収縮速度の速い速筋（Fast Twitch：FTまたはタイプII）線維の2種類に大別する方法が一般的となった．さらに，速筋線維（タイプII）はATPaseのpHへの安定性の違いによってタイプIIa線維とタイプIIb線維に分けられるため，全体で3つの線維タイプに分類することが一般的である．

　また，収縮特性を反映するATPase活性とSDH（コハク酸脱水素酵素）などの酸化系酵素活性の違いを組み合わせることによっても，SO（Slow twitch Oxidative）線維，FOG（Fast twitch Glycolytic Oxidative）線維，FG（Fast

ATPase染色

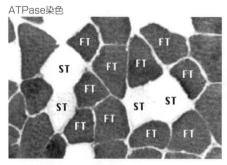

SDH染色

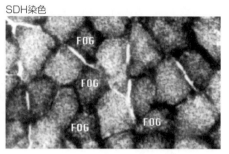

Alkaline Phosphatase染色

毛細血管

50μm

連続切片にあらわれる同一筋線維にATP染色とSDH
染色を施したもの（上段）．この染色結果の組み合わ
せによってSO線維，FOG線維，FG線維の分類が可
能である．

上段左：ATPase染色で濃く染まっている線維が速
　　　　筋（FT）線維，白く抜けているのが遅筋
　　　　（ST）線維．
上段右：SDH染色で濃く染まっている線維は酸化能
　　　　力が高い（Oxidative）ことを示している．
下段左：Alkaline Phosphatase染色によって毛細
　　　　血管を染色したもの．

図1-11　ATPase染色とSDH染色を組み合わせた骨格筋（ラット）の筋線維タイプ分類

表1-3　筋線維タイプの名称

遅筋線維	速筋線維	
ST線維	FT線維	
タイプI線維	タイプII線維	
SO線維	FOG線維	FG線維
タイプI線維	タイプIIa線維	タイプIIb線維（ヒトではIIx線維）

twitch Glycolytic）線維の合計3つの線維タイプ
に分類することが可能である（図1-11）．

　これら筋線維タイプの分類に用いる手法や名称
は異なるものの，タイプIとSO線維，タイプIIa
とFOG線維，タイプIIbとFG線維はそれぞれほ
ぼ一致する．筋線維タイプをI（SO），IIa（FOG），
IIb（FG）など基本的に3つに分類する方法は，
筋線維タイプとスポーツ競技の特性との関わりを
うまく説明できることから，現在最も広く受け入
れられている方法である（表1-3）．

　しかし，電気泳動法や免疫組織化学的手法の発
達とともに，ミオシン重鎖あるいは軽鎖のアイソ

フォームなどの違いに基づいて筋線維をさらに厳
密に分類し，筋線維タイプの発現を明確にする方
法が一般的になりつつある（和田・勝田，1995）．
新たな分類方法はトレーニング等による筋線維タ
イプの変化を敏感に検出したり，ヒトを含めた動
物種や筋の種類による筋線維タイプの発現特性を
より明確にしたりすることができる．例えば，ラ
ットなどの動物の骨格筋では，タイプIIaとIIb
の間にIIxと呼ばれるタイプの筋線維が存在する
ことが明らかにされている．さらに，これまでヒ
ト骨格筋でタイプIIb線維として分類されていた
線維は，ミオシン重鎖の分類からはタイプIIx線
維に一致することが明らかにされており，近年で
はヒトの筋線維タイプをI, IIa, IIxに分類するこ
とが一般的になりつつある（図1-12）．

（2）筋線維タイプの機能および形態学的特徴

　遅筋（タイプI）線維は，速筋（タイプII）線
維と比べると酸化系の酵素活性が高く，多くの毛
細血管に取り囲まれて，ミオグロビン含量も多い．

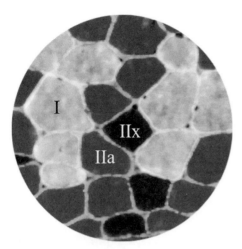

図1-12　免疫組織染色による骨格筋（ヒト）
の筋線維タイプ分類
　Ⅰ：タイプⅠ線維，Ⅱa：タイプⅡa線維，
　Ⅱx：タイプⅡx線維

そのため，遅筋線維は高い有酸素的代謝能力と疲労抵抗性を備えている．しかし，遅筋線維は，固有筋力，すなわち筋線維の単位横断面積あたりに発揮する力は小さい（表1-4）.

　速筋（タイプⅡ）線維の一つのタイプであるⅡb（FG）線維は，有酸素的な代謝能力は低く，

疲労しやすい．しかしながら，解糖系酵素の活性が高く，大きな無酸素的代謝能力を備えている．タイプⅡbの固有筋力はタイプⅡaと同様であるがタイプⅠ線維よりも大きい．さらに，タイプⅡb線維のATPase活性は他の二つの線維タイプよりも高く，最大収縮速度は3つの線維タイプの中で最も速い．

　タイプⅡa（FOG）線維は，概念的にはタイプⅠ線維とタイプⅡb線維の長所を兼ね備えたものと考えられる．タイプⅡa線維は，非常に適応性に富んでおり，例えば，持久的なトレーニングによって酸化能力がタイプⅠ線維のレベルにまで向上する．

（3）運動中の筋線維の動員パタン

　遅筋線維を支配する運動神経は，その細胞体が小さく興奮の閾値が低いため発火しやすいが疲労抵抗性が高い．反対に，速筋線維を支配する運動神経は，その細胞体が大きく興奮の閾値が高いために発火しにくいが疲労しやすい．したがって，筋線維タイプに応じてそれを支配する運動神経の特徴も異なっている．SO線維，FOG線維，FG線維に対応する運動単位はそれぞれS（Slow），

表1-4　遅筋線維と速筋線維の生理学的，生化学的，解剖学的特徴

	特性	遅筋線維 ST（タイプⅠ）線維	速筋線維 FT（タイプⅡ）線維
生理学的	収縮スピード	遅い（Slow）	速い（Fast）
	収縮力	持続的だが弱い力	瞬発的に強い力
	電気的興奮性	低い	高い
	興奮伝導性	遅い	速い
	疲れやすさ	小	大
生化学的 （代謝）	酵素利用	有酸素的	無酸素的
	ATPase活性	低い	高い
	SDH活性	高い	低い
	エネルギー発生	酸化的	解糖的
解剖学的 （形態）	ミトコンドリアの数	多い	少ない
	構造	平行	羽状
	太さ	細い	太い
	収縮蛋白質	少ない	多い
	ミオグロビン	多い	少ない
	色	赤い	白い
	毛細血管の数	多い	少ない

表1-5　運動単位のタイプと特徴

運動単位	S	FR	FF
筋線維タイプ	タイプⅠ線維 SO線維	タイプⅡa線維 FOG線維	タイプⅡb線維 FG線維
収縮力	弱い	普通	強い
収縮スピード	遅い	速い	速い
疲労耐性	高い	高い	低い
興奮の閾値	低い	普通	高い
動員の順序	1	2	3

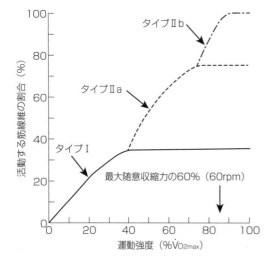

図1-13　自転車運動中の運動強度と動員される筋線維タイプとの関係

(Sale DG. (1987): Influence of exercise and training on motor unit activation. Exerc Sport Sci Rev 15: 95-151.)

FR（Fast, fatigue-Resistant），FF（Fast, Fatigable）と呼ばれている（表1-5）．

　より大きなエネルギー出力（筋力発揮）のためには，より多くの筋線維が動員されなければならない．しかし，筋線維の動員の仕方は，筋線維タイプごとに異なる．一般的には，通常の筋力発揮（徐々に筋力を高める）を行った場合には，まず，動員閾値の低い遅筋線維の運動単位から優先的に動員され，発揮筋力の増大とともに，速筋線維の運動単位が付加的に動員されてゆく．筋線維のタイプでは，発揮張力や酸素消費量で表した運動の強度が高くなるにつれて，Ⅰ→Ⅱa→Ⅱbの順序で筋線維は動員される（図1-13）．例えば，軽い歩行の場合にはほとんど遅筋線維のみが動員されるが，スピードが高まるにつれてⅡaが関与し，全力での短距離疾走のような場合にはⅡb線維を含めすべてのタイプの筋線維が動員されることになる．ただし，瞬発的に筋力を発揮する場合には，速筋線維が優先的に動員される場合があると考えられている．

（4）筋線維組成とスポーツ競技特性

　筋全体に占める異なる筋線維タイプの数の割合のことを筋線維組成という．筋生検（筋バイオプシー）方法の発達とともにヒト骨格筋において筋線維タイプの同定が可能となり，筋線維組成が筋全体の収縮特性や持久力に大きな影響を及ぼし，運動中のパワー発揮や代謝特性，またスポーツ競技の特性に大きく関連することが明らかにされている．

　多くの運動・スポーツにおいて主動筋として働くヒトの外側広筋などでは，一般人における遅筋線維と速筋線維の数の比は平均的にはおよそ50：50である．これに対して，マラソンなどの持久系種目における一流競技者では遅筋線維が，短距離走種目などスプリント系種目における一流競技者では速筋線維が，それぞれ全体の70～80％以上を占めており大きな偏りがある．なお，大きなパワー発揮を繰り返しながら，長時間にわたって競技を続ける必要がある球技系種目のスポーツ選手では，一般人とほぼ同様にその比はおよそ50：50である（図1-14）．

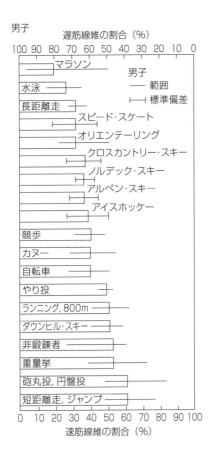

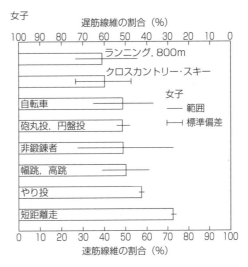

図1-14　スポーツ種目と筋線維組成
（Fox EL. (1984): Sports physiology. 2nd ed,
Saunders College, pp110–111.）

課　題

1. 筋運動のための無酸素的（ATP-PCr系と乳酸系）および有酸素的（酸素系）エネルギー
　発生機構について説明しなさい.
2. 筋線維タイプの分類とその特徴について説明しなさい.
3. 筋線維組成の観点からスポーツ競技の特性を説明しなさい.

[3] 筋力発揮特性

1. 筋力発揮に影響を与える要因

ある一つの筋または筋群で発揮される力は，様々な要因によって規定されている．

(1) 筋の横断面積と固有筋力

筋横断面積と最大筋力の関係から，ヒト骨格筋の筋力は筋横断面積にほぼ比例する．テコ比を測定し真の筋力を算出したのちに単位横断面積あたりの筋力を算出すると，その平均値は約$6kg/cm^2$であることが推定されている．この単位断面積あたりの筋力を固有（絶対）筋力と呼んでいる．したがって，筋の横断面積（太さ）は筋力を規定する最も重要な要因となる（図1-15）．

(2) 筋の初期長と関節角度

関節角度が変化すると筋が収縮する時の初期の長さが変化する．さらに肘や膝などの関節を介し

た筋力の測定では，骨格を介した力学的条件も変化する（図1-16）．

骨格筋にはアクチンとミオシンの重なり合いによる微細構造的な理由により，力発揮のための至適長が存在する（図1-17）．したがって，一般的には，関節の可動範囲の中央付近で最大筋力が発揮される．例えば肘関節では，その関節角度90～100度付近が筋の至適長に相当し，かつ力の

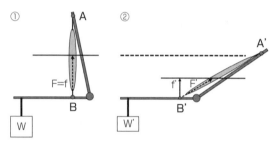

図1-16 関節角度の変化による測定筋力の違い
①から②へと関節角度が変化することで，筋の長さに変化が生じ（AB≠A'B'），筋は至適長付近から外れるために発揮できる最大の筋力が低下する（F＞F'）．仮に，筋自体が発揮できる筋力はほとんど同じである（F≒F'）としても，垂直上方への力の成分は低下（f＞f'）する．

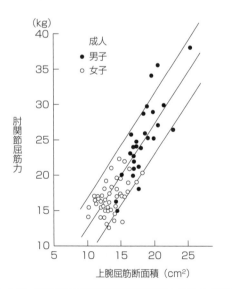

図1-15 肘屈曲における筋横断面積と筋力との関係
（福永哲夫（1978）：ヒトの絶対筋力―超音波による体肢組成・筋の分析―．杏林書院，p89.）

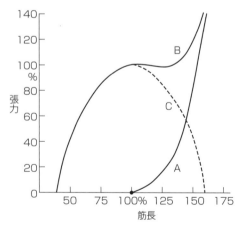

A：静止張力　B：全張力　C：活動張力曲線

図1-17 全筋の張力　長さ関係
（真島英信（1979）：生理学．第17版，文光堂，p62.）

伝達が力学的に最も有効に作用するために，発揮される筋力が最大になる．

(3) 動員される運動単位の数とタイプ

全筋での収縮力の違いは，収縮のために動員される筋線維の数とタイプの両方に依存し，運動単位の動員の仕方をコントロールすることで，発揮する筋力を調整していること（グレーディング）になる．一般的には，より多くの運動単位が動員されるにつれて収縮力は増大する．同一筋内では発揮された筋力と筋の放電量がほぼ比例することは，運動単位の活動電位を記録した筋電図（Electromyogram：EMG）を用いて確認することができる（図1-18）．

(4) 生理的限界と心理的限界

ある筋のすべての運動単位が活動すると，その筋が出せる最大の筋力が発揮されることになる．このように，身体の構造的な要素によって決まる筋力の上限を筋力の生理的限界と呼んでいる．一方，随意で筋力を発揮する場合には神経系の持つ抑制機能によって，必ずしもすべての運動単位を動員できるわけではない．このように機能的要素によって決まる筋力の上限，すなわち神経活動によって支配されるものを心理的限界と呼んでい

る．したがって，随意的に発揮される筋力は，生理的限界を下まわることになる．最大筋力は，一般的には心理的限界のもとで発揮される筋力の大きさを測定していることになるため，例えばその測定中に筋・神経に電気刺激を加えたり叫び声を発したりすると，より大きな筋力を発揮できることが確認されている（図1-19）．平均的には心理的限界は生理的限界のおよそ70〜80％程度と考えられているが，その程度は研究方法，対象とする筋，個人差，筋力トレーニングの状態の違いなどによって大きく変化する．

2. 筋活動の種類と特性

(1) 静的収縮と動的収縮

筋の収縮は，関節角度の変化の有無によって，静的収縮および動的収縮の二つの様式に大別することができる（表1-6）．

静的収縮は関節角度の変化を伴わない，すなわち筋が長さを変えることなしに張力を発揮するために，等尺性（アイソメトリック）収縮とも呼ばれている．等尺性収縮は，体の姿勢や体位を保つ場合や握力計を全力で握った時のように能動的に発揮された力を測定する最大随意収縮力（Maximal Voluntary Contraction：MVC）の測定などの場

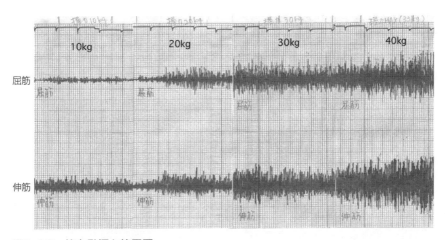

図1-18　筋力発揮と筋電図
　発揮する筋力（握力）が高まるにつれて，前腕の屈筋および伸筋の筋電図の振幅が大きくなっていくことが観察できる．

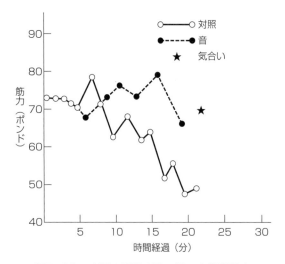

図1-19 大脳の興奮水準の違いと発揮筋力
(Ikai M, Steinhaus AH. (1961): Some factors modifying the expression of human strength. J Appl Physiol 16: 157-163.)

表1-6 骨格筋の収縮様式の分類

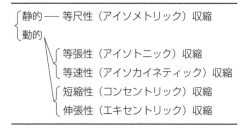

合にみられる筋力発揮様式である．しかし，実際には関節角度が一定の収縮でも，筋束や筋線維の短縮と腱などの弾性組織の伸張が起こることが観察されている（Fukunaga, et al., 1997）．また，能動的に発揮する最大筋力を上回る力を加えると，関節角度がある程度まで保たれたままで発揮する筋力が増大していく．例えば，腕相撲で自分よりも強い相手の攻撃に耐えている時の筋力発揮の様子がこれに相当する．この現象は耐筋力として知られている．

一方，ほとんどのスポーツ活動中では，関節角度は変化しながら力を発揮しているが，その時筋は長さを変えながら張力を発揮している．このような収縮様式を動的収縮と呼ぶ．動的収縮はさら

に発揮された張力が一定の場合には等張性（アイソトニック）収縮，等速性筋力測定装置のような機器を用いて関節の角速度を一定にした場合には等速性（アイソカイネティック）収縮と呼ぶ．等速性収縮では，関節の角度の変化とともに筋力も常に変化している．

（2）短縮性収縮と伸張性収縮

長さ変化の方向性の観点によって，動的収縮はさらに短縮性（コンセントリック）収縮と伸張性（エキセントリック）収縮の二つに分類される（図1-20）．短縮性収縮とは筋が短縮しながら力を発揮する様式であり，伸張性収縮とは筋は収縮しようとしているのにも関わらず，耐筋力を上回る力が加わった時に伸ばされながら力を発揮している場合の様式である．

伸張性収縮では，骨格筋は等尺性最大筋力を大きく超える筋力を発揮することができる．これはアクチンとミオシンの相互作用による力発揮を説明する滑走説だけではうまく説明することができないが，筋原線維を構成する弾性タンパク質コネクチンの働き，すなわち，筋の伸張によってコネクチン分子が静止長以上に引き伸ばされる時に大きな静止張力が生じることがその要因であると考えられている．なお，発揮した筋力が同一ならば，短縮性収縮に比べ伸張性収縮の方が酸素消費量や運動単位の活性化（図1-21）が少ないこと，また，伸張性収縮時には，短縮性収縮時とは異なり速筋線維が優先的に動員される場合があることも知られている．

3. 力-速度関係と筋パワー

筋の発揮する力（筋にかかる負荷）が増大するとともに，短縮速度は双曲線を描いて低下する（図1-22）．スポーツなどの身体活動中にみられる筋収縮は，ほとんどの場合が動的であるが，短縮性筋収縮の最大速度は最も弱い力（無負荷）で得られ，逆に，速度がゼロ，すなわち等尺性収縮時に最大筋力が発揮される．

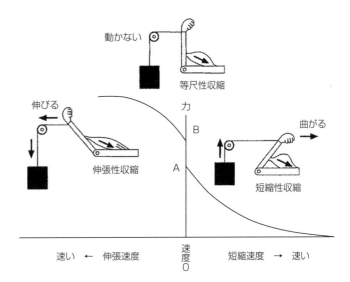

**図1-20　骨格筋の収縮様式と発揮筋力の
大きさ**
（宮下充正（1988）：トレーニングを科学
する．日本放送出版協会，p26.）

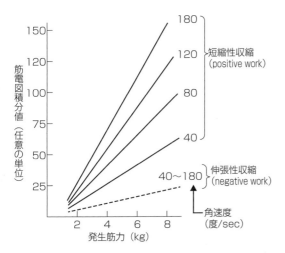

**図1-21　異なる収縮様式および収縮速度での筋力
発揮時の筋電図積分値**
（宮下充正ほか（1969）：Positive work，Negative
workに関する筋電図学的研究．第3報Positive
work，Negative workにおける筋収縮速度・負荷
量・筋放電量の関係．体育学研究　14: 98-102.）

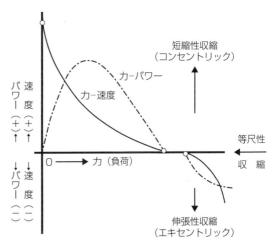

図1-22　筋収縮の力，速度，パワーの関係
（金子公宥（1982）：スポーツバイオメカニクス入門．
第1版，杏林書院，p11より引用改変）

が無負荷または最大筋力発揮時にはいずれの場合
も発揮されるパワーはゼロになる．またピークパ
ワーは最大筋力の大小に関わらずその約1/3あた
りで出現する．したがって，ピークパワーを引き
出すためには動きの至適速度が存在することにな
る．
　速筋線維の最大収縮速度は遅筋線維のそれを大
きく上回るために，同じ最大筋力であるならば，
％FT（速筋線維の比率）の高い方が最大パワー

　パワーは，筋の特性を示す重要な指標であり，
単位時間内になされる機械的仕事量である．筋の
発揮するパワー出力は，
　　パワー＝仕事÷時間＝（力×距離）÷時間
　　　　　＝力×（距離÷時間）＝力×速度
の式で表されるように，筋力と収縮速度との積で
表すことができる．上に凸の放物線を描き，負荷

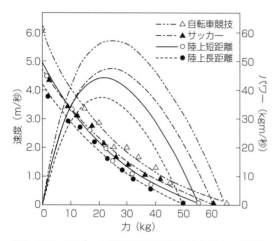

図1-23　スポーツ競技選手の脚伸展中の力，速度，パワー

（金子公宥ほか（1984）：等張力スプリングにおける脚筋パワー測定法の開発とその応用．体育の科学　34: 220-224.）

発揮の点では有利である．スポーツの種目により競技者の力–速度関係およびパワー発揮特性が異なることが知られている（図1-23）.

4.　運動の機械的効率

　筋が収縮する時に発生する全エネルギーは，力学的エネルギーと熱エネルギーを合わせたものである．多くのスポーツ競技では力学的エネルギー（パワー）出力の絶対的な大きさが直接的に記録を左右するが，運動に要したエネルギー量に対する外的仕事量の割合，すなわち効率の良さも成績

を左右する重要な因子である．運動の効率は，歩行やサイクリングなどの比較的ゆっくりとした短縮性収縮を主体とする運動ではおよそ25～30%であるが，運動の形態やスピード，スキルなどによって大きく変化する．限られたパワー出力とエネルギー容量の中でより高いパフォーマンスを引き出すためには，無駄の少ない動きを遂行できる正しいフォームやスキルを身につける必要がある．また，衣服や用具などの改良も効率の改善に寄与する．

　なお，効率は消費されたエネルギーをどのような状態で測定するかによって，それぞれグロス，ネット，ワークの効率として使い分ける場合がある（表1-7）.

5.　筋疲労

　長時間にわたる連続的な筋収縮中には，筋力は低下を示す．このような状態を筋疲労と呼ぶが，その要因は多様で複雑である（表1-8）.　まず，神経筋接合部では，アセチルコリンの遊離が減少し，神経からの興奮伝達がうまく機能しなくなる．収縮機構においては，乳酸産生に伴うH^+の蓄積によるpHの低下が解糖系の酵素（フォスフォフルクトキナーゼ：PFK）活性を阻害し，解糖によるATP産生速度を低下させる．またpHの低下は筋小胞体からのCa^{2+}放出を抑制するため，興奮収縮連関が阻害されて筋収縮は不能となる．さらに，時間の経過とともにエネルギー貯蔵量や供

表1-7　機械的効率の3つの表し方

機械的効率（%）=　なされた仕事の量　÷　*消費されたエネルギーの量* ×100
上記の式の下線部「消費されたエネルギーの量」に，
下記の①から③の下線部のいずれかを代入して機械的効率を求める．
① グロス（Gross)の効率：
　　消費されたエネルギーの総量
② ネット（Net）の効率：
　　消費されたエネルギーの総量　－　安静時のエネルギー消費量
③ ワーク（Work）の効率：
　　消費されたエネルギーの総量　－　無負荷時のエネルギー消費量

表1-8　筋疲労の部位と原因

疲労部位	原因
1. 神経筋接合部	・神経終末でのアセチルコリンの遊離が減少
2. 収縮機構	・乳酸の産生による水素イオンの蓄積（$C_6H_{12}O_6 \rightarrow 2C_3H_6O_3$） 　$CH_3CHOHCOOH \rightarrow CH_3CHOHCOO^- + H^+$ 　→ pHの低下 　　①筋小胞体からのCa^{2+}放出減少 　　　→ Ca^{2+}－トロポニン結合能低下 　　②解糖系律速酵素PFK活性の抑制 ・ATP-PCr貯蔵量の減少 ・筋グリコーゲン貯蔵の減少 ・酸素不足，血流不足
3. 中枢神経系	・収縮疲労による局所破綻 　→ 脳への情報フィードバック 　→ 筋出力を下げる抑制信号

給能力，すなわちATP，PCr，筋グリコーゲンなどのエネルギー貯蔵，酸素供給，血流量などの低下も影響を与える．その他中枢神経系が末梢からフィードバックされた筋収縮の情報をもとに，必要に応じて筋出力の抑制信号を発生させて筋力の低下を引き起こすこともある．

6. 筋力と筋温

筋温が上昇すると，筋線維内の酵素活性が増加し代謝能力が増大する．また，筋の粘性抵抗が低下する．したがって，筋温の上昇は静的筋力発揮である等尺性最大筋力にはほとんど影響を与えないが，動的な筋力発揮時には，力－速度関係の改善，特に筋パワーの増大やピーク筋力に到達するまでの時間や弛緩する時間が短縮し，パフォーマンスの改善に寄与する（図1-24）．これらは運動やスポーツの実施前に行うウォームアップの生理学的効果の根拠となっている．

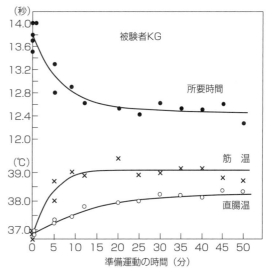

図1-24　一定作業（956kgm）時の所要時間と筋温・直腸温との関係

（Asmussen E, Bøje O. (1945): Body temperature and capacity for work. Acta Physiol Scand 10: 1-22.）

課　題

1. 筋の収縮様式について説明しなさい．
2. 力－速度関係からみた最大パワー出現の条件について説明しなさい．
3. 筋力発揮に影響を与える要因について説明しなさい．

[4] 骨格筋の適応と変化

1. 筋力トレーニングの生理学的背景

　筋力トレーニング，またはレジスタンストレーニングとは，重量物（Weight）または抵抗（Resistance）を利用して筋力を高めようとするトレーニングであるが，筋収縮の様式にしたがって等尺性，等張性，等速性のトレーニングに分類することが可能である．しかし，実際にトレーニングを行っている時の身体内では，筋の長さが変化しない，あるいは発揮張力が一定であるなどの収縮条件を厳密に達成することは難しいため，これらは便宜上の分類である．

　なお，急激な筋の伸張と素早い短縮（伸張−短縮サイクル）で筋力発揮を行い，筋パワーを高めようとするトレーニングはプライオメトリックトレーニング（プライオメトリックス）として知られている．これは，筋の弾性エネルギーや伸張反射によって動員される運動単位の増加を利用してより大きなパワー発揮と高いパフォーマンスを可能にするものと考えられており，トレーニングの現場ではドロップジャンプなどとして行われている．

　筋力トレーニングは，用いる負荷の大きさや動作様式に応じて骨格筋の出力に様々な適応，すなわちトレーニング効果をもたらす．筋力トレーニングはそのねらいの違いから，筋力，筋持久力，筋パワーのトレーニングに大別することができるが，その効果を生み出す生理学的な背景も異なっている．

（1）筋力の増大

　筋力を高めるためのトレーニング処方の原則は，最大に近い負荷をかけることである．筋力トレーニングを開始して初期（1カ月程度）での筋力増加は比較的大きいが，筋横断面積の増加はほとんどみられない．これは，神経系の適応，すな

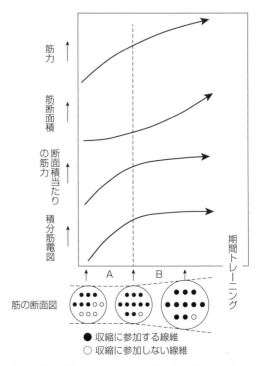

図1-25　筋力トレーニングによる筋力の増大とその要因
（福永哲夫（1978）：ヒトの絶対筋力―超音波による体肢組成・筋の分析―．杏林書院，p220.）

わち動員できる運動単位の増加や発火の同期化，中枢性抑制の減少などの神経的な適応がまずはじめに引き起こされるためである（図1-25）．

　その後，神経系の適応が上限に達するのに引き続き，筋横断面積の増大，すなわち筋肥大が起こるようになってくる．骨格筋の肥大は，主として骨格筋を構成する個々の筋線維内のタンパク質合成が増大することによって引き起こされる．また，筋線維の肥大は，筋衛星（サテライト）細胞と呼ばれる未分化な細胞がすでに存在する筋線維へと融合し，筋線維内の筋核数が増加することによってももたらされる（図1-26）．さらに，最近では，一部の筋衛星細胞は新たな筋線維へと分化し，筋線維数を増大させると考えられている．筋力ト

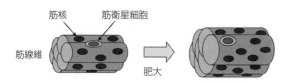

図1-26　筋核数の増加と筋細胞（筋線維）の肥大

レーニングは，成長ホルモンなどのタンパク同化を促進するホルモンを増大させると同時に，筋線維自体がトレーニングによって引き起こされる力学的ストレスそのものを感じ取り，筋線維内におけるタンパク質合成系の活性化および分解系の抑制，筋衛星細胞の活性化などに関わる遺伝子発現を増大させる．

(2) 筋持久力の増大

　筋持久力を高めるためには，筋血流量の増大をもたらす必要がある（図1-27）．しかし，骨格筋内を走行する血管は，収縮する筋によって圧迫され血流が阻止される．筋血流は最大筋力の20％程度から阻止され始め，60～70％では完全に阻止されるので，筋持久力を高めるためのトレーニング処方の原則は，その強度を最大筋力の30～60％に設定することである．また，概念的には繰り返し回数が多い程効果は大きいと思われるが，実際には最大反復回数の50～75％程度とされる．これによって，毛細血管網の発達，筋内の脂肪の減少による摩擦抵抗の減少，有酸素的エネルギー発生機構の改善，酸化酵素活性の増大，脂肪酸化能の増大，筋ミオグロビン量の増大，筋グリコーゲン貯蔵量の増大，乳酸の発生の抑制，グリコーゲンの節約などが引き起こされる．その他中枢性抑制の減少および精神力の強化や，最大筋力の増加によって一定負荷に対して相対的な負荷強度が低下することなども期待される．

(3) 筋パワーの増大

　筋パワーを高めるためのトレーニング処方の原則は，筋パワーを構成する要因である筋力（負荷）と速度の組み合わせ条件を考慮すること，また速

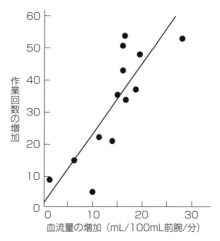

図1-27　筋持久力トレーニングによる血流量の増加と作業回数の増加
（Kagaya A, Ikai M. (1970): Training effects on muscular endurance with respect to blood flow in males and females of different age. Res J Phys Ed 14: 129–136.)

度に対するトレーニングの特異性を考慮してトレーニングを行うことである（図1-28）．トレーニングによって筋パワーが増加する背景には，相反神経支配の改善などの神経筋協調能の改善，無酸素的エネルギー発生機構，すなわちATP-PCr貯蔵量の増大や筋収縮の効率などの改善，筋内の脂肪の減少による摩擦抵抗の減少，最大筋力の増加によって一定負荷に対して相対的な負荷強度が低下し，速度が増大することなどがあげられる．

2. 筋線維タイプとトレーニング効果の特異性

　トレーニングの内容によっては，選択的に特定のタイプの筋線維が動員されるため，適応も筋線維タイプ特異的に引き起こされるものと考えられる．例えば，高強度の筋力トレーニングによって筋線維組成には変化が見られなくても，速筋線維の肥大が選択的に引き起こされれば，筋全体の横断面積に占める速筋線維の面積の割合が増加する可能性がある．また，筋線維のタイプごとに，トレーニングの目的に対して異なる適応を示すこと

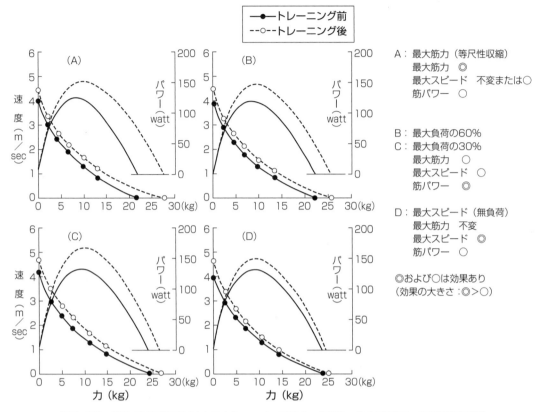

図1-28 異なる負荷条件によるトレーニングが力，速度，およびパワーに及ぼす影響
（金子公宥ほか（1981）：人体筋の力・速度・パワー関係に及ぼすトレーニング効果．体力科学 30: 86–93.）

が知られている（表1-9）．

3. 筋線維タイプと先天的・後天的要因

（1）筋線維タイプと遺伝

筋線維組成は，双子を対象とした研究より先天的な影響を強く受けることが以前よりよく知られている（図1-29）．しかし，どのような遺伝子がヒトの筋線維タイプを直接的あるいは間接的に規定しているのかについては，未だ不明な点が多い．

近年，骨格筋の収縮特性に影響を与え，スポーツパフォーマンスと強く関連する遺伝子として，αアクチニン3タンパク質の発現調節を行っているACTN3遺伝子が注目されている．αアクチニンは，Z膜を構成し収縮タンパク質のアクチン同士を結合する主要な構造タンパク質で，ACTN3とACTN2の二つのアイソフォームが存在する．この遺伝子にはRとXアレル（対立遺伝子）の組み合わせによる多型，すなわちRR型，RX型，XX型が存在するが，XX型のみACTN3タンパク質を作り出すことができない．ACTN3タンパク質は，ACTN2タンパク質に比べて頑健で高い筋出力に有利な構造を持ち，また速筋線維にしか発現しないことが知られているが（Mills, et al., 2001），速筋線維内にACTN3タンパク質を発現できるRR型またはRX型を持つヒトは，スプリント・パワー系の競技種目に適する可能性が示された（図1-30）．なお，ACTN3遺伝子多型と筋力トレーニングの効果の関係については未だ一致した結論には至っておらず，今後の研究成果が期待されている．

表1-9　筋線維タイプ別にみたトレーニングの効果

筋線維の種類	遅筋線維		速筋線維	
トレーニングの種類	筋力	筋持久力	筋力	筋持久力
線維の割合	0	0／?	0	0
太さ	+	0／+	++	0
収縮特性	0	0	0	0
酸化容量	0	++	0	+
解糖容量	?／+	0	?／+	0
グリコーゲン含量	0	++	0	++
脂肪の酸化	0	++	0	+
毛細血管密度	?	+	?	?／+
運動中の筋血流	?	?／+	?	?

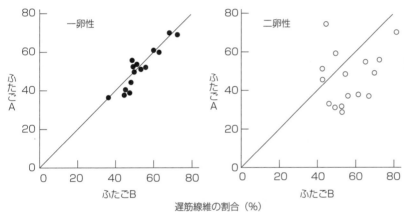

図1-29　筋線維組成に及ぼす遺伝の影響

（Komi KV, Karlsson J. (1979): Physical performance, skeletal muscle enzyme activities, and fiber types in monozygous and dizygous twins of both sexes. Acta Physiol Scand (Suppl) 462: 1-28.）

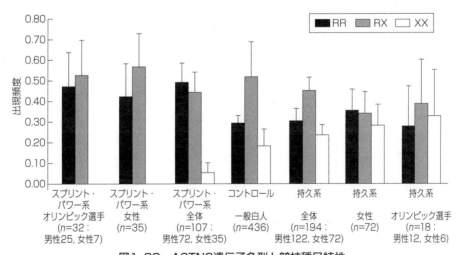

図1-30　ACTN3遺伝子多型と競技種目特性

（Yang N, et al. (2003): ACTN3 genotype is associated with human elite athletic performance. Am J Hum Genet 73: 627-631に一部変更を加えて引用）

（2）トレーニングによる筋線維タイプの移行

骨格筋のミオシンアイソフォームの違いに基づいて行われた研究では，程度は小さいものの，活発な運動トレーニングが筋線維タイプの変容をもたらす可能性があることを示している（和田・勝田, 1995）．筋線維が繰り返し活動（収縮）する持久的なトレーニングでは，タイプIIb→IIx→IIa→Iのような順序で段階的に移行する可能性があると考えられている（図1-31）．興味深いことに，持久的トレーニングのみならず，筋力トレーニングなどの高強度のトレーニングによっても有酸素的な代謝適応が引き起こされ，同様な方向での線維タイプの移行が引き起こされる可能性が示唆されている（Adams, et al., 1993）．

4. 骨格筋機能の加齢に伴う変化

（1）発育に伴う変化

フィールドテストで得られた横断的データを用いて，骨格筋機能の発育に伴う変化を観察すると，握力（筋力の指標）は，男女ともに成人まで向上していくが，12〜13歳ごろから男子ではその向上傾向がより急激になるのに対して，女子ではその向上傾向が緩やかになるために，男女の差は年齢とともに徐々に大きくなっていく．立ち幅跳び（筋パワーの指標）も，男子では筋力とほぼ同様

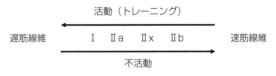

図1-31　トレーニングおよび不活動による筋線維タイプ移行の可能性

に発育とともに増加を続けるが，女子では12〜13歳以降はほとんどそのレベルを維持したままである．上体起こし（筋力・筋持久力の指標）でも，ほぼ同様な傾向が観察される（図1-32）．

しかし，実験室的なテストとして等速性筋力測定により筋力および筋持久力を評価すると，ピークトルク（筋力の指標）は男子では14歳以降急激に発達するが，50回の繰り返し後のピークトルク（筋持久力の指標）はあまり大きく発達する様子が見られない（図1-33）．男子では思春期以後急激に筋が発達した結果，筋収縮時に筋中の血管が圧迫されて筋血流を阻害すること，また，速筋線維が選択的に発達することなどの理由が考えられるが，その明確な理由はよくわかってはいない．なお，筋持久力を相対的に同一の負荷を用いた最大反復回数で評価した場合には，小学生から高校生まで男女差および発育に伴う変化は見られない（図1-34）．

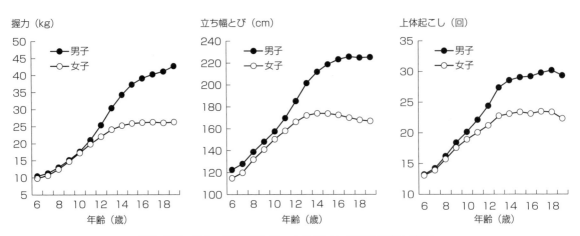

図1-32　握力，立ち幅とび，上体起こしの発育に伴う変化
（スポーツ庁（2021）：令和2年度体力・運動能力調査報告書. p12, p14.）

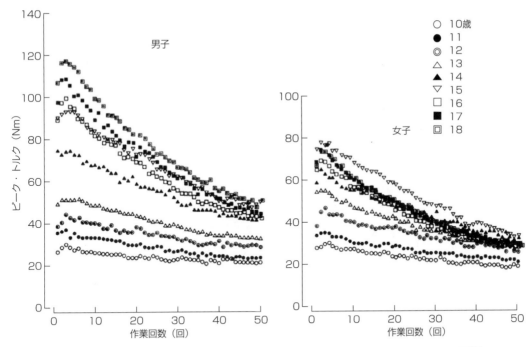

図1-33　性・年齢別にみた筋持久力テストにおける作業回数とピーク・トルクの関係
（金久博昭ほか（1984）：年齢および性との関連でみたアイソカイネティック・ピークトルクとその持久力．JJ Sports Sci 3: 91-98.）

（2）老化に伴う変化

　高齢期では筋力や筋パワーに大きな低下がみられるが，これは筋線維，特に速筋線維の選択的な萎縮や減少に起因することはよく知られている（図1-35）．若くても，筋を使わなければそのサイズが小さくなることから，老化したヒトに起こる筋量の減少は，加齢という生物学的な要因によるものだけではなく，高齢期の身体活動の強度や量の低下にも起因していると考えられる．

　一方，高齢の男女ともに，筋力や骨格筋の形態に関するトレーナビリティ（7章を参照）は相対的には若い人とあまり変わらないと考えられている．筋力トレーニングによって筋への刺激が十分に与えられれば，神経系因子の改善や，速筋線維および遅筋線維の肥大が生じ筋力の向上が引き起こされる．ただし，筋力向上の要因やその程度は，トレーニングの強度や栄養状態などにも影響を受ける可能性がある．80歳以上の高齢者であっても，

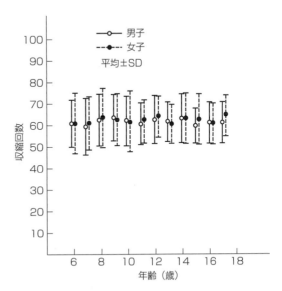

図1-34　相対的同一強度における収縮回数で評価した性・年齢別筋持久力
（猪飼道夫ほか（1965）：血流量から見た筋持久力＜その2＞筋持久力の測定．体育の科学　15: 281-287.）

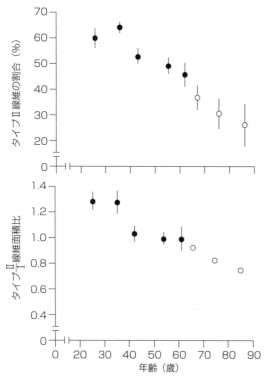

図1-35　老化に伴う筋線維組成と筋線維面積比の変化

（Larsson L. (1978): Morphological and functional characteristics of the ageing skeletal muscle in man. A cross-sectional study. Acta Physiol Scand (Suppl) 457: 1–36.）

高強度でのトレーニングを一定期間実施した場合には，筋肥大を伴った筋力の向上が観察されている．一方，中強度での筋力トレーニングでは，高齢者の筋力の増大は最後まで神経系因子の改善が大きく寄与していたことが報告されている（図1-36）．

5. 骨格筋機能の性差

（1）筋力・筋持久力・筋パワー

　思春期以後に分泌がさかんになる性ホルモンの影響によって，男性では男性ホルモンが筋の発達を促進し，女性に比べて筋量の絶対値および相対値が急激に大きくなる．

　一般成人の等尺性最大筋力を男女間で比較すると，測定部位によりその値は変化するが，女性の値は男性のおよそ60〜80％である．一般には，日常よく使用される筋ほどその男女差が少なく，例えば上肢では60％を下まわることもあるのに対して，脚筋では75％程度である．また，体重あたり，さらに除脂肪体重あたりの相対値で表すと，その差は一層小さくなる（図1-37）．この筋力の差は，筋横断面積の差によるもので，思春期

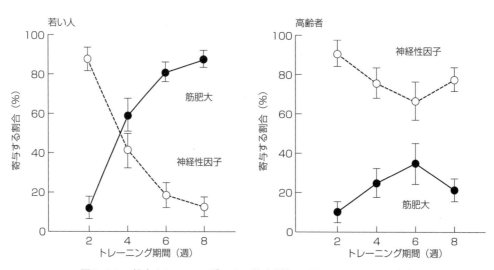

図1-36　筋力トレーニングによる筋力増加の要因にみられる年齢差

（Moritani T, de Vries HA. (1980): Potential for gross muscle hypertrophy in older men. J Gerontol 35: 672–682.）

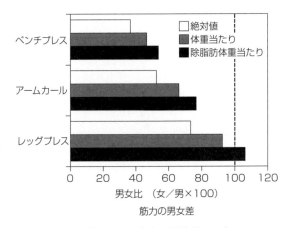

図1-37　筋力の男女比

（Wilmore JH. (1974): Alteration in strength, body composition and anthropometric measurements consequent to a 10-week weight training program. Med Sci Sports 6: 133-138.）

筋パワーの最大値（最大パワー）を比較すると，上腕の屈曲では女性は男性の40％程度である．これはすでに述べた最大筋力での男女差に加え，最大速度においてもその絶対値が男性の方で大きいためである．筋の長さは収縮単位である筋節の数によって決定されるため，筋の収縮速度は筋長に比例する．したがって，単位筋長あたりの筋収縮速度に換算すると男女差は認められない．また，最大パワーの出現は，男女とも最大筋力の約1/3であり，この点についても男女差は見られない（図1-38）．

したがって，筋力・筋持久力・筋パワーにみられる性差は，ほとんどのものが筋の量的な差に起因するものであり，筋の質的な点に違いはないと考えられる．

以後では明らかに男性が女性よりも大きい．しかし，筋1cm²あたりの固有筋力は，男女とも平均約6kg/cm²で差は見られない．

筋持久力については，相対的な負荷を同一にして比較した場合には男女差がみられない．これは，単位組織量あたりの筋血流量に性差がないためと考えられる．

（2）筋線維組成

筋生検を用いた初期の研究では，対象とした女性アスリートの数が必ずしも十分ではなかったことから，最頻値では男女間で差は見られなかったが，男性に比べて女性の筋線維組成の分布の幅が狭いことが示されていた（図1-39）．その後，女性の長距離エリートランナーでも，男性の長距離エリートランナーと同様に，90％以上の高い遅筋

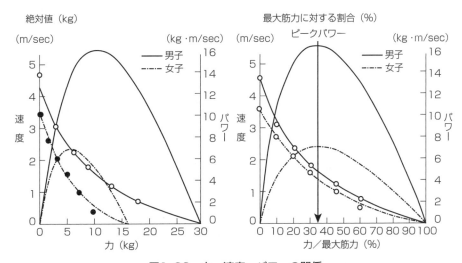

図1-38　力，速度，パワーの関係
（金子公宥（1970）：筋収縮の力・スピード・パワー．体育の科学　20: 369-373より引用改変）

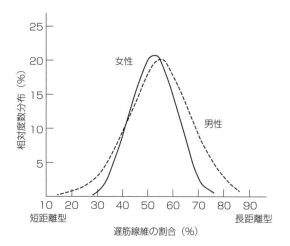

図1-39　外側広筋における遅筋線維の割合の分布
（Saltin B, et al. (1977): Fiber types and metabolic potentials of skeletal muscles in sedentary men and endurance runners. Ann N Y Acad Sci 301: 3–29.）

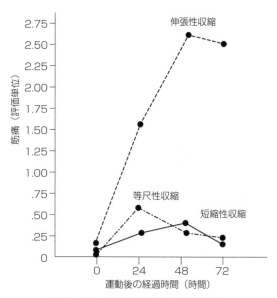

図1-40　筋収縮様式の違いと筋痛
（Talag TS. (1973): Residual muscular soreness as influenced by concentric, eccentric, and static contractions. Res Quart 44: 458–469.）

線維の割合を有することが報告されている（Costill, et al., 1987）．筋線維組成は，男女ともほぼ同様な分布を示すと考えられる．

6.　遅発性筋痛

　筋力トレーニングや不慣れな運動を行った時，運動後24から48時間程度遅れて感じ始める筋の痛みは，遅発性筋痛（Delayed Onset Muscle Soreness：DOMS）と呼ばれており，運動後すぐに感じる急性の痛みとは区別されている．特に，遅発性筋痛の原因となる運動は，伸張性筋収縮に

よって生じやすく，短縮性筋収縮ではほとんど生じない（図1-40）．

　そのメカニズムについては様々な説があるが，伸張性筋収縮によって筋や結合組織に非常に微細な筋損傷が生じ，その修復過程において炎症が生じて，その時に発生する何らかの物質が痛みの受容器を刺激するのではないかと考えられている．しかし，どのようなメカニズムでそれらが生じているのか，詳しいことはわかってはいない．

課　題

　1.　筋力，筋持久力，筋パワーが筋力トレーニングによって増大するメカニズムを説明しなさい．
　2.　筋力，筋持久力，筋パワーの発育および老化に伴う変化について述べなさい．
　3.　筋力，筋持久力，筋パワーの性差について述べなさい．

［文　献］
1) Adams GR, et al. (1993): Skeletal muscle myosin heavy chain composition and resistance training. J Appl Physiol 74: 911–915.

2) Asmussen E, Bøje O. (1945): Body temperature and capacity for work. Acta Physiol Scand 10: 1–22.

3) Costill DL, et al. (1987): Muscle fiber composition

and enzyme activities in elite female distance runners. Int J Sports Med 8 (Suppl. 2): 103–106.

4）Duffield R, Dawson B. (2003): Energy system contribution in track running. New Studies Athletics 18: 47–56.

5）江橋博編著（2005）：健康とスポーツの生理科学．改訂版，ふくろう出版，p179.

6）Fox EL. (1984): Sports physiology. 2nd ed, Saunders College, pp110–111.

7）福永哲夫（1978）：ヒトの絶対筋力―超音波による体肢組成・筋の分析―．杏林書院，p89, p220.

8）Fukunaga T, et al. (1997): Determination of fascicle length and pennation in a contracting human muscle in vivo. J Appl Physiol 82: 354–358.

9）Ikai M, Steinhaus AH. (1961): Some factors modifying the expression of human strength. J Appl Physiol 16: 157–163.

10）猪飼道夫ほか（1965）：血流量から見た筋持久力＜その2＞筋持久力の測定．体育の科学　15：281–287.

11）Kagaya A, Ikai M. (1970): Training effects on muscular endurance with respect to blood flow in males and females of different age. Res J Phys Ed 14: 129–136.

12）金久博昭（1999）：トレーニングの分類．トレーニング科学研究会編：トレーニング科学ハンドブック，朝倉書店，pp20–22.

13）金久博昭ほか（1984）：年齢および性との関連でみたアイソカイネティック・ピークトルクとその持久力．J J Sports Sci 3: 91–98.

14）金子公宥（1970）：筋収縮の力・スピード・パワー．体育の科学　20: 369–373.

15）金子公宥（1982）：スポーツバイオメカニクス入門．第1版，杏林書院，p11.

16）金子公宥ほか（1981）：人体筋の力・速度・パワー関係に及ぼすトレーニング効果．体力科学　30: 86–93.

17）金子公宥ほか（1984）：等張力スプリングにおける脚筋パワー測定法の開発とその応用．体育の科学　34: 220–224.

18）コメディカルサポート研究会ほか訳（2017）：カラーで学ぶ解剖生理学．第2版，メディカルサイエンスインターナショナル，p173.

19）Komi KV, Karlsson J. (1979): Physical performance, skeletal muscle enzyme activities, and fiber types in monozygous and dizygous twins of both sexes. Acta Physiol Scand (Suppl) 462: 1–28.

20）勝田茂（2000）：運動生理学20講．第2版，朝倉書店，p2.

21）Larsson L. (1978): Morphological and functional characteristics of the ageing skeletal muscle in man. A cross-sectional study. Acta Physiol Scand (Suppl) 457: 1–36.

22）真島英信（1979）：生理学．第17版，文光堂，p62.

23）Mills M, et al. (2001): Differential expression of the actin-binding proteins, alpha-actinin-2 and -3, in different species: implications for the evolution of functional redundancy. Hum Mol Genet 10: 1335–1346.

24）宮下充正ほか（1969）：Positive work, Negative workに関する筋電図学的研究．第3報Positive work, Negative workにおける筋収縮速度・負荷量・筋放電量の関係．体育学研究　14: 98–102.

25）宮下充正（1988）：トレーニングを科学する．日本放送出版協会，p26.

26）Moritani T, de Vries HA. (1980): Potential for gross muscle hypertrophy in older men. J Gerontol 35: 672–682.

27）Powers SK, Howley ET. (1994): Exercise physiology: theory and application to fitness and performance. 2nd ed, Wm. C. Brown, Dubuque, pp146–148.

28）Sale DG. (1987): Influence of exercise and training on motor unit activation. Exerc Sport Sci Rev 15: 95–151.

29）Saltin B, et al. (1977): Fiber types and metabolic potentials of skeletal muscles in sedentary men and endurance runners. Ann N Y Acad Sci 301: 3–29.

30）スポーツ庁（2021）：令和2年度体力・運動能力調査報告書．スポーツ庁，p12, p14.

31）Talag TS. (1973): Residual muscular soreness as influenced by concentric, eccentric, and static contractions. Res Quart 44: 458–469.

32）和田正信，勝田茂（1995）：骨格筋におけるミオシンアイソフォームの分布―その種類，収縮特性との関連およびトレーニングによる変化―．体力科学　44: 483–502.

33) Wilmore JH. (1974): Alteration in strength, body composition and anthropometric measurements consequent to a 10-week weight training program. Med Sci Sports 6: 133–138.

34) Yang N, et al. (2003): ACTN3 genotype is associated with human elite athletic performance. Am J Hum Genet 73: 627–631.

[内藤　久士]

2章　神経系の機能と適応

[1] 神経系の生理学的基礎

　私たちの日常生活やスポーツ活動では，外界から視覚・聴覚・触覚・嗅覚などの様々な刺激を受け，それを知覚し，認知・判断・意思決定をすることによって，目的の行動を達成できている．この一連の情報処理は，神経系の働きによるものである．この章では，中枢神経系，末梢神経系，神経細胞の働きについて学ぶ．

1. 神経系の分類

(1) 中枢神経系

　ヒトの神経系は情報処理を行う中枢神経系と，情報の入出力を行う末梢神経系に分かれる（表2-1）．中枢神経系は脳と脊髄からなり，脳はさらに大脳，大脳基底核，間脳，小脳，脳幹などに分類される（表2-1，図2-1）．脳の中心には中心溝があり，中心溝より前を前頭葉，後ろを頭頂葉として分類される．外側溝の下は側頭葉に分類される．大脳の表面側は大脳皮質と呼ばれるシワ構造によって覆われている．大脳皮質では，運動・感覚・記憶・言語・思考・対人関係（社会性）など，ヒトの高次機能を司っている．大脳基底核は，大脳の内部に位置し，尾状核・被殻・淡蒼球などからなり，運動調節・動機づけなどに関わっている．間脳は大脳の深部に位置し，視床や視床下部などからなる．嗅覚以外の視覚・聴覚・触覚・味

表2-1　神経系の分類

中枢神経系	脳	大脳
		大脳基底核
		間脳（視床，視床下部）
		脳幹（中脳，橋，延髄）
		小脳
	脊髄	
末梢神経系	体性神経系	感覚神経
		運動神経
	自律神経系	交感神経
		副交感神経

覚は一度この視床に情報が送られ，中継した後に大脳皮質へ送られる．視床下部は自律神経系や内分泌（ホルモン）系の中枢を担っている．小脳は後頭葉の下側，脳幹の後ろに位置し，姿勢の維持・手足のスムーズな動作・自転車に乗るなど，身体で覚えるようなタイプの技能習得に関わっている．脳幹は，中脳，橋（きょう），延髄からなり，呼吸・消化・体温調節など，生命維持に深く関わる働きをしている．脊髄は延髄からつながる脊柱管内の長い神経組織であり，脊髄反射（伸張反射や屈曲反射；後述）の中枢としての役割などを担っている．

　大脳は左右半球に分かれており，脳梁と呼ばれる神経線維の束によって，左右がつながっている．

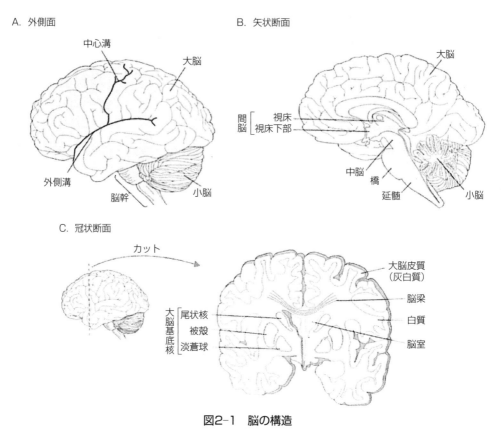

A. 外側面

中心溝
大脳
外側溝
脳幹
小脳

B. 矢状断面

大脳
間脳 [視床
視床下部]
中脳
橋
延髄
小脳

C. 冠状断面

カット

大脳基底核 [尾状核
被殻
淡蒼球]

大脳皮質（灰白質）
脳梁
白質
脳室

図2-1 脳の構造

（坂本将基（2019）：脳. 彼末一之, 能勢博編：やさしい生理学, 改訂7版, 南江堂, p242より許諾を得て掲載）

また，右脳半球・左脳半球それぞれから出力された情報は，延髄で左右が交差し，これより下部の身体を司る部分においては，左脳半球では右半身を，右脳半球では左半身を支配することになる．見かけ上，左脳半球と右脳半球は同じ形をしているが，機能的には異なる場合があり，脳梁を介して左右脳半球の神経ネットワークを形成しているようである．例えば，右手を動かす際には左脳半球，左手を動かす時には右脳半球が中心となるが，詳細に検討してみると，右利きの人は非利き手である左手を使った緻密な動作を行う際には，左脳半球の神経ネットワークも使っていることが示されている（Yokoyama, et al., 2019）．

　解剖学的にはさらに，灰白質と白質に分類される．大脳においては脳の表面側に灰白質があり，深部に白質がある（図2-1）．灰白質はその名の通り，やや暗い灰色がかった色をしている．白質は白い色をしている．灰白質では神経細胞の細胞体が集まっており，白質では神経細胞の軸索（神経線維）が集まっている．灰白質は電気信号を発信する元であり，いわば，コンピュータのチップである．白質は電気信号を伝えており，チップをつなぐネットワークを形成している．ヒトの灰白質にある神経細胞の個数を数えることは難しいが，脳のいくつかの部分の神経細胞密度を調べ，それぞれの部分の体積や脳全体の体積から，全体の神経細胞数を推定することができる．このような方法によって推定されたヒトの神経細胞の個数は，だいたい100～200億とされている．また，一般的に男性の方が脳の体積が大きいために，男性の方で女性よりも神経細胞の数が多いと考えられる．脊髄の解剖学的構造は大脳とは反対になっ

ていて，表面側に白質，深部に灰白質がある．

（2）末梢神経系

　末梢神経系は，体性神経系と自律神経系からなる（表2-1）．脳からは左右12対の脳神経，脊髄からは左右31対の脊髄神経（図2-2）が出ている．脳神経については，表2-2にそれぞれの機能を示す．脊髄神経については，椎間（椎骨と椎骨の間）の位置により，8対の頸神経，12対の胸神経，5対の腰神経，5対の仙骨神経，1対の尾骨神経がある．体性神経系は，視覚・聴覚・触覚などの情報に関して，感覚受容器を介して脳へ伝える感覚神経と，脳からの運動指令を骨格筋に伝える運動神経からなる．また，情報を伝える方向によって定義される場合もあり，脳へ伝える方向を求心性

（上行性）神経，脳から末梢へ伝える方向を遠心性（下行性）神経と呼ぶこともある．自律神経系の遠心性神経として，交感神経・副交感神経がある．心臓・肺・血管などの臓器に投射している．

　脊髄においては「ベル・マジャンディーの法則」が成り立っている．つまり，感覚神経は脊髄の後根を通って脊髄に入り，運動神経は脊髄の前根を通って脊髄の外に出る（図2-3）．自律神経は，交感神経と副交感神経とに分かれるが，交感神経は胸髄と腰髄から，副交感神経は一部の脳神経（動眼神経，顔面神経，舌咽神経，迷走神経）と仙髄から出ている．これらの自律神経は遠心性であり，脊髄から出る自律神経は運動神経と同様に脊髄前根を通る．

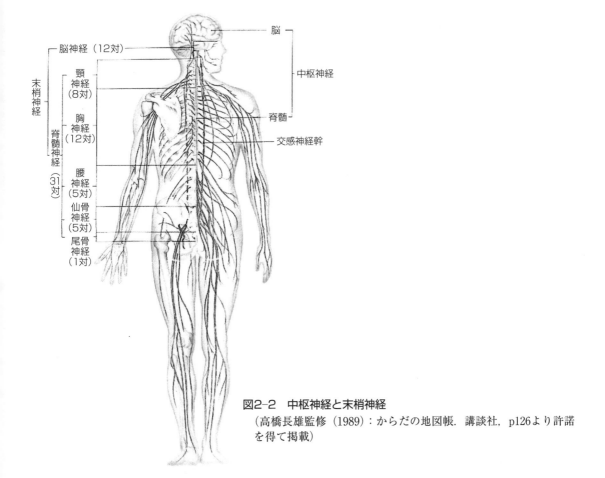

図2-2　中枢神経と末梢神経
（高橋長雄監修（1989）：からだの地図帳．講談社，p126より許諾を得て掲載）

表2-2　脳神経の機能

名称	主な機能
嗅神経（Ⅰ）	嗅覚
視神経（Ⅱ）	視覚
動眼神経（Ⅲ）	眼球運動
滑車神経（Ⅳ）	眼球運動
三叉神経（Ⅴ）	顔面・鼻・口・歯の知覚，舌2/3の知覚，咀嚼運動
外転神経（Ⅵ）	眼球運動
顔面神経（Ⅶ）	舌2/3の味覚，表情筋運動
内耳神経（Ⅷ）	聴覚，平衡感覚
舌咽神経（Ⅸ）	舌1/3の知覚・味覚
迷走神経（Ⅹ）	頸胸腹部の臓器への自律神経支配
副神経（Ⅺ）	僧帽筋，胸鎖乳突筋，嚥下
舌下神経（Ⅻ）	舌運動・嚥下

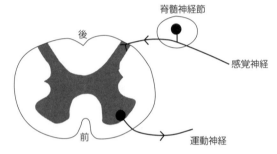

図2-3　ベル・マジャンディーの法則
（内田直（2013）：神経系の生理学的基礎．村岡功編：
スポーツ指導者に必要な生理学と運動生理学の知識，
市村出版，p35.）

2．神経細胞

　神経細胞（ニューロン）は①神経細胞体，②軸索（神経線維），③樹状突起から形成される（図2-4）．細胞体には核やミトコンドリアがあり，遺伝子発現やタンパク質合成などを行っている．軸索は神経線維とも呼ばれ，髄鞘（ミエリン鞘）に覆われている有髄線維と覆われていない無髄線維に分けられる．樹状突起は，細胞体から延びる多数かつ複雑に枝分かれした樹状の構造をしている．神経細胞は神経ネットワークの中で機能し，1つとして独立で機能している神経細胞はない．軸索の末端は神経終末と呼ばれ，その先端は他の神経細胞の細胞体や樹状突起と接している．また，

神経細胞から次の神経細胞に情報が伝わる点は，シナプスと呼ばれている．神経終末に伝えられた電気信号は，神経伝達物質を貯蔵するシナプス小胞に伝えられ，そこから神経伝達物質が放出され，これがシナプスを介して次の神経細胞に作用することによって，神経伝達が起きる．

　神経伝達物質には，興奮性と抑制性のものがある．興奮性神経伝達物質は，受け手の神経細胞を活動電位が発生しやすい方向に，抑制性神経伝達物質は，活動電位が発現しにくい方向に変化させる．興奮性神経伝達物質が作用するシナプスは興奮性シナプスと呼ばれ，その例として，グルタミン酸が挙げられる．抑制性神経伝達物質が作用するシナプスは抑制性シナプスと呼ばれ，その例としてガンマアミノ酪酸（GABA）が挙げられる．1つの神経細胞には，たくさんの興奮性および抑制性のシナプスがある．

　神経細胞体で発生した活動電位は，無髄線維ないしは有髄線維を通って興奮が伝わる．このことを伝導という．伝導の様式は，髄鞘の有無によって逐次伝導と跳躍伝導からなる（図2-5）．無髄線維では電気活動が発生している興奮部分から隣接している部位に活動電位が伝わることによって，逐次的に伝導が進んでいく．この伝導速度は，軸索が太いほど速い．一方，有髄線維では電気信号は電気的に絶縁性が高い髄鞘には伝わらず，髄鞘の切れ目にあるランビエ絞輪のみに，ジャンプ

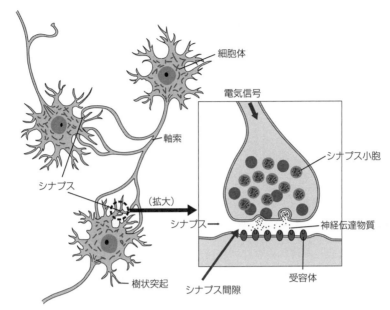

図2-4　神経細胞（ニューロン）の構造とシナプスにおける興奮の伝達

（内田直（2013）：神経系の生理学的基礎．村岡功編：スポーツ指導者に必要な生理学と運動生理学の知識，市村出版，p36.）

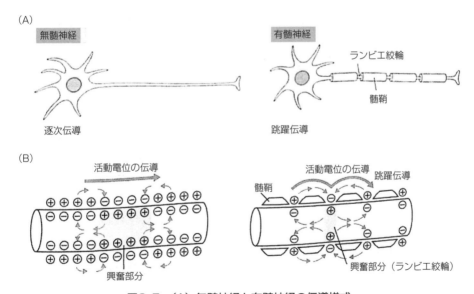

図2-5　（A）無髄神経と有髄神経の伝導様式

（山中章弘（2019）：神経系の基礎．彼末一之，能勢博編：やさしい生理学，改訂7版，南江堂，p209より許諾を得て掲載）

（B）活動電位の様式

（八田有洋（2020）：運動と神経系．内山秀一，野坂俊弥，八田有洋：スポーツと運動の生理学：実践・指導の現場に役立つ知識・応用，理工図書，p41より許諾を得て掲載）

表2-3　感覚神経線維の分類

	Erlanger/Gasserの分類		Lloyd/Huntの分類	直径（μm）	伝導速度（m/sec）	主な機能
有髄	A	α	Ia，Ib	12〜21	70〜120	運動，筋固有知覚
		β	Ⅱ	6〜12	40〜70	触覚，運動覚
		γ		4〜8	15〜40	触覚，圧覚，筋紡錘遠心系
		δ	Ⅲ	1〜6	5〜15	痛覚，温冷覚，圧覚
	B			1〜3	3〜14	節前自律神経
無髄	C		Ⅳ	0.2〜1.0	0.2〜2	痛覚，温冷覚，嗅覚，節後前自律神経

（松浦雅人（2011）：神経系の基礎．彼末一之，能勢博編：やさしい生理学，改訂6版，南江堂，p214より許諾を得て転載）

をする形で伝わる．そのため，跳躍伝導と呼ばれており，伝導速度は無髄線維よりも速い．また，中枢神経系ではグリア細胞の1つであるオリゴデンドロサイトが髄鞘化（ミエリン化）に関係し，末梢神経系ではシュワン細胞が関係する．

さらに，末梢神経系における有髄線維と無髄線維では，伝導する情報が異なる（表2-3）．例えば，触覚は有髄線維のAβ（Ⅱ）線維を上行し，痛覚は有髄線維のAδ（Ⅲ）線維もしくは無髄線維のC（Ⅳ）線維を上行する．痛覚に関連する線維は2種類あるが，Aδ線維はfirst painと呼ばれ「チクっとした痛み」を伝導する．一方，C線維はsecond painと呼ばれ「ズキズキした痛み」を伝導する．Aβ・Aδ・C線維を上行した情報は大脳皮質に到達するが，例えば手に刺激が呈示されてから到達するまでの時間は，それぞれ約20ミリ秒，約170ミリ秒，約800ミリ秒である（Tran, et al., 2001；Inui, et al., 2003）．

3．グリア細胞と血液脳関門

（1）グリア細胞

脳内には神経細胞（ニューロン）以外に，グリア細胞が存在し，その数は神経細胞の数十倍と言われている．グリアの語源・ギリシャ語のgliaは，のり・接着剤（英語でglue）を意味する．グリア細胞は，①アストロサイト，②オリゴデンドロサイト，③ミクログリアの3種類に分類される（図

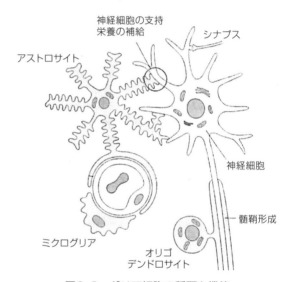

図2-6　グリア細胞の種類と機能
（山中章弘（2019）：神経系の基礎．彼末一之，能勢博編：やさしい生理学，改訂7版，南江堂，p214より許諾を得て掲載）

2-6）．

アストロサイトはグリア細胞の中でも最も大型で数が多い．役割の1つは，神経細胞にグルコースなどの栄養補給を行うことである．オリゴデンドロサイトは，軸索で電気的絶縁層として髄鞘を形成し，跳躍伝導を引き起こす元となっている．オリゴデンドロサイトの遺伝子異常が統合失調症と関連しているとの報告もあり，オリゴデンドロサイトの機能が上手く働かないことにより，認知障害の原因の1つともなっているとされている

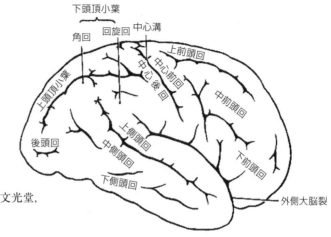

図2-7　大脳皮質（右半球外側面）の脳回
　（真島英信（1980）：生理学. 改訂17版, 文光堂,
p169より許諾を得て掲載）

（Tanaka, et al., 2009）. ミクログリアは, グリア細胞の中で最も小型である. マクロファージ由来で, 免疫担当食細胞であり, 病原菌や細胞の残骸などを取り除く働きがある.

(2) 血液脳関門

　脳は生体機能を保つ上で最も重要な臓器の1つである. この臓器が, 他の有害な物質から守られるように, 脳の血管は他の部位の血管とは違い, 血管の内皮細胞の持つすき間が狭く, 高分子の物質を通さないという特徴をもっている. このような仕組みを血液脳関門と呼んでいる. 血液脳関門には, アストロサイト細胞も関与していると考えられている. アストロサイトは脳の血管に接して存在し, 血液脳関門の機能に関わるとも考えられている.

4. 大脳皮質の構造

　大脳皮質のシワ構造によって盛り上がった部分を脳回, 谷のように内側にへこんだ溝の部分を脳溝と言う. 一般的に, 下等な動物ほどシワの数は少なく, 高等な動物ほど数が多くなる. ヒトの脳に見られるこのような脳回や脳溝は, 個人によって若干の差はあるものの, 主なものは共通して存在するため, それぞれの部分に名前が付いている

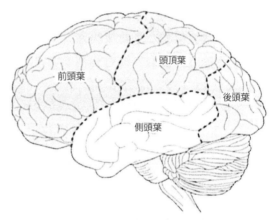

図2-8　大脳皮質の4つの葉
（坂本将基（2019）：脳. 彼末一之, 能勢博編：やさしい生理学, 改訂7版, 南江堂, p244より許諾を得て掲載）

（図2-7）. 大脳皮質のこれらのシワは, 大脳皮質の表面積を大きく取りながら, 全体の体積をコンパクトにまとめるのに役立っている. 大脳皮質の表面積を大きく取ることは神経細胞を多く配置できることを意味しており, 例えば, より巧緻な手の動きなどの実現につながると考えられる. 大きな溝を基準に, 前頭葉, 頭頂葉, 後頭葉, 側頭葉の4つの葉に分けられるが（図2-8）, さらに, 前頭葉, 頭頂葉, 側頭葉には連合野があり, 前頭連合野, 頭頂連合野, 側頭連合野と呼ばれ, 脳の高次機能に関与している. 前頭連合野は前頭前野と

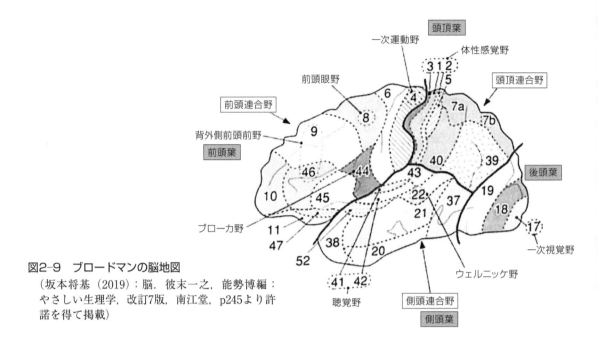

図2-9　ブロードマンの脳地図
（坂本将基（2019）：脳．彼末一之，能勢博編：
やさしい生理学，改訂7版，南江堂，p245より許
諾を得て掲載）

呼ばれることも多い．頭頂連合野は上頭頂小葉と
下頭頂小葉から構成される．頭頂間溝よりも上方
を上頭頂小葉，下方を下頭頂小葉という．触覚・
視覚情報などがそれぞれ統合される多感覚領域で
あり，空間・運動知覚に関する情報が処理される．
　大脳皮質はドイツの神経科学者ブロードマンに
よって，番号を付けて分類された「ブロードマン
領野」が世界的に研究等のために使用されている．
この領域は解剖学・細胞構築学的に区分され，大
脳皮質組織の神経細胞を染色して可視化し，組織
構造が均一である部分をひとまとまりとし，1か
ら52までの番号が振られている．「ブロードマン
の何野（番）」という言い方をする（図2-9）．ま
た脳部位ごとに異なる機能を担っている．このこ
とを脳の「機能局在」と言う．機能局在に関する
歴史的背景として，19世紀中頃～後半に，フラ
ンス人医師のブローカや，ドイツ人医師のウェル
ニッケによる失語症と脳損傷の関係調査によっ
て，言語中枢とされる部位の推定が行われ，脳の
機能局在が実証された．ブローカ野は左脳半球の
ブロードマン44野・45野に位置し，運動性言語
中枢と呼ばれており，言葉を発する役目を担って

いる．この部位が損傷すると文法的に複雑な文章
を作り出すことはできない．一方，ウェルニッケ
野は左脳半球のブロードマン22野に位置し，感
覚性言語中枢と呼ばれており，言葉の意味を理解
する役目を担っている．これらの言語中枢は多く
の人で左脳半球に存在しているため，言語に関し
ては特に左脳半球優位とされている．
　機能局在に関するその他の部位として，一次運
動野は4野，一次体性感覚野は3・1・2野，一次
視覚野は17野，一次聴覚野は41・42野などとな
っている．これらの領域はそれぞれ，運動や感覚
に関係する脳部位である．前頭前野（前頭連合野）
は8～11・44～46野，頭頂連合野の上頭頂小葉
が5・7野，頭頂連合野の下頭頂小葉は39野（角回）
と40野（縁上回），側頭連合野は20～22・37・
42野である．一方，サルのブロードマン領野では，
上頭頂小葉が5野，下頭頂小葉が7野とされており，
39・40野が無いため，ヒトとの不整合があるの
で注意が必要である．また，発育発達学的見地か
ら，ドイツの神経解剖学者フレクシッヒが髄鞘（ミ
エリン）化の進行モデルを示している．1920年
に発表された彼のモデルでは，脳は全体が一律に

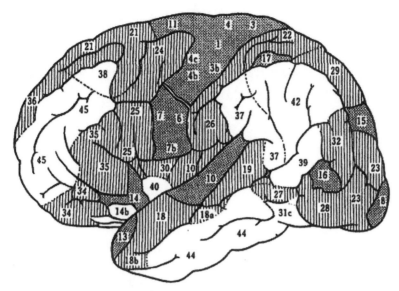

図2-10　髄鞘化の進行モデル
　色が濃い部位ほど髄鞘化が早くに進み，白の部位は最も髄鞘化が遅い．数字は進行順を示している．

（永江誠司（2002）：子どもの脳と発達─神経発達心理学序論（Ⅰ）─．福岡教育大学紀要　51：207-216より許諾を得て掲載）

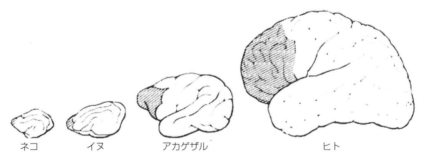

ネコ　　イヌ　　アカゲザル　　　ヒト

図2-11　前頭前野の大きさの比較
　斜線部分がそれぞれの前頭前野を示す．

（"Evolution of the prefrontal cortex, from rodent to human." by lecerveau.mcgill.ca, translated into Japanese by was a bee. on wikimedia.org, CC BY-SA 3.0）

成長するのではなく，各部位が一定の順序で成長していくとしている（図2-10）．また，いわゆる連合野系は髄鞘化が遅い．つまり，我々の脳には生存するための神経システム，特に運動・感覚（五感）に関する脳部位は出生直後から発達するようにプログラムされており，高次脳機能が行われている脳部位は，出生後から青年期まで長い時間をかけて髄鞘化が進行する．

　前頭前野の大きさについては，ヒトと他の動物とで比較した場合，特にヒトで大きいことがわかる（図2-11）．前頭前野の機能として，思考・実行機能（ワーキングメモリ・抑制・認知的柔軟性）・意思決定・注意などがあり，前頭前野はヒトをヒトたらしめ，ヒトの日常・社会生活において，重要な役割を果たしている．

課　題

    1．中枢神経系と末梢神経系の違いについて，その機能的な役割を述べよ．
    2．有髄神経と無髄神経の神経伝導の違いについて述べよ．
    3．グリア細胞について，その機能的な役割を述べよ．
    4．脳の機能局在について述べよ．

［参考文献］

1）Inui K, Wang X, Qiu Y, et al. (2003): Pain processing within the primary somatosensory cortex in humans. Eur J Neurosci 18: 2859–2866.

2）彼末一之，能勢博編（2019）：やさしい生理学．改訂7版，南江堂．

3）真島英信（1980）：生理学．改訂17版，文光堂．

4）永江誠司（2002）：子どもの脳と発達—神経発達心理学序論（I）—．福岡教育大学紀要　51: 207–216.

5）Tanaka H, Ma J, Tanaka KF, et al. (2009): Mice with altered myelin proteolipid protein gene expression display cognitive deficits accompanied by abnormal neuron-glia interactions and decreased conduction velocities. J Neurosci 29: 8363–8371.

6）Tran TD, Lam K, Hoshiyama M, et al. (2001): A new method for measuring the conduction velocities of Abeta-, Adelta- and C-fibers following electric and CO (2) laser stimulation in humans. Neurosci Lett 301: 187–190.

7）内山秀一，野坂俊弥，八田有洋（2020）：スポーツと運動の生理学　実践・指導の現場に役立つ知識・応用．理工図書．

8）Yokoyama N, Ohtaka C, Kato K, et al. (2019): The difference in hemodynamic responses between dominant and non-dominant hands during muscle contraction and relaxation: An fNIRS study. PLoS One 14: e0220100.

［中田　大貴］

［2］運動と神経系

　何らかの動作・運動をするためには筋収縮が不可欠である．筋収縮は運動神経(運動ニューロン)から筋へ送られる信号によって生じる．つまり，すべての運動の発現には神経の働きが必要である．運動を行うために複数の脳部位および脊髄が階層的，かつ，協調的に活動している．

1．運動に関係する脳領域

　運動の実行に関係する主な脳部位を図2-12に示す．筋に運動指令を送る部位は脊髄の中にあるα運動ニューロンである．脊髄の上位には大脳皮質があり，一次運動野，補足運動野，運動前野，帯状皮質運動野などの運動実行に中心的な役割を果たす大脳皮質の領域は運動関連領野と呼ばれることがある．一次運動野から脊髄に対して運動指令を伝える遠心路があり，皮質脊髄路と呼ばれる．この皮質脊髄路は脳から脊髄へ信号を送る主要な経路である．円滑な日常生活を送るためには複数の関節を協調させることや滑らかな運動を行うこと，それらを学習することが必要であるが，それらには上記の運動関連領野だけでなく前頭前野や頭頂連合野，大脳基底核，小脳などの領域も重要な役割を果たす．

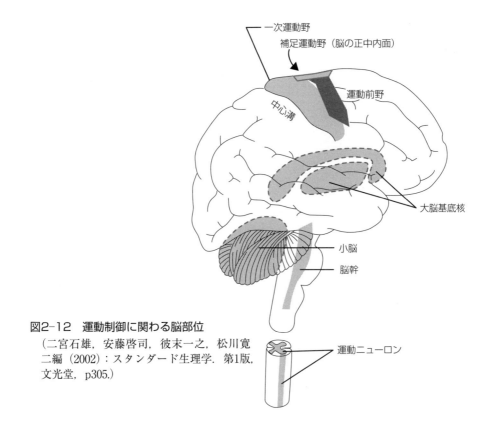

一次運動野
補足運動野（脳の正中内面）
運動前野
中心溝
大脳基底核
小脳
脳幹
運動ニューロン

図2-12　運動制御に関わる脳部位
（二宮石雄，安藤啓司，彼末一之，松川寛
二編（2002）：スタンダード生理学．第1版，
文光堂，p305.）

　脊髄には介在ニューロンを含めたネットワーク
があり，大脳皮質からの運動指令がなくても，無
意識的に筋収縮を生じさせる脊髄反射機構や歩行
の運動パターンプログラムが存在する．さらに，
脳幹には姿勢維持，歩行，眼球運動などを調整す
る神経機構があり，脳幹の神経核のうち赤核，網
様体，前庭核，視蓋からはそれぞれ赤核脊髄路，
網様体脊髄路，前庭脊髄路，視蓋脊髄路を経て脊
髄に至る経路が存在する．

2. 運動ニューロンと運動単位

（1）運動ニューロンと筋の接続

　骨格筋は脊髄にある α 運動ニューロンの活動電
位を受けて収縮し，張力を発生する．つまり無意
識的な運動である脊髄反射も含めてすべての運動
（筋収縮）に関係する信号は最終的には α 運動ニ
ューロンに送られる．この意味で α 運動ニューロ
ンは最終共通路とも呼ばれる．α 運動ニューロン

が筋線維にシナプス接続する終板からはアセチル
コリンが伝達物質として放出される．1つの α 運
動ニューロンは複数の筋線維（数本〜千数百本）
を支配しており，α 運動ニューロンとそれが支配
する筋線維は張力発揮の機能的単位であることか
ら，運動単位と呼ばれる（図2-13）．1つの筋は複
数の α 運動ニューロンの支配を受けているため，
1つの筋には複数の運動単位が存在する．1つの
α 運動ニューロンが支配する筋線維の数は同一筋
内でも筋間でも異なる．一般的に，下肢の筋など
大きな力を発揮する筋では，他の筋と比較して1
つの α 運動ニューロンがより多くの筋線維を支配
する．運動単位には種類があり，速く収縮するが
疲労しやすい筋線維を支配するもの（Fast-タイ
プ）と，収縮は遅いが疲労しにくい筋線維を支配
するもの（Slow-タイプ）である．さらに両者の
中間的な性質を持つ（速い収縮で疲労しにくい）
運動単位も存在する．またFast-タイプの運動単
位の運動ニューロンは活動電位の伝導速度が速

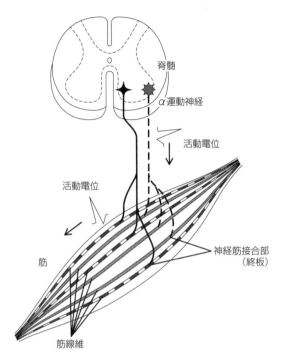

脊髄

α運動神経

活動電位

活動電位

神経筋接合部
（終板）

筋

筋線維

図2-13　運動単位
　1つのα運動ニューロンとそれが支配する筋線維群を合わせて「運動単位」と呼ぶ.

く，Slow-タイプの運動単位の運動ニューロンは伝導速度が遅いといったように，収縮速度や疲労耐性といった筋の特性だけではなく運動ニューロンの性質も異なっている.

　筋が発揮する力の調節には活動している運動単位の数を変える方法（リクルートメント）と，各運動単位の発生力を変える，つまり活動電位の頻度を変える方法の2つがある.　一般に，筋が弱い力を出すときには筋疲労しにくい運動単位だけが働く.　発生する力が増加するとともに徐々に速い筋収縮をする運動単位が動員されるようになり，同時に個々の運動単位の活動電位頻度も高くなる.　このことを順位性原理（筋線維タイプとその特性：図1-13参照）という.

3. 脊髄

（1）筋紡錘と腱器官
　目的の運動を行うためには，自身の手や足がど

のような姿勢・位置にあるかを知る必要がある.　筋には筋紡錘という感覚器が存在し，それによって筋の長さとその長さ変化を検出する（図2-14）.　筋紡錘は結合組織の嚢に包まれた数本の筋線維からなり，2種類の求心性感覚神経（Ia群線維とII群線維）が存在している.　筋紡錘が引き伸ばされると求心性線維に活動電位が生じる.　筋を一定の速度で伸長してある長さに固定すると，Ia群線維はその伸張の終わりにもっとも強く活動し，その後活動は緩やかに低下するものの，伸張前よりは高い活動で安定する.　この増大した活動は伸張の大きさに比例して大きくなる.　この長さが固定されている際の活動を静的反応と呼ぶ.　一方活動のピークは伸張速度に比例する.　これを動的反応と呼ぶ.　II群線維は動的反応が小さく，その活動は筋の長さを反映している.

　随意運動や反射で筋が収縮した際，もしもそれと並列に付着している筋紡錘もゆるむと活動が弱まってしまうが，実際にはそのようなことは起きない.　筋紡錘は遠心性神経（γ運動ニューロン）の支配も受けており，γ運動ニューロンからの信号を受けると筋紡錘の活動は増強され，筋紡錘の感度が上がる.　α運動ニューロンが活動するときには同時にγ運動ニューロンが興奮して，筋紡錘の感度を上げることで筋収縮中にも筋の長さを検出することができる.　このような，α運動ニューロンと連動したγ運動ニューロンの活動をα-γ連関という.

　筋の腱束には腱器官と呼ばれる感覚器が存在し，Ib群線維を介して脊髄に信号を送る.　腱器官は筋と直列に配置されており，筋が発生する力を検出する.　つまり腱器官は脊髄に対して筋の張力に関する信号を送っている.

（2）伸張反射
　熱いものに触れると思わず手が引っ込む.　このような意識とは無関係に特定の感覚入力に対して特定の動作が起こることを反射という.　実感しやすい反射は伸張反射の一つである膝蓋腱反射で，ヒザ小僧の下部（膝蓋腱）を叩くと下腿が持ち上

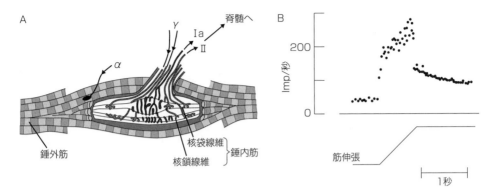

図2-14　筋紡錘
　　A：筋紡錘は錘外筋と並列に配置されている．B：筋伸張時のIa求心線維の活動．

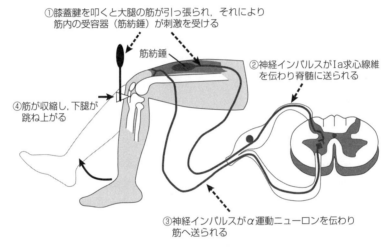

図2-15　伸張反射

がる（図2-15）．伸張反射は筋を伸張するとその
筋が収縮する反射であり，筋伸張によって発生し
た筋紡錘からの信号は伝導速度の非常に速い
（100m／秒）Ia群求心線維を伝わって脊髄へ送ら
れる．この神経線維は伸張された筋を支配するα
運動ニューロンに直接シナプス接続して，そのニ
ューロンを興奮させる．その結果α運動ニューロ
ンの興奮により伸張された筋が収縮し，筋を元の
長さに戻そうとする．つまり伸張反射は筋が急激
に伸びないように作用する．

（3）相反神経支配
　例えば上腕二頭筋を収縮させて腕を曲げると伸

筋の上腕三頭筋は伸ばされる．もし伸筋に伸張反
射が働くと腕を曲げる動作を妨げることになる
が，実際にはそのようなことは起こらない．ある
筋が収縮しようとするときには，上位からその筋
を支配するα運動ニューロンに興奮性の信号が送
られると同時に，拮抗筋のα運動ニューロンには
介在ニューロンを介して抑制性の信号が送られ，
伸張反射が起こらないようになる（図2-16）．こ
れを相反神経支配という．この介在ニューロンは
上位からの指令ばかりではなく，筋紡錘からの信
号も受けている．そのため筋紡錘からの信号で伸
張反射が起こると同時に，拮抗筋の収縮は抑制さ
れる．

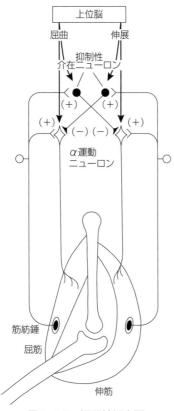

図2-16　相反神経支配

（彼末一之（2011）：運動の調節. 彼末一之, 能勢博編：
やさしい生理学, 改訂第6版, 南江堂, p294より許諾
を得て転載）

（4）屈曲反射

　皮膚や筋に侵害刺激が加わると, 侵害受容器か
らの求心性信号は脊髄内でいくつかのニューロン
を介して関節を曲げる筋（屈筋）を支配する運動
ニューロンを興奮させ, 一方関節を伸ばす筋（伸
筋）を支配する運動ニューロンを抑制する. その
結果関節は屈曲する. この屈曲反射は有害な刺激
から四肢を遠ざけるように作用する. さらに対側
肢では逆に屈筋が弛緩し, 伸筋が収縮する. これ
を交叉性伸展反射といい, 刺激と同時に肢が刺激
から遠ざかるとき, 対側に体重を移して体を支え
るのに都合がいい.

4. 脳幹

（1）姿勢反射

　姿勢反射には脳幹を構成する延髄および中脳が
不可欠である. 頸反射は体幹に対する頭部のねじ
れによって四肢の筋緊張が変化するもので, 頸筋
の固有受容器（筋紡錘）からの信号が入力となる.
図2-17Aに示すように顔が向いた側の上下肢は
伸展し, 反対側は屈曲する. 迷路反射は迷路（内
耳）からの信号による反射で, 頭部と重力の作用
線との位置関係が入力となる. 人間が四つんばい
になっているときに急に床が傾いたとする. する
と頭部は重力の作用線に対して傾き迷路反射が起
こる. 下側の上下肢は伸展し, 上側は屈曲する.
これで体の安定が確保される. 同時に頭部は水平
位に戻るように回転する. しかし, 頭部が回転し
た結果, 頭部は体幹に対してねじれるので, 頸反
射が起こる. これも下側の上下肢は伸展, 上側は
屈曲させる. つまり, 迷路反射, 頸反射が共同し
て体を支える. これら一連の反射を立ち直り反射
という. 一方, 意識的に首を傾ける場合でも頭部
は重力に対して傾き, また体幹に対してねじれ,
2つの反射が起こることになるが, この場合は両
方の効果が打ち消し合うので, 自由に頭を動かす
ことができることになる（図2-17B）.

（2）歩行

　歩行をするには支持点の連続的な変化にも関わ
らず, からだの姿勢を維持するために, 全身の筋
肉を一定の順序で協調的に動かさなければならな
い. 歩行の基本的な筋活動パターンは脊髄で生み
出される. 脊髄には各肢それぞれをリズミカルに
動かす神経機構があり, さらに互いが協調的な動
きをするような接続がある. この脊髄の機構に信
号を送って歩行を開始, 終了させるような部位が
脳幹にも存在する. 脳幹（視床下部, 中脳, 腹側
被蓋野）を電気刺激すると歩行運動が始まる. ま
た, それぞれの部位への刺激によって異なった様
相の歩行が誘発される.

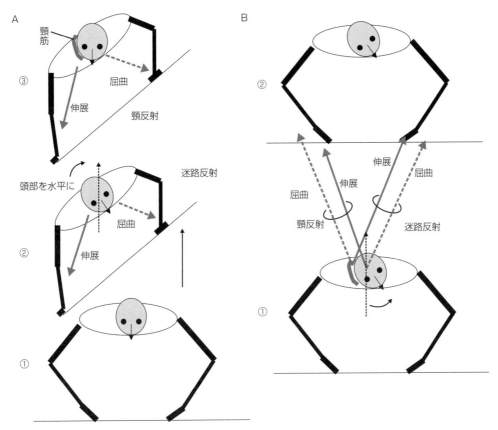

図2-17　迷路反射と頸反射の相互作用
　A．床が傾いたときには2つの反射は協同．B．自分で頭部を傾けるときには両者の作用は打ち消しあう．

（3）脳幹によるその他の制御

　四肢を制御する以外にも咀嚼，嚥下，呼吸，嘔吐などといった，生きるのに不可欠なパターン化された運動も生得的で，その神経機構は脳幹（主として延髄）に存在する．

5．大脳皮質

（1）一次運動野

　随意運動を行おうとする運動意図は前頭前野で生じる．運動意図の信号は運動前野，補足運動野で運動計画に変換され，中心溝の前部に位置する一次運動野へ伝わる．一次運動野の第5層（出力層）にある錐体細胞から直接α運動ニューロンに投射する経路がある（皮質脊髄路）．皮質脊髄路は延髄の錐体で交叉し脊髄の外側を下降する．したがって，右半球の一次運動野は左半身を制御する．一次運動野を電気刺激すると内側から足，体幹，腕，指，顔面の運動が起こる（図2-18）．顔面の領域は他の体部位の領域とは異なり両側性に支配する．一次運動野内の各部位の広さ（運動表象）はその部位の運動の緻密さに関係し，ヒトでは口唇，舌，手の皮質領野が特に広くなっている．つまりそのような部位の運動には数多くの一次運動野ニューロンが用意されていることを意味する．一次運動野が損傷されると麻痺が現れ随意運動ができなくなる．一次運動野は単に運動指令をするだけでなく，運動学習によって一次運動野でも可塑的な変化が生じることが知られている．

　意識を介さない脊髄反射でも意志によって反射

48

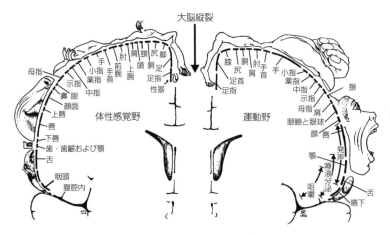

図2-18　一次運動野と一次感覚野の体部位再現
(Penfield W, Rasmussen T. (1950): The Cerebral Cortex of Man. New York: Macmillan Publishing Co.)

の強さ（gain）を変化させることができる．例えば屈曲反射でもあらかじめ物が熱いという情報があり，触れても手を引っ込めてはいけない状況であれば屈曲反射を抑制することができる．つまり脊髄レベルで起こる反射も上位（大脳皮質）からの修飾を受けている．

（2）運動関連領野の役割

　補足運動野と運動前野は二次運動野と呼ばれることもあり，一次運動野よりも高次の運動野と考えられている．ヒトで補足運動野が損傷されると，一次運動野の損傷とは異なり，運動自体は行えるが複雑な運動ができなくなる．また「他人の手兆候」と呼ばれる，右手がメガネを外すと，左手がかけ直すといったように自分の手がやりたくもない動作を行ってしまう症状も出る．

　一方，運動前野を傷害すると，環境に合わせた適切な運動ができなくなる．例えば鏡を見てもネクタイが締められないといった症状が生じる．補足運動野と運動前野の機能の大きな違いは外界の手がかりを利用するかどうかである．例えばモニターに映し出されたキューに対して到達運動（リーチング）をする場合には運動前野が活動し，同じリーチング運動でも視覚的なキューはなく記憶を頼りに行う場合には補足運動野が活動する．

　運動の種類によっては体性感覚，視覚，聴覚などの感覚情報を処理して運動を実行する必要があ

ったり，特定の感覚に注意を向ける必要があることから，体性感覚野，視覚野，聴覚野およびそれらの感覚情報を統合する頭頂連合野や前頭前野も重要な役割を果たす．

6．大脳基底核と小脳

（1）大脳基底核

　大脳基底核は運動に深く関係した一群の神経核の総称で，大脳の深部に位置し，尾状核，被殻，淡蒼球（外節と内節），視床下核，黒質（網様部と緻密部）が含まれる．これらの核は様々な呼ばれ方をするので注意を要する．例えば尾状核と被殻は発生学的に同じ起源で機能的にも類似点があり，合わせて線条体と呼ばれる．大脳基底核に傷害を受けると様々な運動障害が生じる．運動が減少する症状と運動が亢進する症状があり，それぞれパーキンソン病とハンチントン病がよく知られている．

　図2-19に基本的な神経回路を示す．大脳基底核の出力部は淡蒼球内節／黒質網様部である．淡蒼球内節，黒質網様部のニューロンは伝達物質にγ-アミノ酪酸（GABA）をもつ抑制性ニューロンで，大脳皮質に投射する視床の興奮性ニューロンを抑制する．大脳皮質から大脳基底核回路への入力は複数あり，線条体を経由するものがある．線条体から淡蒼球内節／黒質網様部の出力ニュー

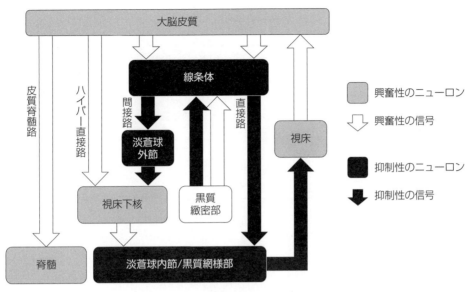

図2-19　大脳基底核の回路（著者作図）

ロンへ直接至る直接路と，淡蒼球外節と視床下核を介する間接路の2つがある．さらに線条体を経由せずに大脳皮質から視床下核に入力し，そこから淡蒼球内節/黒質網様部へ至るハイパー直接路があり，計3つの経路が存在する．大脳皮質→大脳基底核→視床→大脳皮質というループを考えると，直接路は抑制性ニューロンがループの中に2つありpositive-feedbackを形成する．つまり大脳皮質の活動を増強（脱抑制）する．一方，ハイパー直接路と間接路はnegative feedbackを形成し，大脳皮質の活動を抑制する．これらの3つの経路が連動して大脳皮質を抑制-脱抑制-抑制することで運動を調節している．つまりはじめの抑制で不必要な活動が抑制され，その後の脱抑制で適切に運動指令が実行される．

　黒質緻密部のニューロンはドーパミンを伝達物質としてもつドーパミンニューロンであり，線条体ニューロンの活動を修飾することで大脳基底核への入力を調節している．ドーパミンニューロンは運動学習にも関係し，大脳基底核は強化学習と関連すると考えられている．強化学習とは運動した結果の報酬に基づいて進む学習である．つまり運動が成功した場合はそれが報酬となり，成功し

た運動の発現に貢献した神経回路のシナプス伝達効率が強化されることで，同じ運動が発現されやすくなる．

　大脳基底核は運動関連領野だけでなく前頭前野とも神経回路を形成しており，認知機能やモチベーションといった情動，報酬の予測などとも関係することが明らかになってきている．

（2）小脳

　小脳は脳幹の後部を覆い，皮質，白質，小脳核で構成される．ほとんどあらゆる種類の感覚がそれぞれ固有の小脳皮質に到達し，そこからまた脳幹や視床の様々な部位に投射する．一次運動野と同様に小脳にも体部位再現があるとも考えられているが，従来のような機能局在仮説ではなく，小脳皮質が全体として分散的に情報を処理していることを示す知見も存在する．小脳の障害は平衡機能，姿勢調節，自発運動調節などに異常をきたすので小脳は運動系の一部として考えられてきたが，運動機能だけでなく認知機能とも関連する．

　小脳の障害が起こると目を閉じて立てなくなる（バランス異常），伸張反射の亢進または低下，指で物に触ろうとしても目標からズレてしまう，な

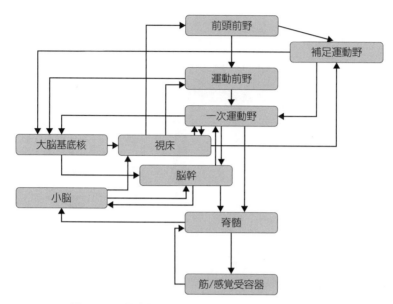

図2-20 運動発現に関わる領域間接続（著者作図）

どが起こる．小脳の役割のひとつは意図した運動計画と感覚系から得られる実際の運動結果を比較して誤差を修正することである．つまり次の運動では運動誤差が小さくなるように運動計画を修正する．

7. 運動発現に関わる領域間接続

　以上のような運動の発現に関係する脳領域間の情報の流れをまとめたものが図2-20である．た

だし，実際の運動制御，学習には体性感覚野や頭頂連合野など感覚処理に関わる脳領域も重要であり，非常に複雑な回路を形成している．近年では一つの領域が一つの機能を持っているという局在論ではなく，領域間もしくは回路の働きをネットワークとして捉える考えが増えてきている．

課　題

　　1．運動単位とは何か，またその機能的な役割を説明せよ．
　　2．伸張反射の仕組みを説明せよ．
　　3．大脳基底核と小脳の役割の違いを説明せよ．

［参考文献］
1）彼末一之，能勢博編（2017）：やさしい生理学．改訂第7版，南江堂．
2）苅部冬紀，高橋晋，藤山文乃ほか編（2019）：ブレインサイエンス・レクチャー【7】巻　大脳基底核―意思と行動の狭間にある神経路―．第1版，共立出版．
3）二宮石雄，安藤啓司，彼末一之ほか編（2013）：スタンダード生理学．第3版，文光堂．

[水口　暢章・彼末　一之]

[3] トレーニングと神経系

1. トレーニングによる神経系の変化

(1) 神経可塑性のメカニズム

「成人の脳は新しい神経細胞を作らない」,「脳に関して重要なことは,全て3歳までに決まってしまう」という説は長く信じられてきた.しかし,近年の研究成果によって短期間・長期間の練習やトレーニングによって,ヒト脳内の特定部位では神経細胞の新生が起こることが明らかとなってきた.ヒト脳はしばしばコンピュータの回路に例えられるが,ヒト脳の神経回路とコンピュータの回路の決定的な違いは,回路の可塑性である.つまり,コンピュータの回路はひとたび設計図通りに作成された場合には,回路の連結が変化することはない.一方,ヒト脳の神経回路は,遺伝情報の設計図に基づき回路を形成していくが,胎児期だけではなく,幼少期,成人期,または病気やケガなどの何らかの要因によって既定の設計図通りに脳が機能しなくなった場合でも,その状況に応じて適切に変化して機能を維持できる可塑性という性質が存在する.

可塑性(plasticity)とは物体に外力が加わって生じた物理的変形(可塑的変形または可塑性変形)が,外力を取り除いた後も残存するという物理学的性質である(外力を除くと直ちに元の形に戻る性質を弾性elasticityという).転じて生理学では,何らかの外部刺激によって生じた構造的・機能的変化が,刺激を除去した後もすぐには消失せず,ある程度長時間残存する性質のことをいう.神経細胞の可塑的変化を引き起こす最も重要な要素は,シナプス入力である.外界から視覚・聴覚・体性感覚・嗅覚・味覚などの刺激が繰り返し与えられることや,その個人の行動や運動,または感情や思考に関わる心的(脳内的)活動の繰り返し等によって,シナプスの伝達効率の変化,シナプス結合の変化が起こると考えられる.

スポーツ指導の現場で明らかなことは,運動スキルは練習によって上達するということである.随意運動は脳の指令によって骨格筋が活動することで発現するものであることから,練習による運動スキルの上達に最も重要な役割を果たすのは脳である.筋力トレーニングを行えば骨格筋が強化され,持久力トレーニングを行えば心筋と酸素摂取能力が強化されるが,スキルトレーニングを行えば神経系,特に脳の運動機能が改善される.練習によって繰り返し同じ動作を行うと,同じ運動中枢や運動経路が繰り返し使われ,電気信号(インパルス)が繰り返し同じ神経回路を流れる.前述のように,神経細胞(ニューロン)から神経細胞へのインパルスの伝達はシナプスで行われるが,繰り返し同じシナプスが使われると,神経終末の神経伝達物質が増加する,伝達物質を受け取る側の感受性が向上する,シナプスが肥大したり発芽分枝したりして接触面積が拡大する(図2-21)などのメカニズムによって,シナプスにおけるインパルス伝達効率が改善される.

シナプスにおけるインパルス伝達効率の変化を示す現象としてよく知られているのが,長期増強(long-term potentiation:LTP)と長期抑圧(long-term depression:LTD)である.図2-22は記憶を司る側頭葉の海馬において,高頻度刺激によって長期増強とよばれるシナプス伝達効率の向上が生じることを示した図である.海馬に入力する神経細胞を数分毎に一定強度で単発刺激し,海馬の顆粒細胞の応答を記録している.30分〜1時間毎に毎秒20発の高頻度で10数秒という激しい刺激を同じ神経細胞に与えると,高頻度刺激を繰り返すたびに,単発刺激に対する応答強度が高頻度刺激前よりも大きくなっていき,かつ,その増強効果は高頻度刺激を停止してもなお数時間持続する.一定強度の刺激に対する応答が増強し,それが長期間持続するので,長期増強と呼ばれている.海馬の長期増強は,学習の基本モデルとさ

52

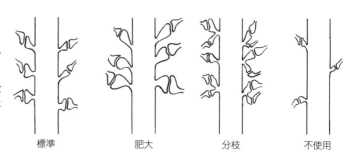

図2-21　使用頻度による樹状突起棘シナプスの可塑性変化

(Eccles JC. (1977): The Understanding of the Brain. 2nd ed, McGraw-Hill Book Company, New York.)

標準　　　肥大　　　分枝　　　不使用

図2-22　海馬における長期増強
↑の時刻に20 Hz，15秒の高頻度刺激を加えると，一定強度の単発テスト刺激に対する応電位振幅が次第に増大し，長時間持続する．

(Eccles JC. (1977): The Understanding of the Brain. 2nd ed, McGraw-Hill Book Company, New York.)

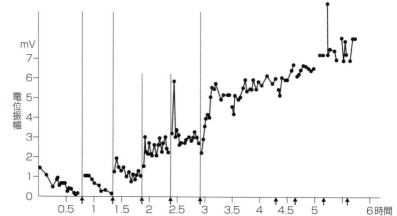

れている．

一方，長期増強とは異なる長期抑圧という方式で，小脳が運動学習に関与する可能性が提唱されている（Ito, 1989）．運動指令としてのインパルスは，大脳皮質から錐体路（皮質脊髄路）や錐体外路を通ってα運動ニューロンに伝えられるが，それと同時に，錐体路ニューロンの側枝から橋核，苔状（たいじょう）線維を通って小脳に入り，顆粒細胞の平行線維を経由して，小脳のプルキンエ細胞に伝達される．一方，運動の実行にともなう感覚性インパルスは感覚経路を通って，延髄にある下オリーブ核へ伝達される．下オリーブ核では，予定した運動から予測される感覚情報と実際の感覚情報が比較され，誤差があるとこの核から発する登上（とじょう）線維において誤差信号に変換される．登上線維はさらに，プルキンエ細胞を興奮させ，平行線維からプルキンエ細胞へのシナプス伝達効率を長期間にわたって低下させる．このようにして，間違った動作に関与した神経回路が

長期間にわたって遮断されることによって，誤った動作が次第に抑制されていくと考えられている．この現象は長期抑圧と呼ばれている．図2-23に，その回路網の模式図を示す．

図2-24は発育に伴う大脳皮質錐体細胞の成長を示したものである．樹状突起が急激に成長している様子がわかる．成長に伴う脳重量増加の主原因は，このような樹状突起や軸索分枝の増加であると考えられている．

(2) スキルトレーニングによる神経系の変化

長期増強・長期抑圧は，いずれも単一神経細胞のシナプス伝達効率の可塑的変化を反映したものであるが，さらに変化が拡大して新規の神経接続が形成されるまでになる現象は，機能的再組織化（functional reorganization）と呼ばれる．動物実験に留まらず，ヒト（一般成人）を対象とした短期間の運動学習に伴う脳活動の変化や神経可塑性に着目した研究は非常に多い（大築, 2020）．ま

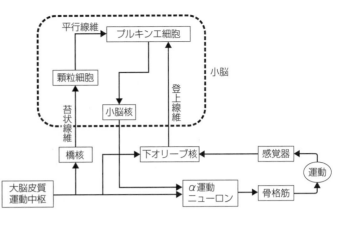

図2-23　小脳による運動学習に関与
する神経回路の模式図
（著者作図）

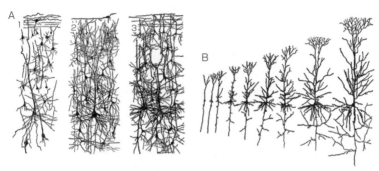

図2-24　大脳皮質運動野の錐体細胞の成長
　　A　ヒトの一次運動野(手領域)にある神経細胞のからみあいの発達
　　　　1：生まれた時　2：生後3カ月　3：生後15カ月
　　B　ヒトの一次運動野にある樹状突起の発達
（時実利彦（1962）：脳の話. 岩波新書461, 岩波書店.）

た最近では，長期間の身体的トレーニングを伴う縦断的研究も報告されている．縦断的研究の中では，特に，新たな動作スキルの獲得に際し，機能的再組織化によって脳の構造自体が変化するという報告が磁気共鳴画像法（magnetic resonance imaging：MRI）を使った研究によって示されている．この研究では，各個人のMRI画像データを標準脳に変換する解析手法を用いることで，以下に示すような脳全体の形態学的特性を明らかにしている．

「ジャグリング」の運動学習過程を調べた研究を紹介する．ジャグリングとは，大道芸・曲芸・サーカスなどで行われるパフォーマンスの1つであり，様々な種類の物体「例えばボールやクラブ（ボウリングのピンのような形)，箱など」を同時に複数個用い，これらを連続して空中に投げ続ける中で，様々な身体パフォーマンスを披露する種目である．Draganski, et al.（2004）は，ジャグリング経験のない12名の一般成人を対象として，3カ月間のジャグリングのトレーニングを行う前後の脳構造の変化を観察した．その結果，視覚野の中の第5次視覚野（MT/V5）と頭頂連合野の灰白質容量が，トレーニング群ではトレーニング後に有意に増大した（図2-25）．第5次視覚野は，視覚野の中でも特に動きの認知に携わる部位として知られている．さらに頭頂連合野には，多感覚ニューロンが存在することが知られ，主に体性感覚や視覚の統合，空間認知，運動の意図等に関連する部位として知られている．この研究により脳の神経回路はスキルトレーニングによって，合目

54

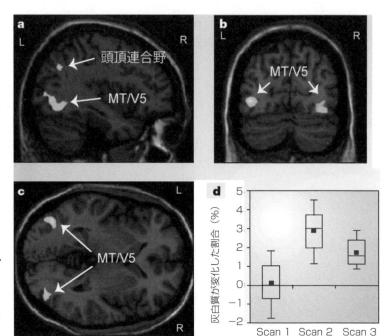

図2-25　ジャグリングのトレーニングによって灰白質が変化した脳部位
a. 矢状面, b. 冠状面, c. 横断面のMRIを示す. Lは左脳半球, Rは右脳半球を示す. d. MRIを3回計測したそれぞれの時期における灰白質容量を示す. Scan 1はジャグリングのトレーニング前, Scan2はジャグリングを安定して60秒以上行えた時, Scan 3はトレーニング開始3カ月後を示す.
(West JB著, 笛木隆三, 小林節雄訳 (1989):呼吸の生理. 第2版, 医学書院. Draganski B, Gaser C, Busch V, et al. (2004): Neuroplasticity: changes in grey matter induced by training. Nature 427: 311-312より許諾を得て掲載)

的的に変化することが示されたと言える.

　以上のように, 運動の上達には脳の神経可塑的な変化が不可欠である. 運動に熟達することを「体で覚える」というが, その場合の体とは骨格や筋ではなく, 脳に他ならない. スポーツ中の成功動作が, あたかも「体が勝手に動いて」実行されたかのように感じられることがあるが, そのような場合でも実際には脳による的確な判断がなければそのような動作は実行できない. すなわち, 体で覚えるとは「脳で覚える」ことである.

(3) トップアスリートにおける神経系の変化

　アスリート (スポーツ選手) は, 身体をどのようにコントロールしているのか, そして一般人と比べてどれくらい, どのように違うのか. アスリートの能力を獲得するまでに, 一般人はどれくらい訓練を積まなければならないのか. これらの疑問を解決するための有用な手段の1つが, アスリートと一般人 (非競技者) の脳活動をそれぞれ測定し, データを比較・検討するという方法である. どんなスポーツ種目であっても, ヒトは五感をフル活用し, それぞれの感覚を複雑多岐に渡って統合させることで, 動作を遂行している. スポーツの中では, どれだけ単純な状況であったとしても, 視聴覚, 知覚, 刺激の認知・処理, 意思決定, 感覚統合, 運動準備, 運動遂行といった, 脳内における一連の神経活動を瞬時に行っている. そして同時に, その場の状況へ適切に適応する能力が脳内に備わっているが故に, 絶妙のタイミングで, 的確な動作を遂行することが可能となる. さらに, アスリートによって発揮されるパフォーマンスは, 幼少の頃からの数年ないし数十年来のトレーニングの結晶である. つまり言い換えるならば, ヒト脳の神経可塑性の過程を観察する上でも, アスリートは非常に優れたモデルなのである (Nakata, et al., 2010).

　例えば, Yamashiro, et al. (2021) の研究では, Go/No-go課題中に脳波事象関連電位を記録し, 野球選手と陸上選手の脳活動特性の違いを検討している. Go/No-go課題とは, 2つの刺激 (例えば, 青丸と赤丸) をランダムに提示し, どちらか一方に対してだけ, できるだけ速く反応するというものであり, 思考や行動を制御する実行機能 (executive function) の中の「抑制」を反映するものとし

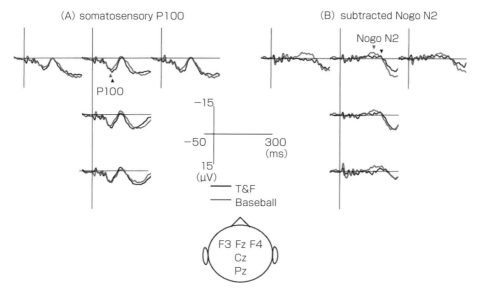

図2-26　体性感覚（somatosensory）Go/No-go課題における脳波事象関連電位成分
　　　T&Fは陸上選手，Baseballは野球選手のデータを示す．（A）Go試行における波形を示して
　　　いるが，陸上選手と野球選手の脳活動の差（P100成分）は見られない．（B）No-go試行か
　　　らGo試行を引く「差分波形（subtracted waveform）」を求めると，Nogo N2成分と呼ば
　　　れる刺激後約180ミリ秒で記録される脳活動に，種目間の差が見られている．このような特
　　　徴は聴覚課題では見られない，とされている．
　　　（Yamashiro K, Yamazaki Y, Siiya K, et al. (2021): Modality-specific improvements in sensory
　　　processing among baseball players. Sci Rep 11: 2248より許諾を得て掲載）

て用いられている．視覚刺激によるGo/No-go課
題を用いたこれまでの先行研究においても，アス
リートと一般成人の脳活動動態の違いが報告され
ている（Nakamoto and Mori, 2008）．Yamashiro,
et al.の研究ではさらに，聴覚刺激によるGo/No-
go課題を用いた際には脳活動動態に差は認めら
れなかったものの，体性感覚（somatosensory）
刺激によるGo/No-go課題では経験してきた競技
による差が認められたとしている（図2-26）．

　この研究で対象となった野球選手と陸上選手
は，ともに長期間の身体的トレーニングとスキル
トレーニングを積んでいるが，野球の場合，その
競技特性として，瞬時に「ボールを打つ・打たな
い」という意思決定が求められる．図2-26で示
されているように，「打つ」に関係するGo試行の
脳活動（脳波事象関連電位の波形）には種目間の
差は見られないが，「打たない」に関係するNo-
go試行の脳活動には差が見られたという特徴的

な結果が示されている．さらに，聴覚刺激課題で
はその差が認められなかったことから，「ボール
を打つ・打たない」という意思決定は，視覚情報
のみならず，体性感覚情報に関する処理過程にも
関係していると言える．これは,野球選手は「ボー
ルを打つ・打たない」という動作を実際に行う際
には，バットを巧みに操作する必要があることか
ら，皮膚や筋紡錘からの体性感覚情報をより正確
に得ようとすることと関係があるのかもしれな
い．長期間のスキルトレーニングに伴う神経可塑
性について，スポーツ種目に応じた機能的再組織
化が進んでいるエビデンスの1つと考えられる．

（4）パラアスリートにおける神経系の変化

　また最近では，パラリンピックにおけるアス
リートを対象とした研究も報告され始めている．
パラアスリートは，日常生活における身体的機能
を発達させるリハビリテーションの目的に留まら

ず，スポーツパフォーマンスを上げるために，残
された機能を最大限生かしつつ身体的トレーニン
グを行っている．そのため，パラアスリートの脳
では健常者と同様もしくはそれ以上の機能的再組
織化が進んでいるという科学的エビデンスが見ら
れる．

　Mizuguchi, et al.（2019）は世界トップの義足
幅跳び選手における可塑的変化について，機能的
磁気共鳴画像法を用いた研究を報告している．世
界トップの義足幅跳び選手，一般幅跳び選手，ア
スリートではない義足者を対象として，左右の足
関節動作，膝関節動作，股関節動作を行わせた．
実験の結果，義足幅跳び選手において，義足操作
に直結する膝関節動作を行った際に，一次運動野・
一次体性感覚野付近に特異的な両側性の脳活動が
観察された．非義足側の膝関節動作ではこのよう
な脳活動が見られなかったとしている．上肢下肢
の動作を行う際には，動作を行う体肢の反対側脳
半球の一次運動野が中心となって，動作が制御さ
れているのが一般的である．そのため，この結果
は義足を使用した長期間のトレーニングにより，
動作を行う膝関節と同側の一次運動野・一次体性
感覚野付近においても特異的な機能的再組織化が
起き，高レベルの義足操作に対して同側脳部位の
神経活動が貢献していることを示すものである．

　また，先天的に両腕のないアーチェリー選手を
対象として，つま先動作，足関節動作，膝関節動
作，股関節動作を行わせて，脳活動動態を検討し
た実験（Nakagawa, et al., 2020）では，アーチェ
リー選手は全ての動作において，一般成人と比較
して一次運動野の脳活動領域が広いことが示され
た．例えば，両腕のないアーチェリー選手がつま
先動作を行った際には，足領域に留まらず，広範
囲の一次運動野が活動していたのである．一次運
動野には体部位再現が存在し，それぞれの体部位
の動作に応じて，関与する脳部位が異なることが
知られており，内側から外側へ向かって，足，体
幹，腕，指，顔面に対応した脳部位となっている．
両腕のないアーチェリー選手は，椅子に座り，左
足を地面に着けて体を支え，右足でボウ（弓）を

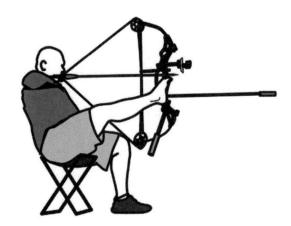

図2-27　両腕のないアーチェリー選手が矢を射る際の様子

（Nakagawa K, Takemi M, Nakanishi T, et al. (2020): Cortical reorganization of lower-limb motor representations in an elite archery athlete with congenital amputation of both arms. Neuroimage Clin 25: 102144より許諾を得て掲載）

持ち，肩口に装着した補助器具を使って口で弦を
引っ張り，矢を射る（図2-27）．そのため，狙い
を定めるために，腕の代わりに片足でボウを支え
るための下肢や体幹の強靭な筋力とその正確な制
御が必要となり，欠損した上肢に対応していた一
次運動野の神経細胞が機能的再組織化によって足
の動作にも関与するようになったものと考えられ
る．

(5) 筋力トレーニング・持久力トレーニングによる神経系への効果

　筋力トレーニングを開始すると，筋線維が肥大
するより前に筋力が増加し始めること（Akima,
et al. 1999）や，不使用やトレーニング中止によ
る筋萎縮に先行して筋力が低下すること
（Duchateau, et al., 1987；Narici, et al., 1989）な
どの行動科学的知見から，繰り返し同じ筋を高強
度で収縮させることによって，その筋への運動指
令が増加することは確かである．しかし，スキル
トレーニングで生じるような機能的再組織化は生
じない（Adkins, et al., 2006）．筋力トレーニング
においても，それを実施するためには，トレーニ

ングする意志と意欲を発動する，筋力発揮の指令を発令する，器具を操作するなど，あらゆる局面において脳が働くことはいうまでもない．バーベルを落とさないでそっと床に下ろす動作などは，大きな筋力を繊細に調節して目標地点でうまく停止させなければならない熟練到達動作であり，それには脳による高度な制御が必要である．

持久力トレーニングは，一次運動野の血管を新生させ，血流量を増加させる（Swain, et al., 2003）．前頭前野や大脳皮質外など一次運動野以外の脳部位ではこのような変化は生じないことから，トレーニングに使用される筋を支配する脳部位への酸素や栄養の供給のために血管新生が生じるものと考えられている．しかしながら，持久走では脚筋を激しく使用しているにもかかわらず，スキルトレーニングでみられたような大脳皮質運動野における使用筋の支配領域の拡張現象は生じない（Adkins, et al., 2006）．

（6）トレーニングによる自律神経機能への効果

前節までは，いわゆる生体の「体性機能」を司る神経系とトレーニングの関係を概観してきたが，もう1つの重要な生体機能である「内臓機能」を司る自律神経系とトレーニングの関係について解説する．自律神経系は，生体機能の恒常性を維持するために，運動時には内分泌系と協同して，体温・血圧・心拍数などを調節する．自律神経系は基本的に意識や意志からは独立しており，いわゆる反射機構として機能するので，大脳皮質運動中枢でみられる神経回路の再組織化のような可塑性変化は生じにくいと考えられるが，応答の感度や強度についてはトレーニングによる変化が生じることが報告されている．例えば，長期間のトレーニングを積んだ長距離選手では，一般人に比べて安静時や最大下強度運動時の心拍数が低いことが知られているが，これは洞房結節のペースメーカー細胞を支配する副交感神経活動が交感神経活動よりも優位になるためであるとされている（McArdle, et al., 2010）．また，姿勢動揺が成績に大きく影響するアーチェリーやゴルフのパット

時における熟練選手では，リリースあるいはインパクト直前に副交感神経の活動が一過性に高まることによって，心拍数を5拍/分程度下げられることが知られている（Neumann and Thomas, 2009；Carrillo, et al., 2011）．

さらに，長期間の運動習慣のある高齢者では，動脈圧受容器→自律神経→末梢血管の収縮弛緩を介した血圧調節（圧受容器反射）機能が高く，急激な起立等の姿勢変化による心虚血や失神の危険度が低いという報告もある（Ueno and Moritani, 2003）．最近の研究によれば，歩行や自転車漕ぎ，咀嚼などのリズミカルな繰り返し運動が脳幹のセロトニンニューロンを活性化し，交感神経を介して血圧や呼吸を適切な状態にセットする効果をもつ可能性が提唱されている．適度の運動が気分や体調を向上させ，精神疾患の治療にも役立つことは，すでに多くの臨床研究によって明らかとなっており，そのメカニズムの1つとして自律神経系の機能改善があることは十分に考えられるが，運動による自律神経系機能への効果の神経回路を始め，そのメカニズムの詳細には未解明の部分が多く，今後の研究が待たれるところである．

2. スキルトレーニングの基本原則

（1）反復

スポーツのパフォーマンスを向上させるためには，そのスポーツに必要なスキルの要素を特に要するような動作を繰り返し練習し，必要な神経回路を強化する必要がある．一般に練習量が多いほど練習効果は大きいが，練習量の影響は最初の1週間で現れ，学習初期では練習量の影響が顕著にみられる．しかし，学習が進むにつれて練習量による差はみえにくくなる（大築, 1984）．また，反復練習の注意点として，1つの動作をリズミカルに反復すると，その動作自体というよりも，その動作の繰り返し全体が1つの系列動作として習得されてしまい，実際の試合とは力の入れ方や動き方が異なってしまう危険がある．そのため，反復練習を行う場合は，1回1回，新たな気持ちで

58

集中して行うことが重要である.

(2) 動機付け

　Dickinson（1978）によれば，スライディングポインターを手で動かして，4種類の距離を出力させる作業において，再テストがあるのでその4種類の距離を生み出す身体の動きを学習するようにあらかじめ通告しておいたグループは，再テストの実施を知らされていなかったグループに比べて，休憩後の再テストにおいて，はるかに良い成績を示した．この結果は，明確な目的意識（これを動機付けmotivationという）をもって練習をすれば，漫然と動作を繰り返すだけに比べて長く練習効果が持続することを示している（大築，1984）.

　また動機付けは，「本人を褒める」ことによっても高まる．Sugawara, et al.（2012）の研究では，運動トレーニングを行った際に他人から褒められると，「上手」に運動技能を取得できるとしている．これまでの研究成果から，他人に褒められると金銭報酬を得たときと同じように脳の線条体と呼ばれる部位が活発に働くことがわかっていたが（Izuma, et al., 2008），その脳の働きの結果として，運動技能の習得が，より「上手」に促されることが示されている．「褒めて伸ばす」には科学的エビデンスがあり，スポーツ・教育・リハビリテーションなどの現場での応用は有用であると考えられる.

(3) フィードバック

　自分が正しい動作を行っているかどうかを確認させるために，動作者に対して，その動作のできばえに関する情報を知らせることをフィードバック（feedback）という．フィードバックには動作そのものに関する「動作の知識（knowledge of performance：KP）」と，自分の動作の結果に関する「結果の知識（knowledge of results：KR）」という2種類がある．テニスのサーブのように安定した環境のもとで，自分で動作を決められ，常に同一動作が再現できることが望ましい技術の習得には，「動作の知識」が有効であり，グラウンドストロークのようにはずんでくるボールを打つという，不確定要素の強い技術の習得には，動作の結果がわかる環境情報を含んだ「結果の知識」の方が効果的である．また，両方のフィードバックを交互に与えるとさらに効果的である（大築，1984）.

(4) オーバーラーニング

　練習において，目標課題が成功した後もさらに続けて反復練習を行う方法をオーバーラーニング（過剰学習overlearning）という．Melnick（1971）によれば，1週間に1度練習を行うようなスケジュールであれば，基準値到達後，それまでに要した試行回数の少なくとも半数の試行回数を追加して行っておけば，練習休止1週間後の練習効果保持率はこれより多く追加した場合と変わらない．この効果は反復回数が増えることと動機付けが強くなることによる神経回路強化によるものと考えられる（大築，1984）.

　また，オーバーラーニングには，学習したことが他の学習で上書きされるのを防ぐ効果がある．例えば，Shibata, et al.（2017）の研究では，新しいスキルを学習する際に「上手くできるようになった」と思ったらすぐに練習をやめ，続いてすぐに別のスキルトレーニングを行った場合，最初に行ったスキルトレーニングの効果は無くなってしまうが，オーバーラーニングを行うとそれが防がれたとしている．これには脳内の神経伝達物質GABA（ガンマアミノ酪酸）が関わっていることが分かっている．スキルトレーニングを行う際には，1日のうちにいくつも行うのではなく，目的を決め，「1つ」に絞ることが効率的な練習方法であると考えられる.

(5) 集中・分散練習とレミニセンス

　練習を開始から終了まで休憩なしに行う方法を集中練習（massed practice），同じ量の練習を休息を入れて数セットに分けて行う練習方法を分散練習（distributed practice）という．練習実施中

のパフォーマンスは，分散練習では回数を追って順調に向上していくが，集中練習ではある程度でプラトー（定常値）に達し，分散練習ほど向上しない．しかし，練習終了後しばらく休息してからパフォーマンステストを行うと，集中練習者の成績が向上して分散練習者との差がなくなることがある（Whitley, 1970）．このように，練習を休止していたにもかかわらず，再開始時にパフォーマンスが向上する現象を「レミニセンス」（remi-niscence）という．練習時間が十分ある時は，練習中に上達が実感できる分散練習の方が良いが，練習時間があまりない場合は，途中でパフォーマンスが向上しなくなっても，反復練習を継続しておけば，レミニセンス効果が期待できる（大築，1984）．この現象は，上記のShibata, et al.のいうオーバーラーニングによる運動学習効果の増強効果の一つの例であるとも考えられる．

(6) 転移

ある1つのスキルを学習することによって，その後に行われる新たなスキルの学習が影響を受ける現象を，先の学習効果が後の学習効果に転移（transfer）するという．後の学習効果が先の学習によって向上する場合を正の転移（positive transfer），先の学習が後の学習を阻害する場合を負の転移（negative transfer）という．種々の技術動作を練習しなければならない場合には，先に行う練習課題が後に行う練習に対して負の転移を及ぼさないように練習項目の順序を組み立てることが重要である（大築，1984）．

(7) メンタルプラクティス

習得しようとする動作を，実際に今行っているつもりになって頭の中にイメージを描くことによって，その動作の技能を向上させようとする練習方法をメンタルプラクティス（mental practice）またはメンタルリハーサル（mental rehearsal）という．この方法を俗にイメージトレーニングということがあるが，学問的には正しくない．イメージトレーニングとは試合会場や競技状況を予めイ

メージして本番での心理的動揺を防止するメンタルトレーニングの1つである．メンタルプラクティスは，主としてイメージを描きやすいステレオタイプ型動作（閉鎖型動作ともいう．サーブのように自分の責任だけで遂行できる動作）の練習に対して効果的であり，実地練習と合わせて行えば有効な練習手段となる（大築，1984）．

また，メンタルプラクティスは，本人が全くやったことのない動作について行ったとしても効果が低いと考えられている．例えば，テニス選手はテニスのスイングのイメージをした際には脳の反応性は大きいが，普段行っていない卓球やゴルフのスイングをイメージしても，反応性は低いままであったとされている（Fourkas, et al., 2008）．そのため，実際に現在行っているスポーツ種目に関し，通常のトレーニングの一環として，またケガ後のリハビリ中のトレーニングメニューなどとしてであれば，メンタルプラクティスは効果的なようである．

3. 練習効果の定着

ある動きの習得，あるいは改善を目的として練習をするという場合，一般的には習得しようとする動きを繰り返し反復することを指す．1日，1週間，1カ月単位で反復回数を決め，練習計画を作成する．また，計画に際し考慮すべき項目は多く，休憩もその1つである．ある1日の1回の練習において，練習開始前に比べて練習終了後にパフォーマンスが改善されていても，休憩したら元に戻ってしまったのでは，練習効果があったとはいえない．数カ月かけて習得した動きが日をおいた実践の場においても，習得した通りに実用できなければ，本当に練習効果が見られた，つまり，運動学習が成立したとはいえないであろう．

何らかの動きを学習する際に，自分では意識しなくても知らず知らずのうちに，いつのまにかその動きを覚えてしまうことは，特に子どもでよく知られている．そのような学習を潜在学習（im-plicit learning）という．反対に，自分が何かの

動きについて，明確に意志を持って学習すること
を顕在学習（explicit learning）という．また，
練習によって得られた学習効果を脳の神経回路の
新規形成として固定させることを，定着（consolidation）という．しかし，いったん定着してもその神経回路を使わなければ，再び忘れてしまうことにもつながり，練習の意味がない．長い時間経過後まで学習効果を記憶しておくことを学習効果の保持（retention）という．習得した運動スキルを実際に使うためには，脳内に保持された運動記憶を思い出す必要があり，その行為を想起（recall）という（図2-28）．

多くの先行研究において，睡眠が運動技能学習の定着に重要な役割を果たすことが示されている．最近のメタ分析（様々な先行研究で報告されてきた研究結果をまとめ，全体を解析する方法）を行った研究では，運動後に睡眠を取った方が定着の効果は大きかったが，特に睡眠の効果が顕著に見られた運動課題は無く，全般的にどの運動課題でも効果は見られるとしている（Schmid, et al., 2020）．つまり，どのスポーツ種目においても，睡眠によってスキルトレーニングの定着効果が得られる可能性が高い．実際にこれまでにも，バスケットボールのシュートやテニスのサーブの正確性などに関し，睡眠による定着効果が報告されており（Schwartz and Simon, 2015；Miyaguchi, et al., 2022），スポーツ現場での応用が期待される．

以上のような研究結果からは，練習はただやみくもに回数を多くやれば良いというのではなく，特に新しいスキルを習得しようとする時には，複数の異なるスキルを立て続けに練習するのではなく，適度に休憩を入れることによって1つのスキルの定着を図るようにした方が，最終的には効率的に向上効果を得ることにつながるであろう．スポーツの世界では，「深夜まで練習をしていた」というような「練習の虫」的逸話が美談のようにもてはやされる風潮がある．確かに，トップクラスの選手ほど年間の練習量が多いというデータもあり，練習することは必要なのではあるが，それは練習環境に恵まれたり，厳しい練習に耐え抜く

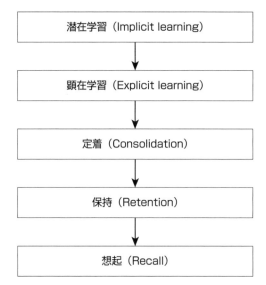

図2-28　運動学習（Motor learning）の進行経過
（著者作図）

ことができた成功者についての話であり，一般論としては，ただ単純に練習量を増やせば良いということではない．そのような詰め込み練習は科学的エビデンスからすると，非効率的であり，練習の効果も見られにくい．「よく練習する」ということは，「たくさん練習する」ということではなく，「効率良く練習する」という点が大切である．「練習量がまだまだ足りない」と誤解して，さらに練習量を増やすと，ケガやバーンアウトを引き起こして悪循環に陥る恐れがあることを十二分に認識すべきであろう．筋力トレーニングによる筋線維の肥大や機能向上は，トレーニングの最中ではなく，トレーニング後に生じる超回復という適応機能によって実現する．基本的にはタンパク質合成のような同化作用は，休憩や夜間の副交感神経優位の時間帯に生じるものである．スキルトレーニングにおける練習効果の定着，すなわち神経細胞（ニューロン）の超回復には，筋力トレーニング同様，関連タンパク質合成という同化作用のための時間が最低限でも4〜6時間必要である（大築，2020）．トレーニングと疲労回復はセットで考えるべきであり，「休むことも練習の1つ」なのである．

課　題

1. 長期増強と長期抑圧について述べよ.
2. スキルトレーニングによる脳の機能的再組織化について述べよ.
3. 練習効果の効率の良い定着方法について述べよ.

[参考文献]

1) Adkins DL, Boychuk J, Remple MS, Kleim JA. (2006): Motor training induces experience-specific patterns of plasticity across motor cortex and spinal cord. J Appl Physiol 101: 1776-1782.

2) Akima H, Takahashi H, Kuno SY, et al. (1999): Early phase adaptations of muscle use and strength to isokinetic training. Med Sci Sports Exerc 31: 588-594.

3) Carrillo AE, Christodoulou VX, Koutedakis Y, et al. (2011): Autonomic nervous system modulation during an archery competition in novice and experienced adolescent archers. J Sports Sci 29: 913-917.

4) Eccles JC. (1977): The Understanding of the Brain. 2nd ed, McGraw-Hill Book Company, New York.

5) Dickinson J. (1978): Retention of intention and incidental motor learning. Res Q 49: 437-441.

6) Draganski B, Gaser C, Busch V, et al. (2004): Neuroplasticity: changes in grey matter induced by training. Nature 427: 311-312.

7) Duchateau J, Hainaut K. (1987): Electrical and mechanical changes in immobilized human muscle. J Appl Physiol 62: 2168-2173.

8) Fourkas AD, Bonavolontà V, Avenanti A, et al. (2008): Kinesthetic imagery and tool-specific modulation of corticospinal representations in expert tennis players. Cereb Cortex 18: 2382-2390.

9) Ito M. (1989): Long-term depression. Annu Rev Neurosci 12: 85-102.

10) Izuma K, Saito DN, Sadato N. (2008): Processing of social and monetary rewards in the human striatum. Neuron 58: 284-294.

11) McArdle WD, Katch FI, Katch VL. (2010): Exercise Physiology— Energy, Nutrition, and Hu-man Performance—. 7th ed, Lippincott Williams & Wilkins, pp. 464.

12) Melnick MJ. (1971): Effects of overlearning on the retention of a gross motor skill. Res Q 42: 60-69.

13) Miyaguchi S, Inukai Y, Hashimoto I, et al. (2022): Sleep affects the motor memory of basketball shooting skills in young amateurs. J Clin Neurosci 96: 187-193.

14) Mizuguchi N, Nakagawa K, Tazawa Y, et al. (2019): Functional plasticity of the ipsilateral primary sensorimotor cortex in an elite long jumper with below-knee amputation. Neuroimage Clin 23: 101847.

15) Nakagawa K, Takemi M, Nakanishi T, et al. (2020): Cortical reorganization of lower-limb motor representations in an elite archery athlete with congenital amputation of both arms. Neuroimage Clin 25: 102144.

16) Nakamoto H, Mori S. (2008): Effects of stimulus-response compatibility in mediating expert performance in baseball players. Brain Res 1189: 179-188.

17) Nakata H, Yoshie M, Miura A. (2010): Characteristics of the athletes' brain: Evidence from neurophysiology and neuroimaging. Brain Res Review 62: 197-211.

18) Narici MV, Roi GS, Landoni L, et al. (1989): Changes in force, cross-sectional area and neural activation during strength training and de-training of the human quadriceps. Eur J Appl Physiol Occup Physiol 59: 310-319.

19) Neumann DL, Thomas PR. (2009): The relationship between skill level and patterns in cardiac and respiratory activity during golf putting. Int J Psychophysiol 72: 276-282.

20) 大築立志（1984）：スキルとトレーニング. 浅見

俊雄，宮下充正，渡辺融編：現代体育・スポーツ体系第8巻，トレーニングの科学，講談社，pp109–125.

21）大築立志（2020）：ヒトにおける運動学習による脳の変容，運動学習の脳・神経科学―その基礎から臨床まで―. 市村出版，pp1–19.

22）Sampaio-Baptista C, Johansen-Berg H. (2017): White matter plasticity in the adult brain. Neuron 96: 1239–1251.

23）Schmid D, Erlacher D, Klostermann A, et al. (2020): Sleep-dependent motor memory consolidation in healthy adults: A meta-analysis. Neurosci Biobehav Rev 118: 270–281.

24）Schwartz J, Simon RD Jr. (2015): Sleep extension improves serving accuracy: A study with college varsity tennis players. Physiol Behav 151: 541–544.

25）Shibata K, Sasaki Y, Bang JW, et al. (2017): Overlearning hyperstabilizes a skill by rapidly making neurochemical processing inhibitory-dominant. Nat Neurosci 20: 470–475.

26）Swain RA, Harris AB, Wiener EC, et al. (2003): Prolonged exercise induces angiogenesis and increases cerebral blood volume in primary motor cortex of the rat. Neuroscience 117: 1037–1046.

27）Sugawara SK, Tanaka S, Okazaki S, et al. (2012): Social rewards enhance offline improvements in motor skill. PLoS One 7: e48174.

28）時実利彦（1962）：脳の話. 岩波新書461，岩波書店.

29）Ueno LM, Moritani T. (2003): Effects of long-term exercise training on cardiac autonomic nervous activities and baroreflex sensitivity. EurJ Appl Physiol 89: 109–114.

30）Whitley JD. (1970): Effects of practice distribution on learning a new motor task. Res Q 41: 577–583.

31）Yamashiro K, Yamazaki Y, Siiya K, et al. (2021): Modality-specific improvements in sensory processing among baseball players. Sci Rep 11: 2248.

［中田　大貴・大築　立志］

3章　運動を制御する内分泌の機能と適応

1. 内分泌系の生理学的基礎

（1）ホルモンとは

ホルモンとは，特定の組織あるいは器官で産生・分泌され，特定の臓器（標的器官）に特異的な作用をするシグナル伝達物質である．その呼び名はギリシャ語で「興奮させる」，「呼び覚ます」を意味するホルマオ（hormaein）に由来する．ホルモンは導管をもたない内分泌器官（腺）から分泌され，直接血中へ，あるいはリンパ液を介して血中へ分泌される（内分泌，エンドクリン）．これに対して，汗や唾液，胃液，腸液，膵液，胆汁（腸管腔内は体外）などは体表あるいは管腔の上皮表面（消化管の内腔を含む）に放出される．これを外分泌（エクソクリン）とよぶ．外分泌を行う外分泌腺は導管を介するか，あるいは直接的に分泌物を体外に放出する．

古典的な概念では，ホルモンを，内分泌器官から分泌するものと定義する．しかし現在では，心臓や腸，肝臓，腎臓などの内分泌器官以外からもホルモンまたはホルモン様物質が放出されることや，分泌した細胞自身（自己分泌，オートクリン），あるいは細胞間液を拡散することによって，隣接細胞に作用する（傍分泌，パラクリン）ホルモンやホルモン様因子もあることなどからその概念は広がっている．

（2）ホルモンの合成

ホルモンをその化学的構造から分類すると3種類に大別される．

1）アミン型（アミノ酸誘導体）ホルモン

アミン型ホルモンはアミノ酸を材料として作られるホルモンで，カテコールアミンと甲状腺ホルモンがある．カテコールアミンはフェニルアラニンからつくられるチロシンを出発点として生成される（図3-1）．チロシンはチロシンヒドロキシラーゼによってL-ドーパに変換され，チロシンヒドロキシラーゼがカテコールアミン生成の律速酵素となる．L-ドーパからドーパミンが生成され，ドーパミンからノルアドレナリン（ノルエピネフリン）が生成される．この一連の反応はクロム親和性細胞（クロム塩で染色すると強い褐色を呈する）内に存在する分泌顆粒の中で行われる．その際，ノルアドレナリンの多くは細胞質へ移動してアドレナリン（エピネフリン）に変換される．ところが，ノルアドレナリンからアドレナリンへの変換を行うフェニルエタノールアミンN-メチルトランスフェラーゼは脳と副腎髄質のみに存在するため，交感神経末梢で行われる合成はノルアドレナリンまででほぼ終了する．

甲状腺はチロキシン（T_4）とトリヨードチロニン（T_3）の2種類のヨードアミン型ホルモンを産生する．T_4とT_3の前駆物質は甲状腺の濾胞細胞で合成されるチログロブリンである．このチロ

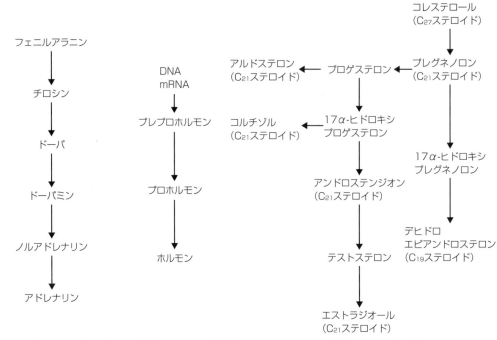

図3-1　ホルモンの合成
（井澤鉄也編（2001）：運動とホルモン—液性因子による調節と適応—. ナップ, p157.）

グロブリンのチロシン残基にヨウ素が段階的に入り, 最終的にヨードが4つのT_4や3つのT_3が合成される.

2) ペプチド型（またはタンパク質）ホルモン

ペプチドホルモンの生合成は一般のタンパク質合成過程とほぼ変わらない. はじめにmRNAの遺伝情報に基づいてプレプロホルモンが作られた後, プロホルモンとなり, プロホルモンはさまざまなプロセシング（切断, 糖鎖添加, アセチル化, アミド化など）を受けてようやく活性をもつホルモンになる（図3-1）. ホルモンの多くがこれに属し, 視床下部, 下垂体, 上皮小体, 膵臓, 消化管, 心臓から分泌されるホルモンのほとんどすべてがペプチド型である.

3) ステロイド型ホルモン

ステロイド型ホルモンはステロイド核を有するコレステロールが前駆物質となって生合成される（図3-1）. すべてのステロイドホルモンは炭素原子27個をもつコレステロールから作られる. 副腎皮質からはコルチコイドやアルドステロンおよび副腎男性ホルモンが作られ, 性腺では男性ホルモンや女性ホルモンが合成される.

(3) ホルモンの作用機序：標的細胞におけるホルモンの情報伝達

上述したように, ホルモンはアミノ酸やコレステロールなどを材料として合成される化学物質であり, その化学構造自体に生理応答を引き起こす特別な理由がある訳ではない. ホルモンは化学シグナル分子であって, 標的細胞で認識されてから細胞内にシグナルを伝達しホルモン効果を引き起こす. この認識部位がホルモン受容体（レセプター）とよばれるタンパク質で, 受容体にはホルモンに固有のものが存在している.

ホルモン受容体は細胞膜あるいは細胞質に存在する（図3-2）. 多くのペプチドホルモンや一部

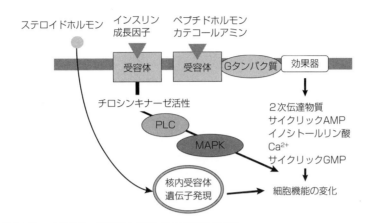

図3-2　ホルモンの受容と情報および細胞応答
PLC：ホスホリパーゼC，MAPK：マイトゲン活性化タンパクキナーゼ

のアミン型ホルモンは細胞膜受容体と結合し，ステロイドホルモンは細胞質の標的タンパク質と結合して核内に移動する．この細胞質内標的タンパク質を一般に核内受容体とよぶ．

　細胞膜受容体（一般に7回膜貫通型受容体）はGTP（グアノシン三リン酸）結合タンパク質（Gタンパク質）共役型受容体とチロシンキナーゼ型受容体およびイオンチャネル内蔵型受容体の3種類に大別される．イオンチャネル内蔵型受容体は，アセチルコリンなどの伝達物質が受容体と結合すると，受容体の分子形態が変化して受容体に内蔵されたイオンチャネルが開閉する．

　Gタンパク質共役型受容体は，α，β，γのサブユニットを構成する三量体Gタンパク質を介してアデニール酸シクラーゼなどの酵素を刺激し，サイクリックAMP（cAMP）やイノシトール1, 4, 5-三リン酸，ジアシルグリセロールなどの細胞内シグナル伝達物質の生成を促す（図3-2）．カテコールアミンや多くのペプチドホルモンはGタンパク質共役型受容体と結合する．

　インスリンや成長因子などの受容体はチロシンキナーゼ型受容体に分類される（図3-2）．この受容体は受容体自身がチロシンキナーゼ活性をもち，受容体自身あるいは標的タンパク質のチロシン残基が特異的にリン酸化され，その後ホスホリパーゼC（PLC）やホスファチジルイノシトール

3-キナーゼ（PI3K）などの酵素活性を持つアダプタータンパク質（シグナル伝達に関与するタンパク質の一種），あるいはGrb-2/Ash，Shcなどの結合ドメインしか持たないアダプタータンパク質などにシグナルが次々と伝えられる．

（4）ホルモンのフィードバック調節

　ホルモンの分泌量は負のフィードバック（ネガティブフィードバック）によって適切に保たれ，ホメオスタシスが維持される．これは，あるホルモンの分泌やホルモン刺激による標的細胞からの産物が多すぎると，その情報は当該分泌腺にフィードバックされてそのホルモンの分泌が低下する，という仕組みである（図3-3）．このようなネガティブフィードバックは一つの内分泌器官とその標的器官からの産物との間でみられる単純な形式のものや，分泌器官-標的内分泌器官-標的器官と複数のホルモンが関与する形式もある．

　一方，血中ホルモンの急速な上昇が必要な場合には，正のフィードバック（ポジティブフィードバック）が起こる．たとえば，通常はネガティブフィードバック抑制を受けている性腺刺激ホルモン放出ホルモン（GnRH）-ゴナドトロピン（性腺刺激ホルモン）-卵巣ホルモン系では，性周期の卵胞期後半に卵胞の発育とともに増加したエストロゲンによって黄体形成ホルモン（LH）の分泌

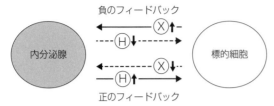

負のフィードバック

正のフィードバック

図3-3　ホルモンのフィードバック制御
　ホルモン（H）や産物（X）が増加すると，その
HやXに関わる内分泌腺からのホルモン分泌が抑
制される（ネガティブフィードバック）．逆にHや
Xが少ないと，その機能に関する内分泌腺からH
分泌が増加する（ポジティブフィードバック）．
視床下部と下垂体ホルモンの調節のように，内分
泌腺と標的細胞の間にいくつかの内分泌腺が介在
している場合もある（―は促進または放出，---は
抑制を示す）．

が一層促進され，その結果，排卵が生じる．これ
を排卵性LHサージ（急増）とよぶ（2-（5）-2
女性の性周期：月経周期を参照）．

2. 分泌器官の種類と各種ホルモンの生理作用

　様々な分泌器官から放出されるホルモンの作用
をまとめると，およそ次の5つの働きになる．
　　①内部環境の恒常性維持
　　②外部環境の変化に対する反応
　　③エネルギー代謝
　　④形態の完成
　　⑤生殖機能の維持

（1）視床下部と下垂体のホルモン
1）視床下部ホルモン
　視床下部は内臓諸器官や情緒，性機能の調節に
関与する脳の一部である．視床下部と下垂体前葉
とは下垂体門脈で連絡しており，下垂体は前葉，
中葉，後葉の3つの部分に分かれる．視床下部の
神経分泌細胞からは向下垂体ホルモンと総称され
る様々なホルモンが分泌され，門脈系の血液中に
放出されて下垂体前葉に達する．向下垂体ホルモ
ンは下垂体前葉ホルモンの分泌を促進（ホルモン

名releasing hormone，−RHと略す），または抑
制（ホルモン名inhibiting hormone，−IHと略す）
する働きをもっている（表3-1，図3-4）．前葉に
は少なくとも5種類の分泌細胞があり，個々の分
泌細胞に対応した向下垂体ホルモンによって刺激
される．その結果，促進ホルモンは成長ホルモン
（GH），甲状腺刺激ホルモン（TSH），副腎皮質刺
激ホルモン（ACTH），プロラクチン（PRL）お
よびゴナドトロピンの分泌を促し，抑制ホルモン
はGHやPRLの分泌を低下させる．
　下垂体後葉からはバソプレシン（VP）やオキ
シトシン（OXT）が分泌されるが，これらのホ
ルモンは下垂体後葉にまで延びた視床下部神経の
軸索終末に分泌顆粒として蓄えられたものが後葉
の毛細血管網に放出されたものである．

2）下垂体ホルモン
　a．TSH：TSHは視床下部の甲状腺刺激ホル
モン放出ホルモン（TRH）によって分泌が促進
され，甲状腺濾胞細胞のTSH受容体に結合して
cAMPやCa²⁺，ホスファチジルイノシトールなど
の細胞内2次伝達物質を増加しT_4の分泌を促進
する（T_3の分泌は少ない）．
　b．ACTH：ACTHは副腎皮質に作用してグル
ココルチコイド（副腎皮質の項を参照）の生合成
と分泌を促進する．その他にも皮質細胞における
ブドウ糖やイオンの透過性の増加，酸化的リン酸
化の増加，タンパク質やmRNAの合成を促進さ
せる．そのため，過剰なACTHは副腎皮質を肥大・
増殖させる．ストレスや慢性的な運動でACTH
放出が高くなると副腎重量が増加することはよく
知られている．
　ACTHはコルチコトロピン放出ホルモン
（CRH）によって分泌が促進される．CRHは視床
下部のみならず大脳辺縁系，大脳皮質，脳幹など
に広く分布し，視床下部で産生されたCRHが下
垂体門脈を通って下垂体前葉に運ばれる．CRH
にはACTH分泌促進作用だけではなく，交感神
経の活性化，覚醒作用があり，ラットの脳内に
CRHを投与するとエネルギー摂取の低下と消費
の亢進（熱産生）がみられ，やがて体重が減少す

表3-1　主なホルモンと分泌器官

内分泌腺	ホルモン名	主な作用
視床下部	成長ホルモン放出ホルモン（GHRH）	成長ホルモンの分泌促進
	成長ホルモン抑制ホルモン（GHIH）（ソマトスタチン）	成長ホルモンの分泌抑制
	プロラクチン放出ホルモン（PRLRH）	プロラクチンの分泌促進
	プロラクチン抑制ホルモン（PRLIH）	プロラクチンの分泌抑制
	甲状腺刺激ホルモン放出ホルモン（TRH）	甲状腺刺激ホルモン分泌促進
	副腎皮質刺激ホルモン放出ホルモン（CRH）	副腎皮質刺激ホルモン分泌促進
	ゴナドトロピン放出ホルモン（GnRH）	性腺刺激ホルモンの分泌促進
	メラニン細胞刺激ホルモン放出ホルモン（MRH）	メラニン細胞刺激ホルモンの分泌促進
	メラニン細胞刺激ホルモン抑制ホルモン（MIH）	メラニン細胞刺激ホルモンの分泌抑制
下垂体前葉	甲状腺刺激ホルモン（TSH）	甲状腺ホルモンの分泌促進
	副腎皮質刺激ホルモン（ACTH）	副腎皮質ホルモン分泌促進
	成長ホルモン（GH）	成長の促進
	卵胞刺激ホルモン（FSH）	卵胞の成熟促進，精子形成促進
	黄体形成ホルモン（LH）	FSHと共働し卵胞を成熟させ，排卵を誘発する．
	プロラクチン（PRH）	黄体形成の促進．成熟乳腺に作用し乳汁の分泌促進
下垂体中葉	メラニン細胞刺激ホルモン（MSH）	色素細胞の拡散
下垂体後葉	バソプレシン（VP）	尿細管における水の再吸収促進
	オキシトシン（OXT）	乳汁の排出（射乳），子宮の収縮
甲状腺	T₃, T₄	基礎代謝の高進，骨格筋や腎臓，肝臓におけるタンパク質合成の増加，糖代謝や脂肪代謝の促進，骨組織での代謝促進，副腎皮質に作用しコルチゾルの分泌促進，造血機能の促進．
上皮小体	パラソルモン（PTH）	血液中のカルシウムイオン濃度の上昇．尿中へのリン酸排出の促進．尿細管でのカルシウムの再吸収促進．
副腎皮質	グルココルチコイド	肝臓におけるタンパク質代謝を高進し血中への糖動員を促進する（血糖上昇作用）．抗炎症作用．赤血球や血小板の増加．リンパ球の減少．利尿の促進．カテコールアミンやグルカゴンの作用に対して許容効果を持つ．
	アルドステロン（ミネラルコルチコイド）	尿細管におけるナトリウムイオンの再吸収促進．体液中の塩類平衡維持（細胞外液量の保持）．
副腎髄質	アドレナリン（エピネフリン）	血圧上昇，心筋収縮力の高進，心拍数の増加．血糖上昇作用（肝臓や筋におけるグリコーゲン分解の促進）．平滑筋の弛緩．脂肪細胞における脂肪分解促進．
	ノルアドレナリン（ノルエピネフリン）	末梢抵抗の増加による血圧上昇．血糖上昇（アドレナリンに比べその作用は小さい）．脂肪細胞における脂肪分解を促進．
膵臓	グルカゴン	ランゲルハンス島のα細胞から分泌される．肝臓においてグリコーゲンやタンパク，脂肪の分解を促進．
	インスリン	ランゲルハンス島のβ細胞から分泌される．骨格筋や心筋，脂肪細胞において糖の取り込みを促進．
生殖腺	テストステロン	精巣から分泌される．男性2次性徴の発現．タンパク質同化作用．発育促進．
	エストロゲン	生殖器の発育や第二次性徴の発現，卵胞の成長促進や子宮内膜の増殖促進，FSH分泌の抑制，など
肝臓	ソマトメジン	成長促進
	エリスロポエチン	赤血球産生（分泌量は腎臓より少ない）
	ビタミンD	カルシウム吸収促進
腎臓	レニン	アルドステロン分泌刺激
	エリスロポエチン	赤血球産生
胃	ガストリン	胃酸分泌刺激
	ソマトスタチン	消化管ホルモン分泌抑制
十二指腸	セクレチン	消化液分泌促進
	コレシストキニン	膵臓酵素分泌促進

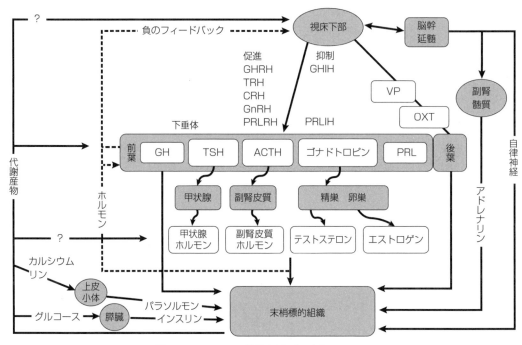

図3-4　ホルモン情報伝達系の概要

る．対照的に，CRH阻害剤を投与すると摂食が亢進する．また，運動性無月経の発現にも関与するとされている．

　c．GH：ソマトトロピンともよばれる．GHの主な作用は骨の成長に代表される成長促進作用と肝臓や脂肪組織などに対する代謝促進作用である．GHの成長促進作用はソマトメジンとの相互作用による．すなわち，GHは肝臓や骨の局所で生成されるソマトメジンの放出を促し，放出されたソマトメジンが細胞のアミノ酸摂取を増加させてリボソームでのタンパク合成を盛んにする．ソマトメジンには，ソマトメジンAとソマトメジンC，インスリン様成長因子（IGF）-I，IGF-IIなどがあり，いずれもプロインスリン構造をもちインスリン様作用がある．ソマトメジンCとIGF-Iは同一の物質である．

　GHRHとGHの分泌は約4時間の周期で盛んになり，ストレス，運動，睡眠，絶食，低血糖，アミノ酸負荷，タンパク摂取，などによって促進される．とりわけ入眠直後には多量に分泌される．

　一方，GHの分泌は視床下部からのGHIH（ソマトスタチン）によって抑制される．消化管や膵臓（δ細胞）からもソマトスタチンが放出されるが，これらのソマトスタチンは他の下垂体ホルモン（TSHやPRL）や，膵ランゲルハンス島のインスリンとグルカゴン，およびガストリンやセクレチンなどの消化管ホルモンの分泌を抑制する．

　GHの分泌が過剰になると，小児では骨の長軸方向への発育が著しくなり巨大症となる．成人では骨端線が閉鎖されているため骨の横軸方向への発育が続き，手足の末端部や下顎骨，眉弓，鼻，口唇，舌などが大きくなり先端巨大症になる．一方，GHの分泌が欠乏すると，小児では身長も伸びず成長が妨げられる（GH分泌不全性低身長症）．

　GHの分泌もフィードバック調節を受け，GH刺激による血中ソマトメジン量の増加によって分泌を制御する長環フィードバックと，GH自身によってGHの分泌を制御する短環フィードバックによって行われる（図3-5）．ソマトメジンはGHRHの分泌を低下させると同時に，GHIH（ソ

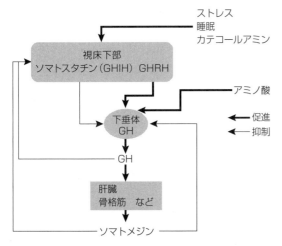

図3-5　GHの分泌調節

マトスタチン）の分泌促進をもたらす．GH自身もGHIH（ソマトスタチン）の分泌を促進させて自らの濃度を低下させる．

　d. ゴナドトロピン：ゴナドトロピンは精巣や卵巣などの機能に影響を及ぼすホルモンで，一般に卵胞刺激ホルモン（FSH）とLHおよび胎盤由来の絨毛性性腺刺激ホルモン（CG）のことを指す．FSHは女性では初期の卵胞成長に関与し，男性ではセルトリ細胞の精子形成と上皮の細胞に働く．LHは女性では卵胞の最終的成熟と卵胞からのエストロゲン分泌を促進し，男性では精巣に働きテストステロンの分泌を刺激する．

　e. PRL：PRLは乳腺の発育発達と乳汁の分泌を促し，前立腺の発育を促進させる．PRLの分泌は常に視床下部の抑制を受けている．分娩時には急激に分泌が増加し，OXTの分泌と相まって乳汁分泌が始まる．

　f. VPとOXT：VPは血管を収縮し血圧を上昇させる．腎集合管においては水の再吸収を促進するため，尿量が減少し尿の浸透圧が上昇する．抗利尿ホルモン（ADH）と呼ばれる所以である．VPの分泌は血液浸透圧の増加，血漿量の減少，低血圧，嘔吐などによって促進される．

　OXTは乳房の乳頭や乳輪に触れると分泌が急激に増加する（射乳反射）．成熟肥大した子宮筋

に作用して収縮の頻度を増す．このOXTの作用はエストロゲンにより高くなり，プロゲステロンによって抑制される．

(2) 甲状腺

　甲状腺組織は全ての脊椎動物に存在している．ヒトの甲状腺は内分泌腺としては最も大きい．喉頭と気管の移行部にあり左右の2葉からなり，両葉を結ぶ部分は峡とよばれる．甲状腺の表面は結合組織の被膜で包まれ，内部には多数の上皮細胞で囲まれた濾胞が存在している．甲状腺ホルモンの放出のためには濾胞からT_3とT_4の前駆体であるチログロブリンを再吸収しなければならない．すなわち，甲状腺濾胞細胞がTSHによって刺激されると，まず濾胞細胞のチログロブリン吸収が増して細胞内でこのチログロブリンを含むコロイド滴が作られる．次いで，そのコロイド滴がプロテアーゼによって加水分解され，T_3とT_4が血中に分泌される．甲状腺組織内のT_3とT_4の比率は1対10であるので，甲状腺組織から放出されるT_3は少ない．しかし，末梢組織や下垂体でT_4は脱ヨード化を受けてT_3となる．そして，血液からのT_4が下垂体で脱ヨード化したT_3はネガティブフィードバックに作用し，T_3とT_4の分泌を制御している（図3-6）．T_3の生物学的活性はT_4に比べておよそ4倍高い．

1）甲状腺ホルモン

　甲状腺ホルモンは代謝（糖新生，グリコーゲン分解，ブドウ糖の吸収・利用，脂肪酸の合成と酸化，コレステロール代謝など）を亢進させ，組織酸素消費量を増加させる．その結果，体温上昇が起こる．しかし，脳，精巣，子宮，リンパ節，脾臓，下垂体前葉などの酸素消費量は増加しない．また，タンパク質の合成も促進させるが，成人では二次的に窒素排泄が増加するため，タンパク質の摂取が不十分であると，体タンパク質や脂肪の分解が高まって体重は減少する．

　カテコールアミンと密接な関係があり，カテコールアミンに許容効果（甲状腺ホルモンには直接のカテコールアミン様作用はないが，カテコー

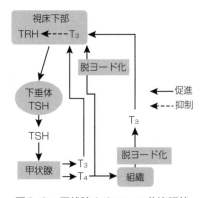

図3-6　甲状腺ホルモンの分泌調節

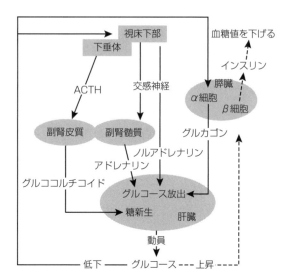

図3-7　糖代謝の概要

ルアミンの作用を高める）を示す.

2）パラソルモン（PTH）

PTHは上皮小体から分泌される．上皮小体は甲状腺の上部と下部に付着している2対の小さな臓器で，通常4個あるが日本人のおよそ30％は3個である．PTHは血中カルシウム濃度が低くなると分泌が増し，破骨細胞のRNA合成を促進させて骨基質を消化する．その結果，骨のカルシウム放出が増加し，同時に腎尿細管ではカルシウムの再吸収を促すため，血中カルシウム濃度が増加する.

（3）膵臓

膵臓は胃の後部で腹膜に覆われて後腹壁に癒着した扁平な実質器官である．膵臓は膵頭，膵体，膵尾の3部に分かれている．インスリンとグルカゴンは膵臓のランゲルハンス島から分泌され，血糖の調節に重要な役割を果たしている（図3-7）．ランゲルハンス島はα，β，δ細胞の3種の細胞を含み，α細胞からはグルカゴン，β細胞からはインスリンが分泌される．δ細胞はソマトスタチンを含んでいる.

1）インスリン

インスリンは血糖が上昇すると分泌が盛んになり，標的細胞の糖取り込みを促進させて血糖を低下させる．インスリンによる糖の取り込みは糖輸送体（GLUT）4を細胞質から細胞膜に移行させて起こる．GLUTは1から5までの5種類のタイプが明らかにされており，インスリンに感受性を示すのはGLUT4で脂肪組織と横紋筋に見いだされる．したがって，GLUT4の無い組織器官，たとえば脳や小腸粘膜，赤血球の糖取り込みはインスリンによって促進されない.

β細胞におけるインスリン分泌は次のようにして起こる．糖がβ細胞膜上のGLUT2によって細胞内に取り込まれると，グルコキナーゼによってリン酸化され，解糖系またはTCA回路で代謝される．その際生成されるATPによって細胞膜上のATP感受性Kチャネルが閉じる．その結果，細胞膜の脱分極が起こり，電位依存性Caチャネルが開口して細胞内Ca^{2+}濃度が上昇し，インスリンの開口分泌が起こる.

インスリンが受容体と結合すると，細胞内ドメインのチロシンキナーゼが活性化されインスリン受容体基質-1（IRS-1）がチロシンリン酸化される．IRS-1はPI3Kを活性化し，PI3KはAkt（タンパクキナーゼBとして知られている）を刺激する．活性化されたAktはGLUT4を細胞膜へ移動させ，このGLUT4が糖を取り込む（図3-8）.

インスリンの作用は多彩で次のような作用も持つ．①アミノ酸の細胞内取り込みを促進し，タンパク質合成を高め，②グリコーゲンを合成し，③

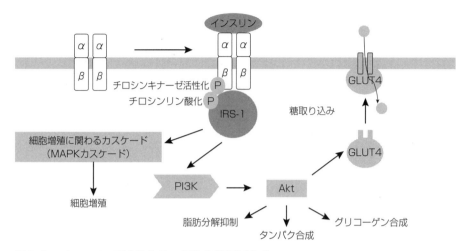

図3-8　インスリン受容体とその細胞内情報伝達系
　IRS-1：インスリン受容体基質-1, PI3K：PI3-キナーゼ, Akt：アクト，プロテイン
キナーゼBとして知られている，GLUT-4：グルコース輸送体4，P：無機リン，
MAPK：マイトゲン活性化タンパクキナーゼ
（井澤鉄也編（2001）：運動とホルモン─液性因子による調節と適応─. ナップ，p157
より引用改変）

cAMP濃度を減少させてホルモン感受性リパーゼ
活性を低下させて脂肪分解を抑制し，④MAPK
（マイトゲン活性化タンパクキナーゼ）を介して
細胞増殖を促進し，⑤脂肪酸やコレステロール合
成を亢進させる（図3-8）.

2）グルカゴン

　血糖が低下するとグルカゴンがα細胞から分泌
され，グリコーゲン分解，糖新生，脂肪分解，ケ
トン体生成を促進させる．その結果，血糖が上昇
する．肝臓ではグルカゴンによって増加した細胞
内cAMPがホスホリラーゼ活性を上げてグリコー
ゲン分解を引き起こす．また，脂肪組織では脂肪
分解反応を引き起こす．

3）ソマトスタチン

　δ細胞からはソマトスタチンが分泌される．膵
臓のソマトスタチンはパラクリン因子としてイン
スリンやグルカゴンの分泌を抑制している.また,
ガストリン（胃底腺の壁細胞からの塩酸分泌を刺
激する）などの分泌も抑制する.

（4）副腎

　副腎は腎臓の上部にある臓器で2個存在してい
る．副腎は髄質と皮質からなり，髄質からはアド
レナリンとノルアドレナリン，皮質からはコルチ
コイド，アルドステロン，性ホルモンが分泌され
る（図3-9）.

1）副腎髄質

　副腎髄質は交感神経節とよく似ている．副腎髄
質に達する交感神経節前線維から分泌されるアセ
チルコリンによって副腎髄質のクロム親和性細胞
が刺激されると，この細胞内のCa^{2+}が上昇する.
これが契機となって，アドレナリンとノルアドレ
ナリンの開口分泌が起こる．副腎髄質から分泌さ
れるカテコールアミンのうちアドレナリンが
80％を占める．アドレナリンは肝グリコーゲン分
解を促進し，血糖を上昇させる（図3-7）．また，
心臓に直接作用すると，心筋の収縮力を高め（陽
性変力作用），心拍数を上げ（陽性変時作用），房
室伝導時間を短縮させる（陽性変伝導作用）．さ
らに，心筋の興奮性も高め（陽性変閾作用）期外
収縮を引き起こす．気管支では，平滑筋を弛緩さ

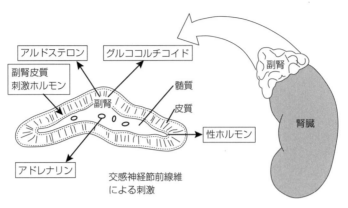

図3-9　副腎
(井澤鉄也編(2001)：運動とホルモン―液性因子による調節と適応―.
ナップ，p168)

せて気管支拡張を起こす．

2) 副腎皮質

　皮質は球状帯，束状帯，網状帯の三層からなり，アルドステロン（ミネラルコルチコイド），グルココルチコイド，アンドロゲンが分泌される．グルココルチコイドはコルチゾル，コルチコステロン，コルチゾンなどのステロイドホルモンの総称で，ヒトではコルチゾルが最も多くコルチコステロンの生成は少ない．

　アルドステロンは，副腎皮質球状帯がアンジオテンシンⅡに刺激されると分泌される．アンジオテンシンⅡは，まずアンジオテンシノーゲンがレニンによってアンジオテンシンⅠに変換され，そのアンジオテンシンⅠがアンジオテンシン変換酵素によってアンジオテンシンⅡに変換されて生成される．アルドステロンはNa^+の再吸収を増し，またCl^-と共に遠位尿細管においてNa^+の再吸収を増加させる．

　グルココルチコイドは血糖を上昇させる（図3-7）．骨格筋では糖新生に関係した筋タンパク質の分解を促進し，血糖取り込みを抑制する．肝臓ではアミノ酸からの糖新生を亢進し，肝グリコーゲン合成を増加させる．その他にも，抗炎症作用，抗ショック作用，利尿作用，胃酸やペプシノーゲンの分泌促進と粘液分泌の低下（胃潰瘍の発生），好酸球の減少，好中球や血小板と赤血球数の増加，

胸腺とリンパ節の萎縮，などの作用がある．また，カテコールアミンに許容効果がある．

　副腎皮質や下垂体に腫瘍が起こると，ACTHの分泌が増してグルココルチコイドの分泌過剰が起こる．その結果，タンパク質分解が促進されるため，血糖上昇，骨粗鬆，筋肉の発育不良がみられる．また，脂肪の沈着も異常となり中心性肥満が起こる．創傷の治癒不良もみられる．これをクッシング症候群という．

3) ストレス反応

　すでに述べたように，副腎髄質のアドレナリンはエネルギー動員や心血管系の興奮性を高め，ACTHによって促進される副腎皮質ホルモンの放出は抗炎症作用や抗ショック作用を発揮する．このような作用はストレス反応でしばしばみられる適応現象である．つまり，視床下部（hypothalamus）－下垂体（pituitary gland）－副腎（adrenal gland）系はストレスに対する適応に大きく関与し，それぞれの英名の頭文字をとってHPA軸とよぶ（図3-10）．

(5) 生殖腺

1) 男性ホルモンと女性ホルモン

　男性では精巣からアンドロゲンが分泌される．アンドロゲンは胎生期の性分化，男性生殖器官の機能維持，二次成長の発現，精子形成，骨格筋な

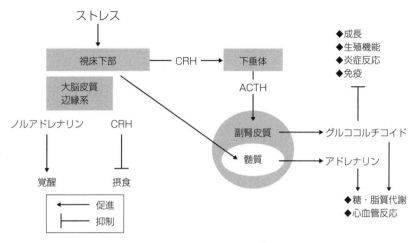

図3-10　ストレス反応
（Borer K. (2003): Exercise endocrinology. Human Kinetic, p495より引用改変）

どにおけるタンパク質同化作用を促す．下垂体に働くとLHの分泌を抑制する．

　女性では卵巣からエストロン，エストリオール，エストラジオールなどのエストロゲン（卵胞ホルモン）とプロゲステロン（黄体ホルモン）が分泌される．エストロゲンの中で，エストラジオールの生物学的活性が最も高く，エストリオールが最も低い．エストラジオールはテストステロンから合成され，卵巣からはエストラジオールの形で分泌される．エストラジオールは肝臓でエストロンやエストリオールに代謝される．エストロゲンの生理作用は，①生殖器の発育や第二次性徴の発現，②卵胞の成長促進や子宮内膜の増殖促進，③甲状腺刺激による代謝亢進，④FSH分泌の抑制，⑤性欲亢進，などである．

　プロゲステロンは黄体細胞，卵胞後期の顆粒細胞，妊娠中の胎盤から分泌される．プロゲステロンはステロイドホルモン生合成の中間代謝産物である．プロゲステロンには，①子宮内膜および膣粘膜の分泌期への移行，②子宮の興奮性の低下，③OXTに対する子宮筋の感受性低下による流産の防止（妊娠の持続），④乳腺の発育促進，などの生理作用がある．これらのホルモンは下垂体前葉から分泌されるゴナドトロピン（FSH，LH）による分泌促進を受けている．

2）女性の性周期：月経周期

　女性では成熟して第二次性徴が現れると月経が起こる．初めて月経を迎えることを初経という．月経は一定の間隔（25～38日）で反復する子宮出血を意味する．月経周期は増殖期と分泌期，月経期に分かれ，受精が起こると受精卵は子宮に着床し胎盤が形成される（妊娠）．増殖期は月経が終わり，子宮内膜が盛んに再生・増殖する時期で排卵前期ともいう．その後，FSH，エストロゲンによって卵胞が成熟し，LHサージ（1-(4)ホルモンのフィードバック調節を参照）によって排卵が起こり分泌期へ移行する．分泌期では黄体が形成されプロゲステロンが分泌されて，子宮内膜が浮腫状になる．この時期が受精卵の着床に適当な時期である．そして，月経期では黄体の機能が低下して子宮内膜の破壊（壊死）が起こり，毛細血管が破裂して子宮内腔に出血がみられる．破壊した子宮内膜は血液とともに子宮外に排泄される（図3-11）．

3. 運動時のホルモン分泌変化と生理作用

（1）運動による血中ホルモン濃度の変化

　運動によるホルモン分泌応答は，運動の強度や

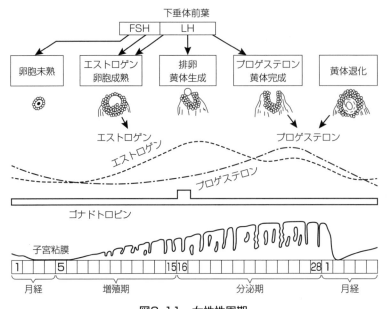

下垂体前葉

FSH　LH

卵胞未熟　エストロゲン卵胞成熟　排卵黄体生成　プロゲステロン黄体完成　黄体退化

エストロゲン　　　　　　　プロゲステロン

エストロゲン

プロゲステロン

ゴナドトロピン

子宮粘膜

1　5　15 16　28 1

月経　増殖期　分泌期　月経

図3-11　女性性周期

(今川珍彦, 北村清吉 (1990)：生理学 (新編　臨床検査講座6). 医歯薬出版, p76より引用改変)

時間に応じてさまざまに変化し，それぞれのホルモンに固有の働きをする（図3-12）．下垂体ホルモンやアドレナリンなどは，最大酸素摂取量（$\dot{V}_{O2max}$）の50〜60％を超える強度の運動で急増するが，心房性ナトリウム利尿ペプチド（ANP）などは，20〜30％ $\dot{V}_{O2max}$ 程度の運動でもすでに増加し始める．また，低強度の運動でも運動時間が長くなると血中濃度が高くなる場合もみられる．ステロイドホルモンなどは高強度の無酸素性運動（後）でとくに分泌が増加する．このように，種々のホルモンは運動の種類による影響も受ける．

(2) 運動時のホルモンの作用

1) エネルギー源の動員：運動時の血糖・遊離脂肪酸（FFA）動員に作用するホルモン

　糖と脂肪の動員は運動強度や時間に依存して変化し，その変化には様々なホルモンが関与している（表3-2）．低強度の運動（<50％ $\dot{V}_{O2max}$）では交感神経活動によるノルアドレナリンと副腎髄質由来のアドレナリンがおよそ安静時の2倍程度

に上昇する．ノルアドレナリンは主に脂肪組織の脂肪分解反応を高め，アドレナリンは肝臓のグリコーゲン分解と糖新生を促す．しかし，アドレナリンによる糖の動員はあまり大きくなく，低強度運動では脂肪が主なエネルギー源として利用される．

　中等度の運動（50％〜75％ $\dot{V}_{O2max}$）になると，ノルアドレナリンやアドレナリンの血中濃度は安静時の4〜6倍に上昇し，筋肉のグリコーゲン分解反応と脂肪分解反応が強まる．乳酸性代謝閾値（LT）を超える強度になるとGHやコルチゾルの分泌も急増し，これらのホルモンが糖新生を促す．グルカゴンも肝臓の糖を動員し，とりわけ60％ $\dot{V}_{O2max}$ 程度の長時間運動で肝臓の貯蔵グリコーゲンが低下し始める時，グルカゴンとコルチゾルが糖新生を促して糖を供給する．

　80％ $\dot{V}_{O2max}$ を超えるような高強度運動では，カテコールアミンの血中濃度は安静時の17〜20倍にまで急増する．その際，高強度運動時の糖生成量と血中カテコールアミン濃度の上昇には良好な相関関係がみられる．また，GHやコルチゾル

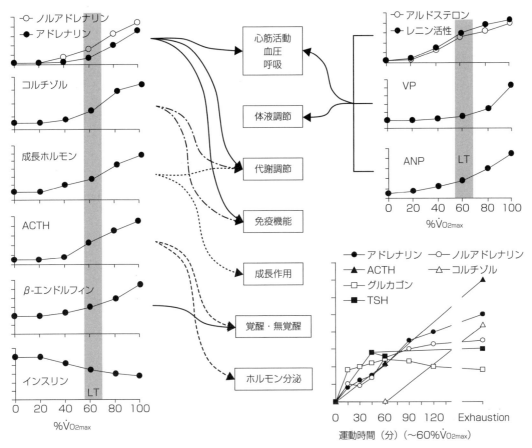

図3-12　運動時のホルモン変化と役割

（井澤鉄也（2010）：内分泌と運動．健康体力つくり事業団：健康運動指導士養成講習会テキスト，pp217-224．）

表3-2　運動時のホルモン変化と糖と脂質の代謝

ホルモン	変化	糖取り込み	脂肪分解	グリコーゲン分解	糖新生	グリコーゲン合成
インスリン	↓	↑	↓	↓	↑	
グルカゴン	↑	↓	↑	↑	↑	↓
カテコールアミン						
β作用	↑	↓	↑	↑	↑	↓
α作用	↑	↓	↓	↑		
GH	↑	↓	↑		↑	
ACTH	↑					
コルチゾル	↑	↓	↑	↓	↑	↑
VP	↑		↑	↑		
PRL	↑		↑			

注：原書ではグリコーゲン分解はグルカゴンによって抑制される方向に矢印があるが，グルカゴンは
　　グリコーゲン分解を促進させる．

（Borer K. (2003): Exercise endocrinology. Human Kinetic, pp39-171のTable 6.2, p102より引用改変）

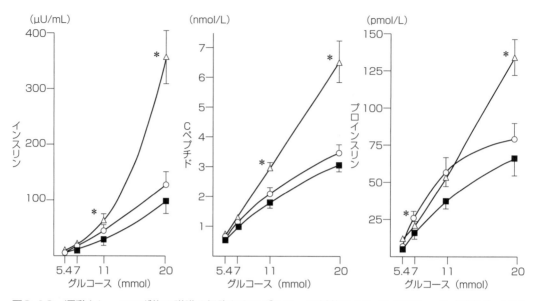

図3-13　運動トレーニング後の膵臓β細胞からのグルコース刺激によるインスリン，Cペプチド，プロインスリン分泌の変化
90分間の各濃度でのグルコースクランプ時の変化を示す.
■：トレーニング中，○：トレーニング終了5日後，△：非トレーニング.
（Mikines KJ, et al. (1989): Effects of traning and detraining on dose-response relationship between glucose and insulin secretion. Am J Physiol 256: E588-E596）

およびグルカゴンの血中濃度も著しく高くなり，これらのホルモンも血糖を動員する．しかし，このような高強度運動時には，骨格筋はその糖を十分に利用することができないため，結果として血糖値は急増する.

　運動時のインスリン血中濃度は安静時の50％近くにまで低下する．これは，Cペプチド（インスリンの前駆体であるプロインスリンがインスリンに変化する時に当モル生成されるペプチド）も減少することから，膵島β細胞からの分泌が低下することによって起こると考えられる（図3-13）．この低下は，運動時に増加するカテコールアミンがβ細胞のα2-アドレナリン受容体を刺激するために起こるとされている．運動中にインスリン分泌が低下するため，肝臓や脂肪組織および骨格筋のインスリン刺激による糖取り込み量は減少する．しかし，骨格筋細胞は自身が収縮することでAMPK（AMPキナーゼ）を活性化し，このAMPKがGLUT4の細胞質から細胞膜への移行を

促すことで，活動筋での糖取り込みは盛んになる．さらに，インスリン分泌が低下することで，インスリンによる脂肪分解抑制作用も減弱する．その結果，運動筋の糖取り込みが優先的に促進し，脂肪酸の供給も高まる．このように，運動時にみられるインスリン分泌の低下は，運動時のエネルギー代謝にとって重要な意義をもっている.

　運動によるカテコールアミンの分泌応答は，運動トレーニングによっていわゆる馴れが生じると低下する．すなわち，同じ絶対的強度（酸素摂取量が同じ）の運動で鍛錬者と非鍛錬者を比較すると，鍛錬者の方がカテコールアミンの分泌量は小さい．しかし，同じ相対的運動強度で比較すると，運動トレーニングの影響はみられなくなるようである．また，運動中のインスリン低下量も鍛錬者で非鍛錬者に比べて小さくなり，グルコースによるインスリン分泌の増加量もトレーニングによって低下する．さらに，運動によるグルカゴン分泌量も運動トレーニングによって減弱するようであ

るが，運動トレーニングは肝臓のグルカゴン感受性を向上させるようである．その仕組みとして，運動トレーニングによるグルカゴン受容体の増加や，長時間運動後には細胞内にあるグルカゴン受容体が細胞膜上へと移行（トランスロケーション）することが報告されており[14]，こういった受容体の変化が関与しているのかもしれない（（3）ホルモン受容体の変化を参照）．

2）運動時のタンパク質同化作用および骨格筋や骨の増殖に作用するホルモン

骨格筋のタンパク質代謝に関わるおもなホルモンはGH，インスリン，IGF-1，T_4，T_3およびコルチゾルである．また，骨格筋肥大や骨成長にはそれぞれテストステロンやエストロゲンなどの性ホルモンも関与している．

GHの分泌は運動によって増加する（表3-3）．また，スプリント運動やレジスタンス運動のような無酸素性運動でもGH分泌が促進される．肝臓のIGF-1はGHによって分泌が促進されるが，骨格筋では活動（ストレッチ，伸張性収縮，レジスタンス運動など）量の増加にともなって自己および傍分泌される．

一般に性ホルモンは運動によって一過性に増加する．とりわけ高強度運動で増加し，テストステロンはレジスタンス運動を行うと著しく増加する．エストラジオール，プロゲステロンも運動によって一過性に増加する．

安静時のGHレベルに及ぼすトレーニングの影響については，必ずしも一致した結論が得られているわけではない．しかし，陸上競技の短距離走者と長距離走者を比較すると，血中GH濃度は短距離走者で高いことがわかっている（表3-3）．また，カフによって大腿部の動脈全体の70％を加圧した状態で，最大負荷の30％強度の膝屈曲運動を行うと，加圧しないで同様の運動を行ったときと比べ，運動直後の血中GH濃度が有意に上昇することも報告されている[20]．この血中GH濃度の増加が，加圧トレーニングによる骨格筋肥大と関係しているのかもしれない．さらに，ホルモン分泌には日内変動がありパルス状を示すが，

LTを越えた運動強度で1年間のトレーニングを行うと，GHのパルス分泌が増加するようである．

GHは肝臓のIGF-1分泌を促すが，血中IGF-1濃度の増加は様々ながんを引き起こす要因の一つとされている．通常，IGF-1の活性はIGF結合タンパク質-3（IGFBP-3）と結合することによって抑制されているが，がん患者では血中のIGFBP-3のタンパク質量が減少しているため，IGF-1とIGFBP-3との結合が低下し，結果的にIGF-1が恒常的に活性化されているようである．運動や運動トレーニングによる血中GH濃度の増加もIGF-1の増加を促すが，同時に，血中のIGFBP-3タンパク質も増加させるためIGF-1の活性化は抑制されることになる．こうした現象からも，身体運動はガン化を抑制する効果があるのではないかと期待されている．

3）運動時の体液調節に作用するホルモン

水やNaの調節に働くホルモンはVP，レニン-アンジオテンシン-アルドステロン系およびNPである．

VPの分泌は60％ $\dot{V}_{O2max}$ の運動強度を超えると急激に上昇し始める．このとき，血漿浸透圧の上昇も類似した変化を示す（図3-14）ことから，VPの増加は血漿浸透圧の上昇によるとされている．アルドステロンも60％ $\dot{V}_{O2max}$ の運動強度を超えると有意に増加しはじめる．運動によるアルドステロンの分泌は腎臓の血流減少に伴う圧負荷の低下とNa^+の減少によるレニン分泌の増加や，カテコールアミンのレニン分泌促進によるとされている．運動トレーニングは運動時のレニン分泌応答を減弱させる．これは，トレーニングにより交感神経系の緊張レベルが減弱するためとされている．

アンジオテンシン変換酵素タイプ2（ACE2）/アンジオテンシン(1-7)/Mas受容体系もレニン-アンジオテンシン-アルドステロン系と拮抗して，血管拡張，血圧低下，ナトリウム利尿などを調節している．アンジオテンシン（1-7）は，ACE2の働きによってアンジオテンシンIとアンジオテンシンIIから転換されるペプチドであり，Mas受

表3-3　最大下運動やスプリント運動に対するGH反応

被験者	30分間の最大下運動	ピークGH (μg/L)	文献
女性			
• 対照	70% $\dot{V}_{O_2}$ peak	13.7	①
• 下半身肥満者		6.8	
• 上半身肥満者		3.5	
• 若年男性	• 26% $\dot{V}_{O_2}$ peak	～2.5	
	• 47% $\dot{V}_{O_2}$ peak	～4.5	
	• 62% $\dot{V}_{O_2}$ peak	～5.5	②
	• 76% $\dot{V}_{O_2}$ peak	～9.5	
	• 90% $\dot{V}_{O_2}$ peak	～14	
• 若年女性	• 33% $\dot{V}_{O_2}$ peak	～7	
	• 49% $\dot{V}_{O_2}$ peak	～12	
	• 62% $\dot{V}_{O_2}$ peak	～17	③
	• 76% $\dot{V}_{O_2}$ peak	～22	
	• 86% $\dot{V}_{O_2}$ peak	～26	
	スプリント運動		
スプリントトレーニング者			
• 男性		26.9	
• 女性		44.0	④
持久的トレーニング者	30秒間のオールアウトトレッドミル		
• 男性		15.9	
• 女性		10.4	
• 若年男性	オールアウト運動		
	• サイクリング（6秒間）	4.0	⑤
	• トレッドミル（30秒間）	18.5	
• 若年男性	30秒間のオールアウトトレッドミル	20.4	⑥

①Kanaley JA, et al. (J Clin Endocrinol Metb 81: 2209, 1999)
②Pritzlaff CJ, et al. (J Appl Physiol 87: 498, 1999)
③Pritzlaff-Roy CJ, et al. (J Appl Physiol 92: 2053, 2002)
④Nevill, ME, et al.(Eur J Appl Physiol 72: 460, 1996)
⑤Stokes KA, et al. (J Sports Sci 20: 487, 2002)
⑥Stokes KA, et al. (J Appl Physiol 92: 602, 2002)
（Stokes K.(2003): Growth hormone responses to sub-maximal and sprint exercise. Growth Horm IGF Res 13: 225-238 より引用改変）

容体に結合することによって生理作用を引き起こす．実験動物の結果ではあるが，血中アンジオテンシンン（1-7）濃度は2時間の水泳運動後に有意に減少する．興味深いことに，骨格筋におけるアンジオテンシンン（1-7）の発現も有意に増加しており，この増加は運動後の骨格筋への糖の取り込み能の亢進に関与するらしい．このように，運動は体液調節に作用するホルモンを介した生理作用を引きおこすことが分かってきている．

（3）ホルモン受容体の変化

　ホルモン受容体にアゴニストが結合すると，短期的には受容体のリン酸化によるトランスデューサー（受容体の機能を発現する効果器に情報を伝える細胞内情報伝達分子）とのアンカップリングと細胞内への移行が起こり，長期的には数の減少が生じる．その結果，ホルモン応答が低下する．いわゆる脱感作である．運動時にも，分泌されたホルモンと結合した受容体には様々な変化が起こる．たとえば，急性の単回運動時にはラットの心

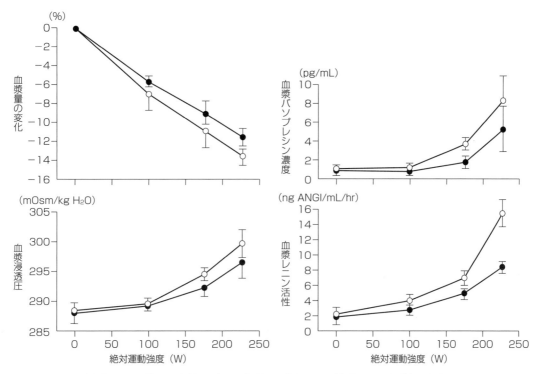

図3-14　漸増負荷時の血漿量，血漿浸透圧，血漿VP濃度および血漿レニン活性の変化
　　　　○：トレーニング前，●：トレーニング後

（Convertino VA, et al. (1983): Plasma volume, renin, and vasopressin responses to graded exercise
after training. J Appl Physiol Respir Environ Exerc Physiol 54: 508–514.）

筋や脂肪細胞およびヒトリンパ球のβ-アドレナリン受容体は細胞内から細胞膜上に移行するものの，運動後には脱感作現象がみられる．そして，ヒトリンパ球のβ-アドレナリン受容体は継続的な運動トレーニングによってその数が減少する．こうしたβ-アドレナリン受容体の細胞内から細胞膜，あるいはその逆方向へのダイナミックな動き（トランスロケーション）は，運動時の細胞の生理的な応答に柔軟に対応するための機能として重要な役割を果たしていると考えられる．

　一方，動物実験の結果ではあるが，肝臓のグルカゴン受容体数や骨格筋と脂肪細胞のインスリン受容体数は運動トレーニングによって増加する．ヒト骨格筋のインスリン受容体は運動トレーニングによってそのタンパク質量は変化しないが，受容体下流の伝達分子やGLUT4自体は増加して細胞内への糖の取り込み量が増すようである．さらに，マウスの海馬においては，継続的な運動によって海馬の総インスリン受容体数は変化しないが，海馬に存在する神経細胞シナプス膜におけるインスリン受容体数は増加する．この時，インスリン刺激による糖の取り込みの増加と並行して，空間学習力と記憶力の向上もみられることが報告されている[15]．

　レジスタンストレーニングは筋肥大に必要なテストステロンの血中レベルを増加させる．しかし，筋肥大は負荷がかかった筋のみに起こり非トレーニング筋ではみられない．これは，筋に負荷が加わるとアンドロゲン受容体mRNAやアゴニストの結合量を増加させ，その結果テストステロンの利用率が増加することによるらしい．しかし運動トレーニングのアンドロゲン受容体量に及ぼす影響については必ずしも一致した結論が得られていない．成人男性に休養を取らせずに高強度のスク

ワット運動を連続的に行わせるストレスフルなレジスタンストレーニングを施すと，大腿部骨格筋のアンドロゲン受容体量と筋出力の有意な低下が観察される[16]．このように，アンドロゲンを介した骨格筋の同化作用はトレーニングの方法によって大きく変化する．

エストロゲン受容体は運動トレーニングによって腓腹筋や外側広筋で増加するという報告もあるが，未知の部分が多い．しかし，エストロゲン受容体と結合するエストロゲンには，筋衛星細胞の再生を介して骨格筋量を増加させ，骨格筋の廃用性萎縮やサルコペニアを減少させる働きがある．こうした現象から，運動による骨格筋エストロゲン受容体の増加もアンドロゲンと並行して骨格筋の同化に寄与すると考えられている．

4. 運動と月経周期

月経周期の異常は様々な要因によって起こり，激しい運動も初経発来の異常や無月経をもたらす．一般に初経発来は12歳をピークとした正規分布を示す．しかし，初経を迎えていないころから激しい運動を繰り返していると，初経発来が遅れる場合もある．また，激しい運動によって月経周期に著しい遅れが見られ，まれに，数カ月あるいは1年以上も月経がみられないこともある．これを運動性無月経とよぶ．その原因として考えられるのは，運動に伴うホルモン分泌の変化である．すでに述べたように，テストステロンやエストラジオール，プロゲステロンなどの性ホルモンは運動によって一過性に増加する．また，鍛錬者では安静時のFSHやLHの血中濃度が低い．このように，運動や運動トレーニングによるホルモン分泌の著しい変化が，運動性無月経の一因になると考えられている（表3-4）．さらに，運動トレーニングを行い無月経となっている競技者では，正常月経者と比べて代謝を調節するホルモンレベルも大きく変動している．

運動性無月経は継続的な運動により生じる体脂肪量の減少とも関係するようである[17]．脂肪組織

表3-4　運動性無月経時の種々のホルモン変化
矢印は正常月経者との相対的な比較で，↑は増加，↓は低下を示す．

代謝に関わるホルモン	
・グレリン	↑↑
・総T3	↓↓
・レプチン	↓↓
・インスリン	↓↓
・GH	↑
・IGF-1/IGFBP-1	↓
・コルチゾル	↑↑
・グルコース	↓
生殖ホルモン	
・LHパルス分泌	↓↓
・FSH	↓↓
・エストラジオール	↓↓
・プロゲステロン	↓↓

(De Souza MJ, Williams NI.(2004): Physiological aspects and clinical sequelae of energy deficiency and hypoestrogenism in exercising women. Hum Reprod Update 10: 433–448 より引用改変)

の白色脂肪細胞からはレプチンという生理活性物質が放出される．レプチンは摂食中枢に働き食欲を抑制するが，一方で，視床下部のゴナドトロピン放出ホルモン（GnRH）の放出も促す．その結果，FSHやLHの分泌も促進される．しかし，体脂肪量が減少すると血中のレプチン量も低下するため，視床下部からのGnRHの放出が低下するのではないかと考えられている．

運動トレーニングの影響は月経の有無にも左右される．急性運動時のエストロンとエストラジオール増加は，正常月経の鍛錬者に比べて無月経の鍛錬者で大きいが，PRLとTSHの分泌は無月経の鍛錬者で減弱する．また，正常月経の鍛錬者では，安静時の血漿テストステロン濃度が非鍛錬者と比べて低下するが，無月経の鍛錬者では安静時のエストラジオール，エストロン，黄体ホルモンの血中濃度が低くなる．しかし，テストステロンや副腎性アンドロゲンの安静時血漿濃度は無月経の鍛錬者と正常月経の鍛錬者を比べても大きな違いは見られない．

課　題

・内分泌の生理学的基礎
　　1.　視床下部ホルモンと下垂体ホルモンとの関係をフィードバック調節をふまえてまとめなさい.
　　2.　HPAを軸にしたストレス反応を述べなさい.
　　3.　インスリンの多彩な機能を引き起こす細胞内情報伝達経路をまとめなさい.
・運動時のホルモン分泌変化と生理作用
　　4.　運動強度に依存した各種ホルモンの分泌動態をまとめなさい.
　　5.　運動強度に依存した糖の動員変化とホルモンの役割について述べなさい.
　　6.　運動時の体液調節に関わるホルモンと，その分泌を制御している因子を列挙しなさい.
　　7.　女性の月経周期をまとめ，運動と月経周期の変化について述べなさい.

[参考文献]

1) Adachi Y, et al. (2020): Insulin-like Factor-1, Insulin-like Growth Factor Binding Protein-3 and the Incidence of Malignant Neoplasms in a Nested Case-Control Study. Cancer Prev Res (Phila) 13: 385-394.

2) Borer K. (2003): Exercise endocrinology. Human Kinetic. pp39-171.

3) バーンRMほか編, 坂東武彦, 小山省三監訳 (2003): カラー基本生理学. 西村書店, pp411-528.

4) De Souza MJ, et al. (2004): Physiological aspects and clinical sequelae of energy deficiency and hypoestrogenism in exercising women. Hum Reprod Update 10: 433-448.

5) Echeverría-Rodríguez O, et al. (2020): Angiotensin- (1-7) Participates in Enhanced Skeletal Muscle Insulin Sensitivity After a Bout of Exercise. J Endocr Soc 4: bvaa007.

6) Grandys M, et al. (2017): Endurance training-induced changes in the GH-IGF-I axis influence maximal muscle strength in previously untrained men. Growth Horm IGF Res 32: 41-48.

7) Ikeda K, et al. (2019): Functions of estrogen and estrogen receptor signaling on skeletal muscle. J Steroid Biochem Mol Bio 191: 105375.

8) 井澤鉄也編 (2001): 運動とホルモン—液性因子による調節と適応—. ナップ, pp1-34.

9) 井澤鉄也 (2007): ホルモンによる運動の調整. 中本哲, 井澤鉄也, 若山章信: からだを動かすしくみ, 杏林書院, pp49-70.

10) 井澤鉄也 (2009): ホルモン受容体. 宮村実晴編: 身体トレーニング, 杏林書院, pp49-70.

11) 井澤鉄也 (2010): 内分泌と運動. 健康体力つくり事業団: 健康運動指導士養成講習会テキスト, pp217-224.

12) 井澤鉄也 (2011): 内分泌. 彼末一之, 能勢博編: やさしい生理学, 南江堂, pp153-172.

13) Kraemer WJ, Ratamess NA. (2005): Hormonal responses and adaptations to resistance exercise and training. Sports Med 35: 339-361.

14) Melançon A, et al. (2013): Liver glucagon receptors (GluR): effect of exercise and fasting on binding characteristics, GluR-mRNA, and GluR protein content in rats. Horm Metab Res 45: 716-721.

15) Muller AP, et al. (2011): Exercise increases insulin signaling in the hippocampus: physiological effects and pharmacological impact of intracerebroventricular insulin administration in mice. Hippocampus 21: 1082-1092.

16) Nicoll JX, et al. (2019): MAPK, androgen, and glucocorticoid receptor phosphorylation following high-frequency resistance exercise non-functional overreaching. Eur J Appl Physiol 119: 2237-2253.

17) Oakley AE, et al. (2009): Kisspeptin Signaling in the Brain. Endocr Rev 30: 713-743.

18) Steinacker JM, et al. (2004): New aspects of the

hormone and cytokine responses to training. Eur J Appl Physiol 91: 382–391.

19) Stokes K. (2003): Growth hormone responses to sub-maximal and sprint exercise. Growth Horm IGF Res 13: 225–238.

20) Yinghao L, et al. (2021): Effects of a blood flow restriction exercise under different pressures on testosterone, growth hormone, and insulin-like growth factor levels. J Int Med Res 49: 3000605211039564.

[小笠原準悦・井澤　鉄也]

4章　生体を防御する免疫系の機能と適応

1. 免疫系の生理学的基礎

(1) 免疫とは

　免疫とは，体外から侵入した微生物や異物，あるいは体内に生じた異常物質や老廃物，病的細胞などを排除し，体内の恒常性（ホメオスタシス）を維持しようとする生体防御のしくみをさす．栄養失調や高齢，エイズにみられるような免疫機能が低下した状態では感染症や悪性腫瘍（がん）の増殖をまねきやすくなり，逆に過剰な免疫反応は自己免疫疾患やアレルギー疾患を引き起こす．よって，免疫系が過不足なく機能することによって健康状態が維持されているといえる．

(2) 特異免疫（獲得免疫）と非特異免疫
　　（自然免疫）

　免疫系を構成する細胞は白血球と総称され，食細胞系とリンパ球系に大別される（表4-1）．食細胞は，アメーバーのように運動し微生物や異物を捕捉して細胞内に取り込んで分解する食作用（貪食）を専門とする細胞で，好中球，単球，マクロファージなどをさす．一方，リンパ球はナチュラルキラー（NK）細胞，Tリンパ球（T細胞），Bリンパ球（B細胞）などに大別される．免疫系は，細胞成分と体液成分から細胞性免疫と体液性免疫に分類されるが，各構成因子の機能は異なり（表

4-2），それらの相互連携により生体防御が担われている．

表4-1　免疫系の細胞（白血球）

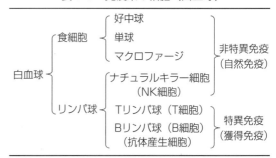

　免疫系は異物への反応様式から特異免疫と非特異免疫に大別されるが，特異免疫はT細胞とB細胞（いずれもリンパ球）が担っている（表4-1）．生体に投与すると抗体産生などの免疫応答を誘導するもと（原）となる物質を抗原とよぶが，リンパ球の抗原受容体や抗体は，ある抗原のアミノ酸数個の違いまで区別でき，鍵と鍵穴の関係で抗原と1：1に特異的に結合できる．これを特異性とよぶが，例えば麻疹ウイルスが感染して麻疹（はしか）に罹ると麻疹ウイルスに対する抗体が産生されるが，その抗体は他の病原体には結合しないような特異的な免疫反応を特異免疫とよぶ．いったん免疫系に認識された抗原情報は，その抗原に特異的に応答する記憶細胞（T細胞・B細胞）として体内に長期間保持されるため，個体は再度侵

84

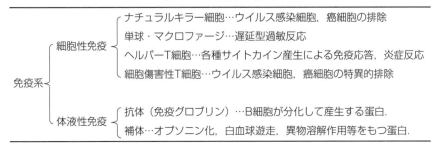

表4-2　免疫系の概要

免疫系
- 細胞性免疫
  - ナチュラルキラー細胞…ウイルス感染細胞，癌細胞の排除
  - 単球・マクロファージ…遅延型過敏反応
  - ヘルパーT細胞…各種サイトカイン産生による免疫応答，炎症反応
  - 細胞傷害性T細胞…ウイルス感染細胞，癌細胞の特異的排除
- 体液性免疫
  - 抗体（免疫グロブリン）…B細胞が分化して産生する蛋白.
  - 補体…オプソニン化，白血球遊走，異物溶解作用等をもつ蛋白.

表4-3　免疫系の異常によって引き起こされる病気

	内因性抗原（自己）に対する免疫応答	外来性抗原（非自己）に対する免疫応答
免疫能の亢進	自己免疫疾患	アレルギー疾患
免疫能の低下	悪性腫瘍（がん）の増殖	易感染性（感染症），がん

入した同一の抗原を効率的に処理できる．このような免疫学的記憶を通じて，実際の感染症や予防接種（ワクチン）によって生後後天的に獲得される感染抵抗力（感染症の2度なし）を獲得免疫または適応免疫とよぶ．

　免疫系は狭義にはこのようなT細胞，B細胞と抗体による特異的な免疫反応をさすが，特異免疫が誘導されるには数日から数週間を要する．その間，特異性がなくても異物を処理できるしくみが生体には生まれつき存在し，これを非特異免疫（自然免疫）とよぶ．例えば食細胞による食作用，NK細胞による癌・ウイルス感染細胞の傷害などは抗原特異的な反応ではないが広義の免疫系に含まれる．このような非特異的な自然免疫は，免疫学的記憶を伴わないが，生体防御の初期反応として重要である．

(3) 免疫と病気

　個体の正常な構成成分（自己）は本来免疫系が攻撃してはならないものであるが，自己に反応する免疫異常としては自己免疫疾患があり，例えば関節リウマチでは免疫系が自己の関節組織を攻撃し関節に炎症や変形をきたす（表4-3）．非自己とは自己以外の異物をさし，微生物，毒素，異種

タンパクなど体外から侵入しうるあらゆる物質（外来性抗原）と，癌細胞など体内で生じた異常な抗原（内因性抗原）をさし，個体の恒常性を維持するために排除すべき物質である．このような非自己に対して十分に免疫応答を行えない状態を免疫不全とよぶが，この場合，感染症や悪性腫瘍（がん）の増殖をまねきやすくなる．一方，特に病原性もない非自己に対する過剰な免疫応答としてはアレルギー疾患があり，例えば花粉によって鼻炎症状を起こす花粉症，ハウスダスト等による気管支喘息，魚介類など食品による蕁麻疹（食物アレルギー）などの過敏反応が引き起こされる．

2. 運動と免疫系

(1) 運動と感染防御における物理的バリア

　適度な運動によって感染症のリスクは減少するが，マラソンのような激しい運動や過酷なトレーニングは逆に易感染性を引き起こすとされ，運動と感染の関連性についてはJカーブモデルが提唱されている（図4-1）[1,2]．病原体に対する生体防御機構として，免疫系が機能する以前にまず皮膚・粘膜などの物理的バリアが重要であるが，スポーツ選手には皮膚・粘膜の感染症が多い．これは，

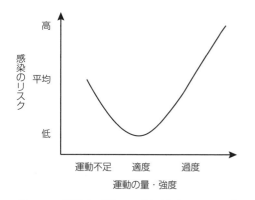

図4-1　運動と感染リスクに関するJカーブ

運動によって高温，低温，乾燥，湿潤，紫外線，圧迫，外傷，土壌や有害物質との接触など外部環境からのストレスを受けることが多く，また運動中には骨格筋への血流が促進される一方で，皮膚・粘膜・内臓への血液循環は抑制され，そのバリア機能が障害されて病原体が体内に侵入しやすくなることによる．

（2）スポーツ選手に多い感染症

　まず皮膚感染症としては，レスリング，ラグビーなどのコンタクトスポーツにおけるヘルペスウイルスによる皮疹やパピローマウイルスによる手足のイボがあり，高温多湿や多汗に起因する白癬症（いわゆる水虫）も真菌による感染症である[3]．粘膜については，ウイルスなどの多くの病原体が経気道感染するが，運動時には呼吸数が増加し口呼吸が主体となるため，微生物が気道深部まで到達しやすくなる．一方，微生物を含む鼻汁や喀痰は粘膜上皮の線毛運動や咳，嚥下により気道から排除されるが，運動中には気道粘膜が乾燥・冷却され，粘液の粘度が増し線毛運動も低下して病原体を排除しにくくなり，感染のリスク増大につながる[4]．実際に激しいトレーニングを継続するスポーツ選手は，くしゃみ，鼻汁，咽頭痛を主症状とする上気道感染症（upper respiratory tract infection：URTI，いわゆるかぜ症候群）の頻度が一般人より3倍も高く[1,3]，特にマラソンのような過酷な持久性運動では，競技終了後2週間で

50〜70％の選手がURTI症状を示し，そのリスクは通常の2〜6倍にもなると報告されている[1,3]．またスポーツ選手は，団体行動や集団生活，物品の共用を行う機会も多く，病原体が伝播しやすい環境にあることも感染症を起こしやすい要因であり，手洗励行や手指消毒など衛生面の配慮，マスクやうがい，加湿器の使用，感染源を避け適切な休養，栄養を摂る等，感染予防対策や体調管理が必要となる[1-4]．

（3）運動と非特異的防御機構
1）炎症・アレルギー

　物理的バリアの次に機能する生体防御機構として，好中球，単球，マクロファージなどの食細胞が重要である．これらの白血球は，発赤・腫脹・発熱・疼痛を主徴とする炎症を起こす．炎症とは物理的，化学的，生物学的ストレスに対する非特異的な生体反応であり，通常は感染組織や損傷組織の除去と修復過程をさすが，過剰な炎症反応は正常組織をも傷害し，治癒の遷延や種々の機能障害をもたらすため，適切に制御される必要がある[5]．

2）運動と食細胞，病態

　運動負荷によって血中の好中球・単球は増加するが，この応答は運動の強度と持続時間に依存し，特に1時間を越すような持久性運動で顕在化し，これらの細胞の活性酸素産生能も亢進する[5]．激運動後に生じる遅発性筋肉痛（delayed-onset muscle soreness：DOMS）は未だ要因が同定されていないが，損傷・炎症説，酸化ストレス説などが有力視されている[5,6]．すなわち，激運動後の筋組織には好中球，単球が浸潤し，血中レベルでも好中球の動員と活性化は筋損傷マーカーのクレアチンキナーゼやミオグロビンの上昇と相関する[5,6]．通常好中球は損傷組織の除去・修復に寄与するが，激運動時には好中球を活性化する物質が血中で増加するため，炎症が全身性に波及して非特異的に臓器傷害を引き起こし，横紋筋融解症や熱中症にみられるような多臓器不全につながることがある[5]．さらに激運動は消化管の血流を低下させ粘膜傷害を招き，損傷部から腸内細菌が血

中に侵入して敗血症を引き起こす[7]．腸内細菌（大腸菌）の菌体成分であるエンドトキシンは好中球を活性化するが[5]，高エンドトキシン血症に対して運動時には肝マクロファージ（クッパー細胞）の異物処理能が高まり，炎症が全身性に波及しないように防御している可能性が指摘されている[7]．なお，スポーツ選手には運動誘発性喘息，運動誘発性アナフィラキシー，花粉症，アトピー性皮膚炎等のアレルギー疾患が多いとされている[8]．実際に，激運動時にはアレルギー促進物質であるアナフィラトキシンやヒスタミンの血中濃度が上昇する[5, 9]．

3）運動と抗酸化機構

激しい運動をすると活性酸素の生成が高まるにもかかわらず，通常運動によって上記のような重篤な病態を招くことは少なく，活性酸素の過剰生成（酸化ストレス）の指標である過酸化脂質の血中濃度もマラソンのような過酷な運動でもそれほど上昇しない[5, 10]．これは尿酸，ビタミンC，スーパーオキシドディスムターゼ（SOD），カタラーゼ，グルタチオン等の元来生体に備わる抗酸化機構が運動中に動員されるためと考えられる[5]．またトレーニングにより筋傷害は起こりにくくなり，好中球の急性応答が減弱し機能的抑制も生じるが[5, 11]，これにも抗酸化機構の誘導や抗炎症性物質の分泌が関与する可能性がある[10, 12]．

（4）運動と体液性免疫

1）運動と抗体・補体

免疫グロブリン（immunoglobulin：Ig）の血中濃度や特異抗体産生能は，通常運動の影響は受けないようであるが[1, 2]，マラソンのような持久性運動の後には血中IgG値が2日間低下したという報告がある[13]．補体系は抗体のはたらきを補い，食細胞の貪食・殺菌を促進するが，通常の運動は補体成分に影響を及ぼさない[5]．しかしマラソンのような激運動では，補体分解産物のC3aやC5a（アナフィラトキシン）の血中濃度が上昇し，好中球活性化に関与すると報告されている[5]．またIgG値はトレーニングのピーク時にはやや低下す

る選手もいるが，通常のトレーニングではそれほど影響を受けないようである[5, 11, 13]．しかし減量を要する競技種目では，栄養の摂取制限と偏りを反映して抗体や補体の血中濃度が低下し，それに伴い血清オプソニン活性も低下する[14]．

2）運動と粘膜免疫

粘膜における免疫では，まず物理的な粘膜バリアが粘膜下への病原体の侵入を阻止するが，さらに粘液中には分泌型IgA（secretory IgA：SIgA）が含まれ，微生物に結合し排除を促進する[15]．URTIとの関連から，唾液中のSIgA値が粘膜免疫の指標として頻用されるが，軽い運動では影響はないが高強度で長時間の激運動では低下する[4, 15]．また持久性運動を主体に行うスポーツ選手ではSIgAの安静値が低く，上気道感染症の頻度上昇との関連が指摘されている[2]．さらにスポーツ選手の鍛錬期のSIgA低下時にEBウイルスの再活性化が生じたと報告されている[15]．このウイルスがスポーツ選手に多いURTIの主原因とはされていないが，激しいトレーニングによって免疫能の抑制が生じる根拠としてあるいは個体の免疫能を評価する指標として重要と考えられる．

（5）運動と細胞性免疫

1）運動とマクロファージ

適度な運動はマクロファージの細胞数や活性を一過性に高めるが，激運動はマクロファージの機能を一過性に抑制し，長期間のトレーニングはマクロファージによる炎症反応を抑制するとされる[2, 7, 16]．

2）運動とナチュラルキラー（NK）細胞

短時間・高強度の急性運動時に最も鋭敏に反応する白血球はNK細胞である[1, 16, 17]．血中NK細胞数は最大運動の直後に平均6倍も上昇する一方，運動終了後には運動前値の半数まで減少し劇的な変動がみられるが[5, 17]，この反応は運動強度によって異なり，適度な運動強度では細胞数低下は生じない（図4-2）[1, 2, 17]．これは，運動強度に依存して分泌されるカテコールアミンがNK細胞の貯蔵部位である脾臓やリンパ節およびNK細胞のア

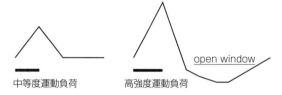

図4-2　激運動後に生じる一過性免疫抑制状態（オープンウィンドウ説）

ドレナリン受容体を刺激し，さらに血流も促進されNK細胞が動員されやすくなるためと考えられているが[17]，運動後の血中NK細胞数の減少については機序が未解明である．

3）運動とT細胞

NK細胞ほどではないが，ヘルパーT細胞，細胞傷害性T細胞ともに運動によって血中細胞数が増加する[2,5,16]．T細胞の増殖能（幼弱化反応）は，最大酸素摂取量の75〜80%で45〜90分の持久性運動によって10〜21%低下し[2]，2時間以上のランニングでは半減すると報告されている[1,5,16]．細胞性免疫の指標である皮膚遅延型過敏反応も激運動後に減弱したという報告がある[2,16]．実際にスポーツ選手に多い感染症は，上述のようにウイルス・真菌によるものが多く，このタイプの易感染性からもT細胞の機能抑制が示唆される．特に減量を要する競技種目においては，選手が栄養摂取制限下でトレーニングを行う上に，試合前の精神的ストレスなど悪条件も重なるため，URTIやヘルペスなどの感染症を起こしやすいことが知られており，T細胞機能の低下も報告されている[18]．

以上のように，激運動後数時間にわたりSIgA値，NK細胞数，T細胞機能などが一過性に抑制され免疫抑制状態が生じるが，これによって病原体に対して窓を開け放ち，その結果として易感染性になることに例えてオープンウィンドウ説が提唱されている（図4-2）[2,16]．

（6）運動とサイトカイン

炎症反応や免疫応答等を制御する細胞間情報伝達物質であるサイトカインは，本来は末梢組織内で作用するが，重症感染症や外傷，熱傷，循環不全など生体に極端な刺激が加わると血中に放出され高サイトカイン血症を起こす．本来血中にほとんど存在しないサイトカインの血中濃度が上昇すると，その強力な生物学的作用が全身性に波及するが，激運動で生じる個々のサイトカインの動態は免疫変動とよく対応し，炎症反応や易感染性の機序を説明しうる（図4-3）[5,12,16]．

1）炎症性サイトカイン

まず炎症反応を促進する炎症性サイトカインは，インターロイキン（IL）-1βと腫瘍壊死因子α（TNF-α）が代表である．これらの血中濃度は激運動の数時間後に数倍上昇すると報告されているが[12,16,19,20]，半減期が10〜20分と短く，尿中排泄も促進されることに加え，IL-1受容体拮抗物質（IL-1ra）や可溶性TNF受容体等の阻害物質，カテコールアミン，コルチゾール等の炎症性サイトカイン産生抑制物質も血中で増加するため，血中ではIL-1βやTNF-αの生理活性は発現されにくくなっている[12]．ただし激運動後の筋組織ではこれらの産生が証明されており，局所的に筋損傷や炎症反応を仲介しているものと考えられる[12,16,19,20]．

2）免疫調節性サイトカイン

細胞性免疫を活性化してウイルス・真菌等の病原体や腫瘍細胞を排除するインターフェロン（IFN）-γやIL-2は免疫調節性サイトカインとよばれる．激運動によりこれらの血中濃度は不変ないし低下するという報告が多く，末梢血リンパ球によるサイトカイン産生能も激運動により低下する[10,12]．さらにIL-2の活性を阻害する可溶性IL-2受容体やIL-12の拮抗物質（IL-12p40）の血中濃度も運動により上昇し，サイトカインの産生抑制による易感染性が引き起こされる[12,21]．

3）抗炎症性サイトカイン

炎症性サイトカインの産生を抑制しアレルギー反応を促進するIL-1ra，IL-4，IL-6，IL-10などは抗炎症性サイトカインとよばれる．これらの物質の過剰産生は細胞性免疫を抑制するため，ウイルス等に対する易感染性やアレルギー反応を引き起こす．激運動によってIL-1ra，IL-4，IL-10の血中

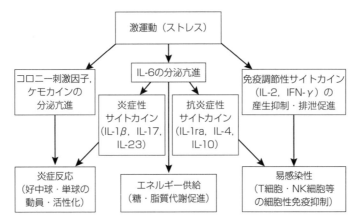

図4-3　激運動に伴うサイトカインの動態と免疫変動の関連性

濃度は上昇するが[5, 10, 12, 19-22]，これがスポーツ選手の易感染性やアレルギー体質と関連があるか否かについてはまだ証明されていない．

4）コロニー刺激因子，ケモカイン

好中球・単球を産生・動員するコロニー刺激因子（colony-stimulating factor：G-CSF，GM-CSF，M-CSF等）や，炎症局所に白血球を遊走させる走化性因子の活性をもつケモカイン（chemokine：IL-8，MCP-1等）は，特に持久性運動で血中濃度が上昇する[1, 5, 9, 10, 12, 19, 20, 22]．運動による好中球増多については，従来カテコールアミンやコルチゾール等のストレスホルモンの関与が重要視されてきたが，これらのサイトカインも運動の初期から分泌され好中球の動員・活性化ともよく相関するため，白血球増多や組織浸潤にも関与すると考えられる[9, 10, 12]．

5）多機能性サイトカインIL-6

IL-6は好中球の動員，急性期タンパクの誘導，抗体産生促進に加えTNF-αの産生抑制作用もあり機能が多彩であることから多機能性サイトカインともよばれる．IL-6はマラソンでは血中濃度が100倍も上昇するが[10, 12, 19-21]，運動による筋傷害と無関係に収縮筋細胞がIL-6を分泌し，IL-6が運動中の糖・脂質のエネルギー代謝に作用すると指摘され，マイオカイン（myokine）と命名され注目された[16, 20]．実際にマラソンの競技成績とIL-6応答，さらにIL-6応答と遊離脂肪酸の動員の間に

も相関が認められ，IL-6が持久性パフォーマンスに関わる可能性が示されている[5, 21]．しかし，IL-6は筋線維ではなく，運動後の骨格筋に浸潤したマクロファージが産生しているという知見もあり，IL-6変動の意義については，さらなる検討が必要となっている[22]．

3. 免疫系の変動と病態・予防

（1）オーバートレーニング症候群

激しいトレーニングに伴う全身倦怠感，抑鬱，疼痛，食欲不振，睡眠障害等の体調不良で競技力が低下する病態をオーバートレーニング症候群という．病因については未だ同定されていないが，激しいトレーニングを行うと筋・関節等の微小な組織損傷によりサイトカインが産生され，サイトカインは中枢神経系にも作用し上記の全身症状を誘導する作用があることから，オーバートレーニングに関するサイトカイン仮説も提唱されている[23]．この体調不良は，休養を取り早期回復をはかるための生体の適応反応とも考えられている．貧血等の内科的疾患によることもあるため，症状により診療・検査を受けることが必要である．

（2）休養によるストレス予防

オーバートレーニング症候群に陥った選手には，回復のための休養が必要である[23]．しかし休

養の具体的方法に関する科学的根拠はまだ十分に集積されていない．1日2回練習を行う場合を想定した休憩時間に関する検討では，6時間にくらべ3時間と短い休養の場合には運動時のストレスホルモンと抗炎症性サイトカインの応答，さらに血中白血球の変動も大きく[5]，易感染性や炎症が生じやすい状態となる．しかし同じトレーニング内容でも休養を十分に取った上で行えば，急性のストレス応答は小さく済み，またオープンウィンドウの状態を蓄積せずに済む．

　一方，トレーニング期に着目した研究で，持久力の鍛錬期における最大運動負荷では好中球活性酸素産生能が亢進するが，シーズン終了後1カ月経過した休養期には亢進しにくくなり，被験者特性からも持久性トレーニングを重点的に行う選手で活性酸素産生能が亢進するため，逆に十分に休養をとれば酸化ストレスを予防できる可能性がある[5, 11]．以上より持久性トレーニングによって体内のグリコーゲンや微量栄養素等が消耗されると，抗炎症・抗酸化機構がはたらきにくくなるものと推察され，休養・栄養面での対策が重要と考えられる．

（3）栄養・水分補給によるストレス予防

　スポーツ選手の健康管理では，糖，タンパク質のみならずビタミン，微量元素等の栄養素が過不足なく摂取されるような配慮が必要である[3, 24, 25]．例えば，激しい運動の前後に炭水化物（糖）を過不足なく摂取することによって運動中の血糖値の低下を防ぐことができ，コルチゾールやIL-6，IL-10，IL-1raの分泌，好中球・単球の動員や活性酸素産生亢進，血中リンパ球数とIFN-γ産生リンパ球の減少，免疫細胞のエネルギー基質であるグルタミンの血中濃度低下などを予防できると報告されている[1, 4 19, 24, 25]．さらに，抗酸化物質等のサプリメントの使用により過剰な炎症反応を制御できる可能性が示されつつある[4, 5, 22, 25]．また，運動中の水分補給は脱水や熱中症の予防に重要なことは論を待たないが，唾液の分泌も増すため激しい運動によるSIgAなどの分泌低下を予防する上でも重要といえる．特に暑熱環境下で激しい運動を行うと高エンドトキシン血症や高サイトカイン血症が生じやすくなるため，水分補給やクーリングによる体温調節が重要である[22, 24, 25-27]．

課　題

1. 健康維持において免疫系はどのような意義をもつか．
2. 激しい運動を行うとどのような免疫変動が生じ，それはどのような病態に関与するか．
3. 運動やトレーニングにより生じる体調不良に対して，どのような対策が重要であるか．

[文　献]

1) Nieman DC. (1994): Exercise, upper respiratory tract infection, and immune system. Med Sci Sports Exerc 26: 128-139.
2) Pedersen BK, et al. (1998): Recovery of the immune system after exercise. Acta Physiol Scand 162: 325-332.
3) Beck CK. (2000): Infectious diseases in sports. Med Sci Sports Exerc 32: S431-S438.
4) Gleeson M. (2000): The scientific basis of practical strategies to maintain immunocompetence in elite athletes. Exerc Immunol Rev 6: 75-101.
5) 鈴木克彦（2004）：運動と免疫．日本補完代替医療学会誌　1：31-40.
6) 野坂和則（2009）：筋損傷，筋肉痛と筋の適応．宮村実晴編：身体トレーニング，真興交易医書出版部，pp168-175.
7) 矢野博己（2002）：メカニズムをさぐるⅡマクロファージ：特集／運動は免疫能を高めるか？．臨床スポーツ医学　19：1297-1302.
8) 椎葉大輔，鈴木克彦（2008）：花粉症・運動誘発性アナフィラキシー．臨床スポーツ医学　25：437-443.
9) Mucci PF, et al. (2000): Interleukin 1-beta, -8, and

histamine increases in highly trained, exercising athletes. Med Sci Sports Exerc 32: 1094–1100.

10) Suzuki K, et al. (2000): Circulating cytokines and hormones with immunopuppressive but neutrophil-priming potentials rise after endurance exercise in humans. Eur J Appl Physiol 81: 281–287.

11) Mochizuki M, et al. (1999): Effects of maximal exercise on nonspecific immunity in athletes under trained and detrained conditions. Jap J Phys Fitness Sports Med 48: 147–160.

12) Suzuki K, et al. (2002): Systemic inflammatory response to exhaustive exercise. Cytokine kinetics. Exerc Immunol Rev 8: 6–48.

13) Nieman DC, Nehlsen-Cannarella SL. (1991): The effects of acute and chronic exercise on immunoglobulins. Sports Med 11: 183–201.

14) Ohta S, et al. (2002): Depressed humoral immunity after weight reduction in competitive judoists. Luminescence 17: 150–157.

15) Yamauchi R, et al. (2011): Virus activation and immune function during intense training in rugby football players. Int J Sports Med 32: 393–398.

16) Walsh NP, et al. (2011): Position statement. Part one: Immune function and exercise. Exerc Immunol Rev 17: 6–63.

17) 鈴井正敏(2009):ナチュラルキラー. 宮村実晴編:身体トレーニング, 真興交易医書出版部, pp217–223.

18) Imai T, et al. (2002): Effect of weight loss on T-cell receptor-mediated T-cell function in athletes. Med Sci Sports Exerc 34: 245–250.

19) Nieman DC, et al. (2003): Carbohydrate ingestion influences skeletal muscle cytokine mRNA and plasma cytokine levels after a 3-h run. J Appl Physiol 94: 1917–1925.

20) Pedersen BK, et al. (2003): Muscle-derived interleukin-6: lipolytic, anti-inflammatory and immune regulatory effects. Eur J Physiol 446: 9–16.

21) Suzuki K, et al. (2003): Exhaustive exercise and type-1/type-2 cytokine balance with special focus on interleukin-12 p40/p70. Exerc Immunol Rev 9: 48–57.

22) Suzuki K, et al. (2020): Characterization and modulation of systemic inflammatory response to exhaustive exercise in relation to oxidative stress. Antioxidants 9: 401.

23) Smith LL. (2000): Cytokine hypothesis of overtraining: a physiological adaptation to excessive stress?. Med Sci Sports Exerc 32: 317–331.

24) Walsh, NP, et al. (2011): Position statement. Part two: Maintaining immune health. Exerc Immunol Rev 17: 64–103.

25) Suzuki K. (2021): Recent progress in applicability of exercise immunology and inflammation research to sports nutrition. Nutrients 13: 4299.

26) Lim CL, Suzuki K. (2016): Systemic inflammation mediates the effects of endotoxemia in the mechanisms of heat stroke. Biol Med 9: 1000376.

27) Tominaga T, et al. (2021): The effects of beverage intake after exhaustive exercise on organ damage, inflammation and oxidative stress in healthy males. Antioxidants 10: 866.

［鈴木　克彦］

5章　運動を持続する 呼吸循環系の機能と適応

[1] 呼吸循環系の生理学的基礎

　ヒトがスポーツ活動，特に持久的なスポーツを する際は，呼吸循環系が機能することが必要であ る．呼吸循環系は，O_2や栄養素を運搬し，代謝 によってできた不要物（代謝産物）を除去する機 能を担う．

　酸素が供給されないと，短時間のうちに運動を 継続できなくなる．ヘモグロビンの項に記すよう に，正常な動脈血1Lには約200mLのO_2が含まれ ている．安静時に心臓から1分当たりに駆出され る血液（心拍出量）は約5L/分であることから， 心臓からは1分間当たり1LのO_2が送り出される． このうち3割程度を利用可能である．安静時の有 酸素代謝が標準的には体重1kg当たり3.5mL/分 なので，体重60kgの人ならば運搬される1LのO_2 のうち，200mL程度のO_2が利用され，概ねバラ ンスが取れている．ところが，呼吸循環系が停止 すると，5分でO_2が枯渇する計算になる（実際に は循環系が停止すると5分の生存も難しい）．運 動時にはさらに短い時間で酸素が不足する．

　無酸素過程でエネルギーを供給するとしても， 全力運動であればクレアチンリン酸や解糖系によ るATP再合成が40秒程度で限界を迎えてしまう． したがって，呼吸循環系が亢進して有酸素代謝の 機能を確保しなければ，運動は持続できない．

　ここでは，1. 外呼吸（肺からO_2が血液中に移 動）と，2. そのO_2が血液を介して心臓から末梢 へ送られる過程，3. CO_2を肺へ運搬する過程，4. これらの過程がどのように調節されているのかに ついて扱い，有酸素代謝を持続させる呼吸循環系 について理解する．なお，数値についてはヒトで の数値を扱う．

1．呼吸について

（1）外呼吸の機能と役割

　呼吸には血液と外気との間のガス交換を指す外 呼吸と，細胞の酸素利用を指す内呼吸がある．以 下では，外呼吸を扱う．

　外呼吸によってO_2が取り込まれる過程は，空 気が気管の中を移動することから始まる．肺胞に 達したO_2は肺胞壁を通過し，血液中のヘモグロ ビンに結合する．このO_2は最終的には細胞内の ミトコンドリアで利用され，その際CO_2が生成さ れる．CO_2は肺動脈を通って肺から大気中へ排泄 される．肺は腎臓や肝臓とともに生理的に重要な 機能の1つである代謝産物の排泄を担う．

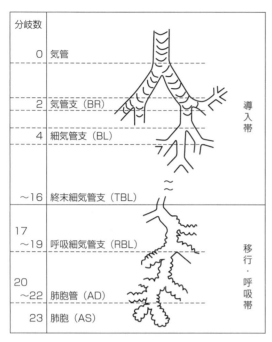

図5-1　ヒトの気道の模式図
　右欄に気道の分岐数を示す.

（West JB著，笛木隆三，小林節雄訳（1989）：呼
吸の生理．第2版，医学書院.）

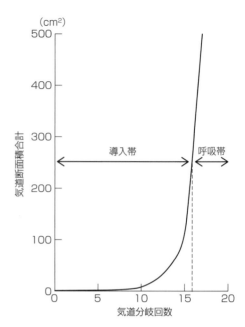

図5-2　気道分岐に伴う気道断面積の増加
（West JB著，笛木隆三，小林節雄訳（1989）：
呼吸の生理．第2版，医学書院.）

(2) 肺での外呼吸の仕組み

　気管は気管支で左右の肺に分かれた後，細気管支を経て終末細気管支へと枝分かれを繰り返す（図5-1）．16番目までの枝分かれ部分には肺胞がついていない．この部分は空気を導入する役割のみを担うので，導入帯と呼ばれる．0.15L程度を占める導入帯には肺胞がないので，血液とのガス交換には関与せず，解剖学的死腔と呼ばれる．ここは，外部からの異物を捕捉し，吸気の加湿・加温を行うとともに，発声にも関与する．

　17番目以降の分岐では気道の断面積が急増する（図5-2）．呼吸細気管支，続いて肺胞管となる．こちらには肺胞が存在しており，ガス交換に関与するので，呼吸帯と呼ばれる．肺胞は直径約0.3mm程度の球状の形で，約3億個存在し，総面積は50～100m²にも達する．肺胞はガスが入ってくることによって膨らむ.

　肺は胸腔と呼ばれる胸の閉ざされた空間の中に

ある．胸腔周囲の筋によって胸腔の容積を変化させて，外気と気体の交換を行っている．安静時には横隔膜によって，運動時には肋間筋の働きも加わって呼吸運動が行われる．横隔膜は，図5-3のように，胸郭の下部から肺全体を覆っている薄い筋組織である．横隔膜が弛緩すると，横隔膜が肺の上方へ移動して，呼息が起こる．一方，横隔膜が筋の緊張によって下方へ移動しようとすると，肺を下方へ引っ張る．この作用で肺内部が陰圧となって，肺内部へ外気が流れ込み，吸息が起こる．再び呼息する際は，横隔膜が弛緩する．肺自体の弾力によって，肺は元の大きさに小さくなる．なお，横隔膜には血管や食道が通るための3つの孔（大動脈裂孔・食道裂孔・大静脈孔）がある．これらの孔と血管や食道との間には間隙がない．そうでないと，横隔膜が下方へ移動しても，圧力変化で肺を下方へ引くことができない．

　運動時には，横隔膜の収縮だけでは換気量の増大に対応できない．そこで，吸息時には外肋間筋が肋骨を上方へ胸骨を前方に移動させることで胸

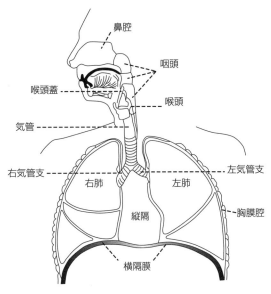

図5-3　呼吸系の概略
（本郷利憲，廣重力，豊田順一（2005）：標準生理学.
第6版，医学書院.）

腔の容積を拡張し，呼息時には内肋間筋や腹筋が
胸腔の容積を縮小させることで，呼吸を促進する.
　安静時には，肺胞と大気との圧力差は3cmH2O
程度，すなわち水深3cm程度の圧力の差，によ
って1回の呼吸で約0.5Lの気体を交換している.

風船を0.5Lに膨らませるのに必要な圧力が約
300cmH2Oであることと比較すると，非常に低い
圧力差で換気が行われていることが想像できよ
う.

（3）肺容量の分画

　1回の呼吸で肺内に取り込まれる気体量を一回
換気量と呼ぶ（図5-4）. 安静時の一回換気量は
約0.5L，1分間に約15回の呼吸を行うので，1分
間に7.5L程度の換気量になる. 一回換気量のうち，
肺胞に達せず死腔にとどまる気体が0.15Lあるの
で，肺胞に届く気体は（0.5−0.15）×15つまり
5.25L/分である. これを肺胞換気量と呼ぶ. 一回
換気量の大きさに関わらず死腔分は肺胞に届かな
い換気量となるので，浅い呼吸を繰り返すと，1
分当たりの換気量が同じでも肺胞換気量は減少
し，ガス交換可能な気体量は減少する.
　安静時の吸気終末時点からさらに吸息努力を続
けて吸息できる気体量を予備吸気量と呼ぶ. 約
3Lの外気を取り入れることができる. 一方，安
静時の呼気終末から呼息努力を続けて呼出される
気体量を予備呼気量と呼ぶ. これは約1.5Lである.
予備呼気量，一回換気量および予備呼気量の和を
肺活量と呼ぶ. 肺活量は年齢や身長から予測され，

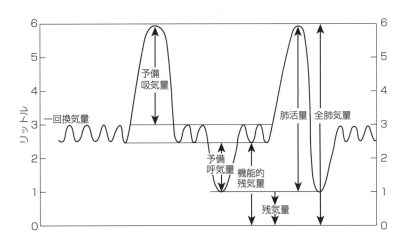

図5-4　肺の容積変化
通常の換気を行った後，最大吸気を行い，その後最大努力で呼出した.
（バーンRMほか編，坂東武彦，小山省三監訳（2003）：カラー基本生理学.
西村書店.）

予測値の80％以上であれば正常とされる。肺の伸展が悪く、吸気が十分に行われない肺線維症などでは低下する。肺活量は体格によって決まるので、肺機能が健常者の範囲であれば、持久的能力との関係はない。

　肺から十分に呼息したつもりでも、肺にはなお空気が残っている。この気体量は約1L程度であり、これを残気量と呼ぶ。残気量と予備呼気量とを合わせて機能的残気量と呼ぶ。安静換気時に肺内に滞留している気体量である。この滞留は血液と肺胞とのガス交換を連続的に行うことに貢献する。すなわち、呼息時に肺胞内へ流入してきた血液であっても、肺内に留まっている気体と接触しガス交換することを可能としている。

　残気量は加齢とともに増加し、逆に予備吸気・呼気量は減少する。これらは加齢に伴う肺組織の弾力の低下による。

　努力呼出の指標として、1秒率がある。これは、深く息を吸って一気に吐き出した空気量（努力呼気量）のうち、最初の1秒間で吐き出した量（1秒量）の割合である。70％以上を正常とする。閉塞性肺障害（肺気腫、喘息、慢性気管支炎など）によって1秒率は低下する。

(4) 肺胞でのガス交換

　肺胞の表面積は50～100m²程度と十分に広く、また、その毛細血管の厚さは0.5μm以下（赤血球の直径よりも小さい）と非常に薄い。そのため、ガスは素早く容易に移動することが可能である。心臓1回の拍動につき70～100mL程度の血液が肺に運ばれる。この程度の液体を50m²の部屋に撒くことを想像すると、肺胞の表面積が十分に広いことが想像できよう。ガスを移動させるための特別な機構（例えばイオンチャネルなど）があるわけではなく、濃度の高い方から低い方へガスが移動する、すなわち濃度差によって拡散する。

　濃度差によるガスの拡散の様子を図5-5に示した。空気のO_2濃度は21％、CO_2濃度は0.04％である。空気を乾燥状態と仮定してO_2とCO_2の濃度は、分圧に直すと1気圧760mmHgとの積である

160mmHg、0.3mmHgとなる。分圧は気体の種類にPを付けて表すので、$PO_2 = 160mmHg$、$PCO_2 = 0.3mmHg$と示される。これが気管の死腔部分で加湿、加温された結果、空気は水蒸気で満たされて37℃となる。37℃の飽和水蒸気圧（PH_2O）は47mmHgである。したがって、気管内では飽和水蒸気圧を除いた（760－47）mmHgとガス濃度との積である$PO_2 = 150mmHg$、$PCO_2 = 0.3mmHg$となる。肺胞では、静脈血からCO_2が絶えず排出されるため、相対的にPO_2は低くなる。すなわち、肺胞にある静脈血のPCO_2は46mmHgであるため、この影響によって$PO_2 = 100mmHg$に、$PCO_2 = 40mmHg$となる。吸入した空気は肺胞内ではこれらの値となる。そして、右心室から肺胞へ送られてきた静脈血の濃度は0.3秒以内にこれらの値と平衡する。したがって、動脈血は肺胞内と同じく$PO_2 = 100mmHg$、$PCO_2 = 40mmHg$である。この動脈血は末梢組織でO_2を抜き取られ、CO_2を受け取ることによって静脈血となり、平均で$PO_2 = 40mmHg$、$PCO_2 = 46mmHg$となって肺胞へ戻ってくる。このように、分圧の差を利用してガス交換が行われる。

　拡散によりガスが交換されることから、以下が分かる。空気中のO_2濃度は約21％である。つまり、通常の空気をいくら多く吸っても、血中のO_2濃度の上昇には上限がある。一方、空気中のCO_2濃度はほとんど0％である。したがって、呼吸を増やすとCO_2が空気中へ拡散し、血液中のCO_2濃度が減る。深呼吸を高頻度で続けると、動脈血中のCO_2濃度が低下する。すると、脳血流が減少し（多くの血管はCO_2の刺激で収縮する）、息苦しく感じたり、失神することがある。これを過換気症候群と呼ぶ。なお、O_2を多く吸入することが要因ではない。

　肺胞内にあるガスは毛細血管内の血液とガスを交換する（図5-5Bの左側）。このガス交換は0.3秒以内に完了する。肺の毛細血管を流れる血液が肺胞と接触する時間を心拍間隔と同等とすると、安静時でおよそ1秒、最大運動時の心拍数200拍/分でも0.3秒である。これらから、十分に短い時

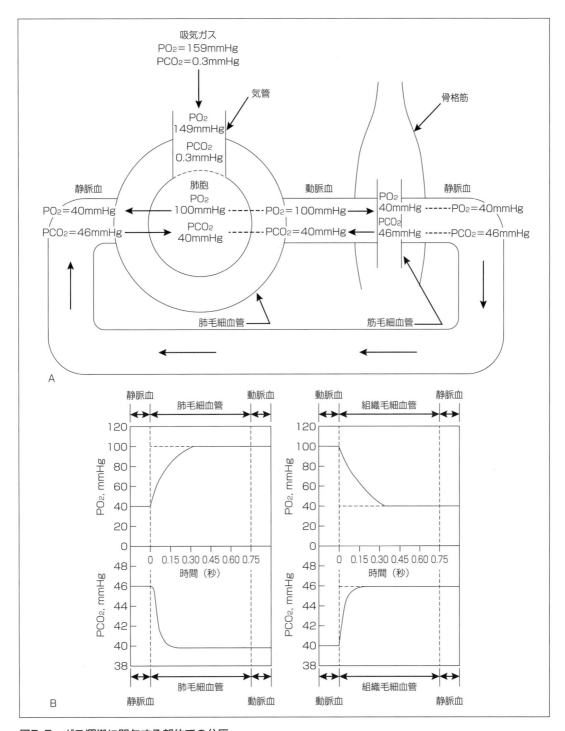

図5-5　ガス運搬に関与する部位での分圧
　Aには外気から肺胞，動脈，毛細血管および静脈のガス分圧を示してある．Bには肺胞（左）および組織（右）の毛細血管内におけるガス分圧の時間経過を示した．
（マッカードルほか著，田口貞善，矢部京之助，宮村実晴監訳（1992）：運動生理学～エネルギー・栄養・ヒューマンパフォーマンス．杏林書院．）

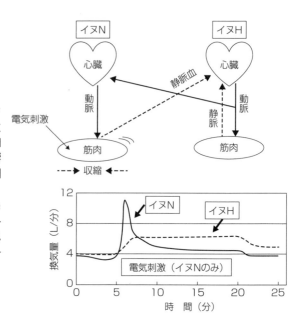

図5-6　Kaoの交叉実験による筋収縮時の換気応答
　イヌNの下肢からの静脈血をイヌHの大動脈へ，イ
　ヌHの動脈血をイヌNの大動脈へ流す．電気刺激に
　よってイヌNの下肢の筋に筋収縮を起こす．イヌN
　には体液性の刺激がなく，イヌHには神経性の影響
　がないにも関わらず，どちらのイヌも換気量が増加
　した．
　（Kao FF. (1963): An experimental study of the
　pathways involved in exercise hyperpnea employ-
　ing cross-circulation techniques. Cunningham DJC,
　Lloyd BB.Eds: The regulation of human respira-
　tion, Blackwell, pp 461–502より引用改変）

間でガス交換が完了することがわかる．

（5）呼吸の調節

　呼吸回数は自分の意思で自由に変えられる．と
はいえ，息を止めると苦しくなるように，結局は
血中ガスの分圧やpHによって制御されている．
健常者では，動脈血PO2，PCO2およびpHは運動
などとは無関係に一定値となるように調節されて
いる．このメカニズムは非常に複雑で，解明され
ていない部分が多い．簡略化するならば，以下の
ように言えよう．脳は動脈血中のCO2濃度を感知
して換気を調節している．O2濃度の影響は小さ
く，健常者が純粋酸素を吸っても，生理的には呼
吸は楽にはならない．

　呼吸運動は延髄による神経性調節と体液性調節
とによって調節されることが知られている（図5-
6）．図示されたKaoの交叉実験は運動時の例であ
るものの，このことを明確に示している．神経性
調節は通常の呼吸リズムを決めている．延髄内の
呼吸中枢と呼ばれる部位の神経群の自動的・周期
的な神経活動によってリズムが決まる．この神経
からの信号が横隔膜や肋間筋を収縮させている．

　体液性調節は中枢化学受容器と末梢化学受容器

との影響を受ける．安静時における主要な呼吸刺
激は動脈血のPCO2である．動脈血のPCO2が数
mmHg増加しただけで，安静時の換気量は倍に
なる．これは延髄の中枢化学受容器を介して生じ
る反応であると考えられている．一方，O2はヒ
トの生存にとって重要であるにもかかわらず，動
脈血中のPO2が正常値の100mmHgから60mmHg
まで大幅に低下するまで呼吸は増加しない．低酸
素刺激は主に頸動脈小体の末梢化学受容器を刺激
して換気を増加させる．高地での換気上昇などに
貢献している．

（6）O2，CO2の運搬

　血中のO2には，溶解O2とヘモグロビン結合O2
がある．溶解O2は血液の分圧に比例し，100mL
の血液にPO2100mmHgあたり0.3mLのO2が溶解
する．運動時の酸素消費量は3,000mLにも達する
ことから，1分間当たり1,000Lもの血液運搬の必
要性が生じてしまう．後述のように，左心室から
は1分間当たり25L程度の血液を駆出するのが最
大であり，溶解O2による運搬は酸素需要を満た
すには全く不十分である．

　O2の運搬はヘモグロビン結合O2に依存してい

る．これはヘモグロビンを形成する鉄が酸素と結合したものである．鮮やかな赤色なので，動脈血は赤い．一方，PO_2が低い場所，言い換えると酸素が少なくて必要とする場所では，ヘモグロビンはO_2を手放して還元ヘモグロビンとなり，暗赤紫色を呈する．

ヘモグロビンは，主に鉄を含むヘムと，タンパク質でできたグロビンからできており，1g当たり1.39mLのO_2と結合することが可能である．正常血液は100mL中に約15gのヘモグロビンを有する．また，PO_2が100mmHgの場合のヘモグロビンの酸素飽和度は97％である（図5-7）．したがって，ヘモグロビンに結合するO_2は動脈であればおよそ20mL/100mL血液になる（1.39 × 15 × 0.97）．

ヘモグロビン結合O_2は溶解O_2とは異なり，PO_2に単純に比例するのではなく，図5-7のような解離曲線を描く．図5-7の横軸はPO_2を，左縦軸はヘモグロビンの飽和度を示している．上記のようなヘモグロビン量を仮定すれば，左縦軸のO_2含量に換算される．肺胞のPO_2は100mmHgなので（(4) 参照），肺胞ではヘモグロビンは97％がO_2に飽和して，動脈を通って末梢組織へ運搬される．組織の毛細血管ではPO_2が約40mmHgなので，図5-7から飽和度は約70％に低下することがわかる．すなわち，運搬してきた酸素のうち30％は結合することができなくなり，組織の毛細血管において放出されて，組織内に取りこまれる．

ヘモグロビンの酸素解離曲線は以下の3つの生理的利点を有する．1つ目は，解離曲線の肺胞のPO_2に相当する100mmHg近辺が平たんなので，肺胞のPO_2が多少低下しても動脈血の酸素飽和度に影響しないことである．これは，空気中の酸素濃度が多少減少しても，酸素運搬機能が保たれることを意味する．2つ目は，組織のPO_2である40mmHg前後の範囲では傾きが大きいことである．組織で代謝が亢進してPO_2が低下すると，ヘモグロビンの酸素飽和度が大幅に低下する．これは，その組織でのヘモグロビンからのO_2の放出が増加することを意味する．したがって，O_2が

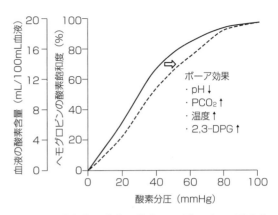

図5-7 酸素分圧変化に伴うヘモグロビンの酸素飽和度の変化
右方へのシフト（点線のラインへのシフト）をボーア効果と呼ぶ．
（マッカードルほか著，田口貞義，矢部京之助，宮村実晴監訳（1992）：運動生理学〜エネルギー・栄養・ヒューマンパフォーマンス．杏林書院.）

低下した部位でより多くのO_2を供給可能になる．3つ目は，後述のボーア効果である．

エネルギー代謝の最終産物であるCO_2は，わずかな量が血中に溶解するものの，ほとんどは重炭酸イオンに結合し，一部はヘモグロビンのカルバミノ化合物として結合する．代謝の盛んな末梢からのCO_2の拡散によって，動脈で40mmHg程度であったPCO_2は，静脈では46mmHg程度に上昇する．

赤血球中で炭酸脱水素酵素は，$HCO_3^- + H^+ \Leftrightarrow CO_2 + H_2O$を左方向へ反応させる触媒として働き，重炭酸イオン（HCO_3^-）を生成する．一方，肺胞内では，この反応は反対側へ働く．すなわち，赤血球中のCO_2はHCO_3^-とカルバミノ化合物から遊離され，肺胞内へと拡散して大気中へ排泄される．

(7) ボーア効果

ヘモグロビンの酸素解離曲線の位置は，pH，PCO_2，体温および赤血球中の2,3-diphosphoglycerate (DPG) 濃度により移動する．pHの低下，PCO_2，体温および2,3-DPGの上昇はすべて曲線を右へ移動させる（図5-7）．これをボー

98

ア効果と呼ぶ．これに伴って，横軸が40mmHg周辺，すなわち末梢組織での酸素飽和度が低下する．したがって，組織でのO₂の放出が増加し，酸素供給が増加する．運動中の筋肉では，乳酸が生じてpHが下がり，CO₂の産生でPCO₂が増加し，高温となり，この条件ではボーア効果が生じる，と簡便に覚えられる．ボーア効果が生理的利点となる．

なお，2,3-DPGは赤血球代謝の最終産物である．この濃度は高所での慢性低酸素や，慢性肺疾患により増加する．

（8）貧血

血液100mL中のヘモグロビン量が女性で11g以下，男性で13g以下だと貧血とされる．男女とも10g/100mL以下になると頭痛やだるさ，息切れやめまいなどが起こる．酸素運搬能の低下に直結するので，持久的運動時にはパフォーマンスの低下を引き起こす．

貧血は，赤血球に含まれるヘモグロビンの量が減ることであり，以下の原因が挙げられる．①鉄欠乏性貧血（貧血のほとんどを占める．鉄の不足によりヘモグロビンの合成が低下．女性に多い），②再生不良性貧血（骨髄の造血幹細胞の機能低下で血液の産生不十分），③巨赤芽球性貧血（ビタミンB₁₂や葉酸の不足で赤血球の増殖に異常），④溶血性貧血（赤血球の破壊）．貧血は女性に多いこともよく知られる．パフォーマンスを維持するためにも，早めの治療・改善が必要である．

なお，長時間起立していた際や，運動後に起こる立ちくらみは，脳貧血と呼ばれる．こちらは循環系の一過性の不調によって起こるものであり，必ずしもヘモグロビン量の低下と関連するものではない．

課題

1. ヒトの肺容量について説明せよ．
2. 肺胞と組織における酸素と二酸化炭素のガス交換についてそれぞれ説明せよ．
3. 外呼吸は何に依存して変化するかを述べよ．
4. ヘモグロビンの酸素解離曲線が有する3つの生理的利点を説明せよ．

［参考文献］
1）バーンRMほか編，坂東武彦，小山省三監訳（2003）：カラー基本生理学．西村書店．
2）本間研一監修（2019）：標準生理学．第9版，医学書院．
3）二宮石雄，安藤啓司，彼末一之ほか編（2013）：スタンダード生理学．第3版，文光堂．
4）マッカードルほか著，田口貞義，矢部京之助，宮村実晴監訳（1992）：運動生理学〜エネルギー・栄養・ヒューマンパフォーマンス．杏林書院．
5）West JB著，笛木隆三，小林節雄訳（1989）：呼吸の生理．第2版，医学書院．

2. 循環系

（1）循環系の機能

循環系は図5-8に示すように，血液を心臓から動脈を介して末梢の臓器や組織へ供給する動脈を中心とする高圧系と，血液を末梢から静脈を経て心臓に還しつつも貯蔵している低圧系とに分けられる．普段計測する血圧は，このうち高圧系に相当する動脈圧である．

高圧系である動脈の血圧は拍動毎に80mmHg程度と120mmHg程度を上下する．左心室が収縮し，血液が左心室から大動脈に拍出される時に生じる圧力を，収縮期血圧（最高血圧）と呼ぶ．拍出された血液の一部は大動脈を押し広げてその部位に貯留する．貯留した血液は，左心室の拡張時

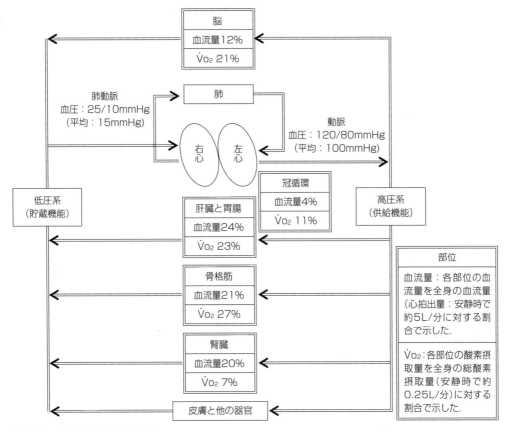

図5-8　心臓血管系の模式図
　　左心室から駆出された血液は，120/80mmHg程度の動脈を通って，各臓器へ届けられ，低圧
の静脈を戻ってくる．心臓と動脈とは並列つなぎでつながっている．
（ジルバーナグルSほか著，佐久間康夫監訳（2005）：カラー図解よくわかる生理学の基礎．メディ
カル・サイエンス・インターナショナル.）

に，大動脈の弾性による収縮で末梢の動脈に押し
流される．そのため，心臓が収縮していない時で
も血圧は0mmHgまで低下しない．心臓の拡張期
に生じる圧力を拡張期血圧（最低血圧）と呼ぶ．
平均血圧とは（収縮期血圧−拡張期血圧）÷3＋拡
張期血圧で簡易的に評価できる．
　循環系を理解する上で重要な式を2つ挙げてお
く．
　動脈圧＝心拍出量×総末梢血管抵抗（式1）
　末梢血流量＝還流圧÷末梢血管抵抗（式2）
　式1のうち，動脈圧は平均血圧である．心拍出
量＝心拍数×1回拍出量であり，左心室から毎分
当り駆出される血液の量である．式1, 2ともに，

オームの法則，電圧＝電流×抵抗を血液に当ては
めたと気づけば理解しやすい．
　式2の還流圧とは，血流を引き起こす正味の圧
力差（多くの場合，動脈圧−静脈圧）である．後
述のように，心臓位での静脈圧は3mmHg程度で
あり，動脈圧に比べて非常に低い．還流圧として
は無視できる程度である．ところが，立位であれ
ば心臓から足までの血液の重量が足の血管に余分
に負荷される．心臓が高さ1mにあると仮定する
と，1,000mmH2O，すなわち73.6mmHgの圧力が，
心臓から足までの血液の重さとして加わる．した
がって，足部の動脈圧が200mmHgであっても，
静脈圧を考慮した還流圧を評価しないと，末梢循

環を評価できない．一方，心臓よりも上部にある組織では，動脈圧が低下するので，それを考慮しなければならない．さらに，脳のように頭蓋骨に囲まれている組織では，還流圧＝平均血圧－頭蓋内圧で表されるように，部位の特異性を考慮する必要もあるので，注意が必要である．

　なお，血流量とは時間当りに血液が流れる（血流）量のことを，血液量とはある時点にある場所に存在する血液の量のことを指すので，留意されたい．

　血液の大半は静脈内にある．静脈は動脈の20倍も伸展しやすいので，血液が容易に貯留する．その結果，総血液量（体重の約7％）の約8割が低圧系（静脈，右心，肺血管）にある．静脈の高い伸展性は，心臓へ戻る血流量（静脈還流量）を維持しにくくする原因であり，循環系の機能にとって短所である．なぜなら，静脈還流量が減ると，心臓のポンプ機能を維持できないからである．ポンプが駆動するためには，そこに入ってくる血液が必要である．一方，出血時に必要な血液を補うための貯蔵の役割を静脈が果たしていることは利点である．

　循環系は，心臓を中心とした中心循環と，その他の部位である末梢循環とのバランスによって制御されている．心臓を中心に全体として捉えるならば，動脈圧を維持することが第一義である．一方，末梢循環を中心に捉えるならば，末梢血流量を維持することが第一義である．例えば運動時に末梢血流量を増加させるために，活動筋の末梢血管抵抗を大きく下げると，総末梢血管抵抗の低下に伴い血圧が低下する（式1）．すると，還流圧が低下して各組織の血流量が低下してしまう（式2）．そこで　心拍出量を上げ，また活動筋以外の部位では血管抵抗を上げて，動脈圧を元に戻そうとする．

　動脈圧の調節に見られるような，通常の設定値近辺に値を戻そうと制御する仕組みをネガティブフィードバックと呼ぶ．また，後述の血圧を一定に保とうとする働き（圧受容器反射）は，ホメオスタシスの代表例として挙げられる．

表5-1　適切な血流の役割

栄養素（糖など）や酸素の供給
代謝産物（二酸化炭素や乳酸）の除去
組織内のイオン濃度の維持
ホルモンや物質の運搬
免疫系物質の運搬
皮膚血流の調節による体温調節
組織の形状維持

（Hall JE著，石川義弘，岡村康司，尾仲達史ほか総監訳（2018）：ガイトン生理学．原著第13版，エルゼビア・ジャパンより引用改変）

　循環系を，水道に例えると理解が容易になろう．水道局にあたる心臓で血液を送り出し，上水道（動脈）を通して水道の蛇口に達する．この中では圧力が一定に保たれているため，蛇口（細動脈）を開ければ必要な水（血液）が供給される．運動時に筋肉が血液を必要とするならば，蛇口を開けて血流を供給する．他の部位では蛇口を閉めて，血圧を維持する．このように，上水道（動脈）の圧力を一定にし，末梢の血流を蛇口（細動脈）で調節する．一方，静脈は下水から貯水ダムに例えることができる．動脈と違って水道局（心臓）へ血液を戻す力が弱い．そこで，静脈には弁を付けて静脈血の逆流を防ぐようにしている．

　呼吸循環系を全身の機能として理解するならば，循環系は肺循環で取りこんだO_2を体循環に渡して，体循環から肺循環を介してCO_2を排泄することが主要な役割である．加えて，循環系は表5-1に挙げるような役割を末梢では担っている．ヒトに特有な点は，皮膚血流量の増大に伴い，皮膚からの放熱を増大できることや大量の発汗が可能なことであろう．ヒトの循環系がその一端を担う結果であり，運動時には他の生物種を凌駕する優れた放熱機構として働く．

（2）循環系の構成

　循環系は体循環と肺循環という2つのシステムで構成された並列つなぎの回路である（図5-8参照）．並列つなぎなので，静水圧の影響を無視す

れば，全身の動脈圧は等しくなる．体循環では左心室から駆出された血液は，上行大動脈を通して送り出され，分岐した大動脈を介して各臓器へ分配される．臓器内で分岐した動脈は細動脈，毛細血管となる．細動脈は血管の収縮・拡張によって抵抗を大きく変えて血圧や血流の調節に関わり，抵抗血管と呼ばれる．毛細血管は臓器・組織での物質の交換を行う．その後，毛細血管は細静脈から静脈へと集合し，右心房へ戻る．一方，肺循環は右心室から出て，肺でのガス交換を経て，左心房へと戻る循環である．ここは1．呼吸の項で概観した通りである．

　動脈から静脈に血流が直線的に流れていかない器官もある．血液は体循環を流れる際に各臓器を1回流れるものの，腎臓では糸球体と尿細管の2カ所を流れる．これは前者で血液をろ過し，後者でろ過液から必要な物質を再吸収するための構造である．消化管へ血液を供給する動脈（上腸間膜動脈など）では臓器の毛細血管を通った後，門脈から肝臓へ合流し，その後肝静脈へ流れる．ここでは消化管で吸収した栄養素や有害物質を肝臓で蓄積・処理する．ただし，直腸以降の消化管の毛細血管は門脈を経由せず直接静脈へつながっている．そのため，座薬の成分は肝臓での処理を経ずに静脈中に流れ込む．

（3）心臓の構造と電気的変化

　ヒトの心臓は2心房2心室である．その重量は300g程度であり，図5-9のような構造をしている．心臓は収縮のための信号を伝導する特殊心筋（洞房結節，房室結節，ヒス束，左・右脚，プルキンエ線維）と，収縮力を発揮する固有心筋（心房筋，心室筋）からできている．心臓全体は，心嚢と呼ばれる袋に納められている．これは心臓壁の過伸展を防ぐ．血液の逆流を防ぐため，右心房と右心室の間には三尖弁，右心室出口には肺動脈弁，左心房と左心室の間には僧帽弁，左心室出口には大動脈弁がある．

　心臓を収縮させる信号の発生源は，右心房そばにある洞房結節である．ここには交感神経と副交

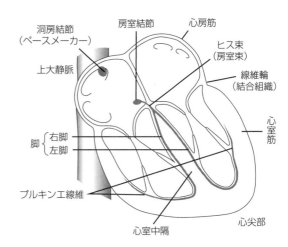

図5-9　心臓の構造と刺激伝導系
（二宮石雄，安藤啓司，彼末一之ほか編（2002）：スタンダード生理学．文光堂．）

感神経の線維末端があり，心拍数を調節する．交感神経活動が心拍数を上昇させ，副交感神経が心拍数を低下させる．ただし，両神経からの調節がなくとも100拍／分程度のリズムで心臓は自律的に拍動する．心臓の自律拍動の発生源は洞房結節にあるペースメーカ細胞である．心拍数の変化はこのペースメーカ細胞の興奮頻度の調節によって生じる．

　洞房結節で生じた興奮は心房と心室の間にある房室結節へ伝わる．興奮は房室結節を0.1秒程度の時間をかけて伝わる．ここで少しの時間遅れがあることによって，心房の収縮の後に心室の拍動が起こり，同時に拍動することが避けられている．その後ヒス束を経由して，興奮は左脚および右脚へ分岐する．そして，心室に広く分布するプルキンエ線維を興奮させて，心室を収縮させる．

　一連の興奮の伝播システムを刺激伝導系と呼ぶ．この伝導系によって，心房筋がまず収縮し，血液が心房から心室へ駆出されるのを待って，心室が収縮する，というリズムが成り立つ．

（4）心電図

　刺激伝導系の電気的変化は心電図として体表面から記録できる．記録方法の詳細や診断について

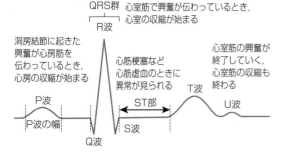

図5-10　正常心電図の波形
生理機能との関係を示した.
（二宮石雄，安藤啓司，彼末一之ほか編（2002）：
スタンダード生理学．文光堂より引用改変）

は心電図に関する書籍を参照されたい．以下の例
は，体表面の右心房側にマイナス極を，左心室側
にプラス極を付けた際の記録を例に説明する．

　正常心電図を図5-10に示した．最初の低い波
をP波と呼ぶ．これは洞房結節の興奮が心房筋を
伝わる際に生じ，心房の収縮開始を示す．

　次に下向きのQ波，最も大きなR波，それに続
いてS波が観察される．まとめてQRS群と呼ぶ．
この最も大きな心電図波形は，興奮がヒス束を介
して心室全体へ伝わる際の電気的変化を示す．通
常，心拍数はR波と次のR波との間隔（RR間隔）
から測定する．心拍数（拍／分）＝ 60,000 ÷ RR間
隔（単位ms）となる．

　その後にT波が観察される．これは心室全体が
電気的に収縮前の状態に戻る再分極の過程に対応
する．

　異常波形は，上記の波に対応した心臓内での異
常を示している．例えば運動時のモニター中に気
をつけねばならないST部の低下は心室の虚血を，
QRS群の幅が広かったりする場合は脚ブロック
（心室伝導に時間がかかる）を，正常波形とは異
なりR波と同程度に大きな波形は心室性期外収縮
を示している．

（5）血管の構造

　循環系は心臓から毛細血管まで全てが繋がって
いるものの，部位によって血管の構造は異なる．

血管は内側から内膜，中膜，外膜の3層に分けら
れる．大きな動脈では外膜が発達している一方で，
毛細血管は内膜のみである（図5-11）．

　血液と直接触れる内膜の部位は内皮細胞で覆わ
れている．この厚さは1μm程度と薄いので，毛
細血管を物質が容易に透過する．また，血液が流
れる際に内皮細胞との摩擦で生じるずり応力は血
管拡張作用を生じる．ずり応力は内皮細胞に作用
して一酸化窒素（NO）を産生する．NOがすぐ
外側を取り囲む血管平滑筋を弛緩させて血管拡張
を起こす．内皮細胞はNO以外にもさまざまな物
質を産生し，これらは血管の緊張度の調節だけで
なく，多くの生理作用を有する．

　中膜には血管平滑筋と弾性線維が存在する．血
管平滑筋は，収縮すると血管径を小さくし，血管
抵抗を上昇させて血液を流れにくくする．平滑筋
は細動脈に多いため，この部分の血管は血管抵抗
を変えることによって，血液の分配に大きく影響
する．弾性線維は大動脈壁の約40％を占め，血
管が細くなるにしたがって割合が少なくなる．弛
緩した状態の1.5倍程度まで引き伸ばすことがで
き，また容易に元の形に戻る．

　外膜は結合組織と膠原線維からなる．膠原線維
はコラーゲンから構成されて，引く力に強く，ま
た組織に柔軟性をもたらす．

（6）動脈から静脈に至る様々な血管

　血管は部位によって，必要となる機能に応じて，
異なる構造をしている（表5-2）．動脈は，高圧
に耐えられるよう壁が厚い．収縮期に拍出された
血液を蓄え，拡張期に放出することで，脈動を維
持する働きがある．一方，静脈は伸展性が高く，
血液が貯留しやすい．弁によって，逆流を防いで
いる．

　血管の部位によって，血流速度，総横断面積お
よび血圧が異なる（図5-12）．心臓収縮期には血
液が押し出されるので血流速度は速く，心臓拡張
期には遅い．1拍動内の血流速度を平均した平均
血流速度は，大動脈で20cm／秒程度であるものの，
毛細血管では0.03cm／秒まで低下する．これは，

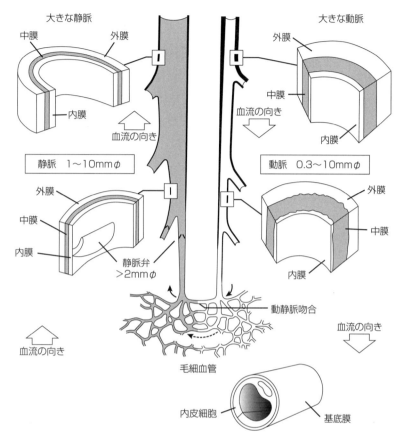

図5-11　血管の模式図

（二宮石雄，安藤啓司，彼末一之ほか編（2002）：スタンダード生理学．文光堂．）

表5-2　血管の種類

	内径	血管壁の厚さ	特徴
大動脈	25	2mm	弾性に富み，弾性血管と呼ばれる
分配動脈	0.3〜10mm	1mm	臓器まで血液を分配する
細動脈	30μm	20μm	血管抵抗が大きい
毛細血管	4〜8μm	1μm	物質交換に適した薄い構造
静脈	5mm	0.5mm	血管壁が薄い，弁がある

毛細血管の総断面積が非常に大きくなることに起因する．動脈が分岐すると血管1本の径は小さくなる一方，総面積は増える．血管総断面積と平均血流速度との積は血流量となるので，心臓から拍出された一定の血流量が流れるためには，総断面積の広い個所ではその速度は遅くて済む．

（7）血圧とは

　血圧とは血液が血管壁を押す力を単位面積当たりで表すものである．通常は，動脈圧を指す．血圧は前述の式1，すなわち心拍出量×総末梢血管抵抗である．水道のホースに水を流すときに，蛇口を開ければその先のホースは張りつめる．循環系ならば，心臓が送り出す血液の量が増加すれば，

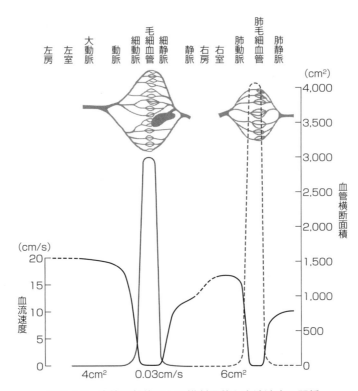

図5-12 血管の部位ごとの横断面積と血流速度の関係
（二宮石雄，安藤啓司，彼末一之ほか編（2002）：スタンダード生理学．文光堂．）

血圧が高くなる．一方，ホースを押えつければホースは張り詰めるが，それより後ろの水の通りが悪くなる．すなわち，血流量が多くなる，あるいは末梢血管の抵抗が増加すると，血圧が高くなる．そして，血管抵抗が増えた部位以降の血流量が低下する．

　左心室では心臓拡張期には左心房から血液が流れ込む際に0mmHgまで血圧が低下する（図5-13）．毛細血管部では，血管の総断面積が大きく，血管抵抗が低いため，血圧が低下する．各部位の血圧は動脈圧を示す式と同様に，血流×血管抵抗で表される．図中では血流は心臓から駆出された血液の総量なので，一定量である．したがって，血管抵抗が低い部位では血圧が低くなる．静脈でも血圧は2〜3mmHg程度と低いので，静脈の血液は心臓に戻ることが容易ではない（後述の筋ポンプ作用参照）．

　図5-13では，同じような血管であれば，同じ

血圧となることが示されている．これは心臓と血管の高さが同じであることが前提である．実際には，静水圧の影響があるので，姿勢や部位が異なると血圧は異なる．

　右心室から駆出された血液が肺胞へ到達する際の平均動脈圧は約15mmHgである．体循環における動脈圧100mmHgと比較すると非常に低い．肺循環では，肺胞の面積が広いことに伴い毛細血管の総断面積が大きいことに起因する．右心室から駆出される血液量は，左心室からのそれと同じであるにも関わらず，肺では総血管抵抗が非常に低いので，血圧が低くなる．

　メタボリックシンドロームの基準としても用いられる高血圧とは，血圧が正常範囲よりも高く維持されている状態である．表5-3に日本高血圧学会が定めた高血圧の基準を挙げた．高血圧の中高齢者が運動をする場合には，留意が必要である．

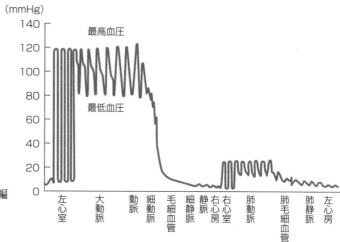

図5-13　血管の部位ごとの血圧
（二宮石雄，安藤啓司，彼末一之ほか編
(2002)：スタンダード生理学．文光堂.）

表5-3　日本高血圧学会による高血圧の基準（診察時の血圧）
　　　自宅で測る家庭血圧では，診察室よりも5mmHg低い基準である．

	収縮期血圧(mmHg)		拡張期血圧(mmHg)
至適血圧	＜120	かつ	＜80
正常血圧	＜130	かつ	＜85
正常高値血圧	130-139	かつ/または	85-89
Ⅰ度（軽症）高血圧	140-159	かつ/または	90-99
Ⅱ度（中等症）高血圧	160-179	かつ/または	100-109
Ⅲ度（重症）高血圧	≧180	かつ/または	≧110
収縮期高血圧	≧140	かつ	＜90

表5-4　末梢の血流が不足して起こる不具合

脳	意識障害，死	1分以内で障害．不可逆的
冠状動脈	循環障害，死	1分以内で全身にも影響
骨格筋	運動継続困難	重篤なら1分以内で運動継続不可
皮膚	熱中症	暑熱環境では10分以内
腎臓	代謝産物蓄積	時間・日単位で障害
消化管	感染への耐性低下	日・月単位で障害
眼底	視覚機能の低下	1分以内で障害
生殖器	生殖不能	個人を超えて種の存続への弊害も

（林直亨 (2008)：循環器機能．熊谷秋三編：健康と運動の疫学入門，
医学出版，pp65-75より引用改変）

（8）循環系の調節

　末梢の血流不足が起こると表5-4のような不具合が起こる．これらを避けるため，心臓のポンプ機能を中心とした中心循環と，末梢血管を中心とした血流分配の調節機能の結果である末梢循環と

が維持されている．

　生体にとっては，血圧を一定にすることが非常に重要である．特に，脳は動脈圧が低下すると，短時間で機能障害を起こす．また，動脈圧を一定にすることで，末梢血流の調節を，血管の収縮・

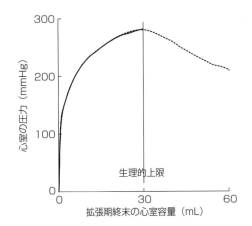

図5-14　イヌの心臓拡張期終末の心臓容量と，発揮される心室の圧力との関係
生理的範囲内では，心室容量増加に伴い心室圧（すなわち発揮筋力に近似する）が増加する．生理的範囲を超えると圧は低下する．（著者作図）

拡張のみで行うことができる．心拍数は簡便な指標なので，重視してしまうものの，生体にとっては心拍数を一定に保つことの重要性はほとんどない．生体が保つべき指標は血圧であり，心拍数はその制御に利用されるに過ぎない．

　以下では，動脈圧と末梢血流を維持するために，どのような調節が行われているのかについて述べる．

1）心臓の調節

　心臓が血液を駆出する量と強さが，中心循環の決定因子である．心臓から駆出される1分間当たりの血液量である心拍出量は先述のように心拍数×一回拍出量で表される．この調節には大きく分けて，内因性と外因性とがある．前者は心筋自体に備わった基本的な収縮特性であり，後者は神経，ホルモン，薬物などの外部からの刺激に対する反応である．

A．内因性調節

　主に前負荷，後負荷で説明される．収縮前に心筋がより伸びると，収縮力が強くなる．これをStarling効果と呼ぶ（図5-14）．心臓が収縮する直前（拡張期末期）にかかる前負荷が大きければ，心室容積が大きくなり，心筋が引き延ばされる．その結果，Starling効果によって心筋はより強く

収縮し，多くの血液を駆出する．前負荷が大きいほど心臓が駆出する血液の容量が増えるという意味で，前負荷のことを容量負荷とも呼ぶ．前負荷を規定する要因は，静脈還流量すなわち静脈から右心房に戻る血液量と，心房の収縮力である．これらが高まれば拡張期末期の心室内血液量は増大し，一回拍出量は増加する．

　一方，後負荷とは，心臓が収縮を開始した直後にかかる負荷のことであり，左心室では大動脈圧（血圧）を，右心室では肺動脈圧を指す．心室はこれらの血圧にうち勝って血液を駆出するという意味で，後負荷を圧負荷とも呼ぶ．後負荷，すなわち大動脈圧の増加は，一回拍出量を減らす作用を有する．

B．外因性調節

　神経性調節は，自律神経である交感神経と副交感神経によって行われる（図5-15）．脳幹内の血管運動中枢から脊髄を介して交感神経が心臓の活動を亢進させる．交感神経の節後線維からノルアドレナリンが出て洞房結節や心室へ作用すると，心拍数が上昇し，収縮力が増加する．心拍数の調節作用を変時作用，収縮力の調節作用を変力作用と呼ぶ．一方，副交感神経活動が増加すると神経末端から放出されたアセチルコリンが洞房結節に影響して，心拍数が低下する．副交感神経は心室を支配していないため，直接的な変力作用はない．

　ホルモンによる調節としては，交感神経の刺激によって副腎髄質から分泌されるアドレナリンが挙げられる．アドレナリンは，血液を介して心臓の洞房結節に到達すると，心拍数を増加させ，心臓収縮力を高める結果，心拍出量を増加させる．この作用は強力であるものの，血中を循環した後の作用なので，瞬時の調節には貢献しない．

　静脈還流量が低下すると，上述の調節機序が働いても，十分な心拍出量を確保できない．そこで，起立時や運動時には，筋の収縮と弛緩のリズミカルな繰り返しによって静脈血を心臓に還流させ，静脈還流量を促進する作用が起こる（図5-16）．これを筋ポンプ作用と呼ぶ．筋収縮に伴って静脈が押しつぶされると，逆流を防止する弁がある静

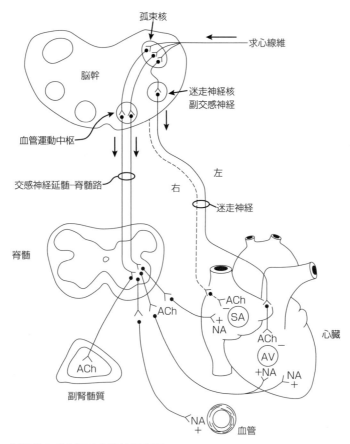

図5-15　心臓および血管の自律神経支配
　　　求心線維（図右上）による主に圧受容器からの入力が，脳幹（延髄）で処理され，交感
　　　神経と副交感神経とを介して心臓，血管および副腎髄質へ入力する．─＜●─はシナプ
　　　スを示す．
　　　SA：洞結節，AV：房室結節，NA：ノルアドレナリン，ACh：アセチルコリン
　　　（井上通敏，多田道彦（1991）：心臓と末梢血管の神経性調節．メディカルトリビューン．）

脈では血液が逆流できず，血液は右心房方向へ移
動する．筋が弛緩すると，つぶされていたスポイ
トが元に戻るように血液を吸い上げ，血液を右心
房へ戻す力になる．

2）血管の収縮・拡張の調節

　末梢血管への血流配分を調節しなければ，臓器
の血流量と血圧を適切な値に調節することは難し
い．心臓機能の調節のみでは必ずしも十分ではな
い．この調節には，血管の中膜にある平滑筋が主
に関与している．血管平滑筋の収縮は，交感神経，
局所性，ホルモンによるもの，の3つによって行
われる（図5-17）．

　A．交感神経：延髄の昇圧領野が興奮すると，
交感神経の末端からノルアドレナリンが放出され
る．これが血管平滑筋のα受容体と結合すると，
平滑筋のカルシウムイオン濃度が上昇して平滑筋
が収縮し，血管が収縮する．顔面など一部の器官
では，副交感神経がアセチルコリンを放出し，こ
れが血管内皮細胞のNO産生を刺激して，血管拡
張を起こす．こうした例外はあるが，主に交感神
経による血管収縮が血管の神経性調節を行ってい
る．

　B．局所性の調節：自己調節と代謝性反応の2
つに分けられる．自己調節は，血圧がある範囲内

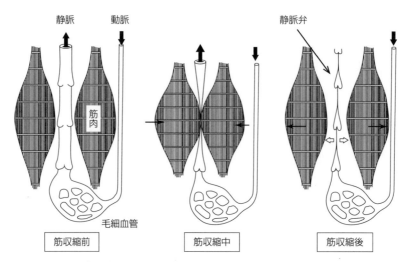

図5-16　筋ポンプ作用
　　筋収縮時に，高まった筋内圧により血管が押しつぶされる．静脈には弁があ
　るので，心臓方向のみへ血液が押し出される．筋収縮後には，つぶされた血
　管がもとに戻る力によって，スポイトで吸われるように血液が吸い込まれる．
　（Rowell LB. (1993): Human cardiovascular control. Oxford University Press
　より引用改変）

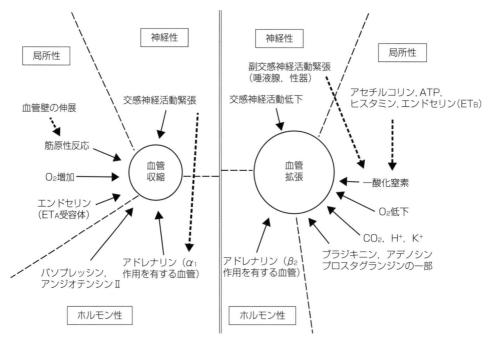

図5-17　血管収縮（左）と血管拡張（右）に関与する神経，局所性，ホルモン性の調節
　　（ジルバーナグルSほか著，佐久間康夫監訳（2005）：カラー図解よくわかる生理学の基礎．メ
　　ディカル・サイエンス・インターナショナル．）

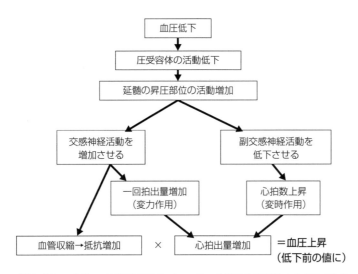

図5-18　立位への姿勢変化によって，血圧低下が起きた際に瞬時
　　　　に血圧を戻す仕組み

で変化しても，臓器の血流量を一定に保とうとする血管本体の機能である．これは，血圧の上昇に伴う血管拡張に反応して，血管が収縮して血流を一定に保とうとする作用（筋原性反応）や，酸素欠乏に伴う血管拡張である．一方の局所の代謝性反応では，CO_2，H^+，ADP，アデノシンといった代謝産物が局所で増加して血管拡張を起こす．また，発痛物質であるブラジキニンや炎症を起こすヒスタミンのような物質も局所での血管拡張を起こすものの，極めて局所的であることから，作用は限定的である．

　C．ホルモン等による液性調節：交感神経は副腎髄質に作用して血中のアドレナリン濃度を上昇させる．これによってα受容体の作用で血管収縮が起こり，また心拍出量が増加する作用も加わって，血圧が上昇する．一方，骨格筋や冠状動脈ではアドレナリンがβ_2受容体に作用して血管拡張が起こる．これらは運動や緊張に伴う合理的な応答と考えられる．

（9）姿勢変化時の循環系の調節（圧受容器反射）

　ヒトは臥位，座位および立位を含む急激な姿勢変化を頻繁に行う．特に立位へ変化する際には，重力の影響により下半身に血液が貯留しやすくな

り，静脈還流が低下するので，血圧が低下しやすい．起立に伴う血圧変化を瞬時に調節しないと，失神を起こす．

　姿勢変化に伴い，神経性の循環調節が瞬時に行われる．左右の頸動脈と大動脈とに存在する圧受容器は，常に動脈圧を感知している（実際は血管径の変化を感知している）．この情報は脳神経を介して延髄へ送られる．動脈圧の低下が感知されると，交感神経活動が亢進し，その興奮は心臓の心拍出量を増加させ，血管を収縮させる．これらの作用によって，血圧を瞬時に元に戻し，安定させる（図5-18）．このような，短時間の血圧変化を圧受容器からの情報に従って元に戻す調節を，圧受容器反射と呼ぶ．短時間で強い調節力を有する調節機構である．

　とはいえ，暑熱環境下で，長時間起立しているような場合には，圧受容器反射だけでは血圧を維持できず，その結果失神を起こすことがある．暑熱下では，皮膚からの放熱と発汗を促すために皮膚血管が拡張しており，血圧が低下しやすい．また，起立姿勢を維持していると，筋ポンプ作用が機能しにくく，静脈還流を維持しづらくなり，心拍出量を維持できない．両者の結果，血圧が低下し，脳血流量が減少して，失神することを（起立

性）脳貧血と呼ぶ．暑熱下での長時間起立は避けることが望ましい．

（10）脳循環と冠動脈の特徴

　脳へは，左右の内頸動脈と椎骨動脈の4動脈から形成されるWillisの動脈輪から血液が供給される．内頸動脈には分岐直前に圧受容器がついており，その情報をもとに動脈圧が一定に保たれている．

　脳循環の特徴として，①自己調節，②CO2に対する強い感受性，③血液脳関門が挙げられる．眼底循環の一部にも同様の機構が観察される．上述のように圧受容器反射が機能しているものの，この調節が十分でない場合には，自己調節によって脳血流量が維持される．動脈圧がおよそ60〜140mmHgの範囲で脳血流量がほぼ一定に保たれる．

　PCO2の低下に伴って血管収縮が起こるので，脳血流量は低下する．必要以上に呼吸を行うと，過呼吸を起こすことは先述した．

　体内の多くの血管では，血中から細胞間質液への物質の通過は容易である．一方，脳の血管には，視床下部などの例外を除いて，血管脳関門があり物質の通過を制限する．血液から間質液への水や酸素，二酸化炭素の通過は容易であるものの，タンパク質や脂溶性でない高分子物質の通過はほとんどなく，ナトリウム，カリウムなどの電解質の通過はわずかであり，グルコースの通過も速やかではない．

　冠動脈にも自己調節が備わっている．PCO2，水素イオン，乳酸などの増加やPO2の低下といった代謝亢進に伴う物質によって血管拡張が起こる．

　多くの動脈は，枝分かれしたその先で結合し，再度枝分かれするような構造を有している．動脈のどこか1カ所が詰まっても迂回路がある．ところが，冠動脈と脳の動脈のみは枝分かれしたら再び結合することがない．したがって，脳と心臓では血管のどこかがつまるとその先には血流が行かなくなり，組織が壊死してしまう．これを心筋梗塞，脳梗塞と呼ぶ．

課　題

1．血圧，血流量，血管抵抗の関係について説明せよ．
2．大動脈から静脈までの血管の部位別の特徴について，血圧の変化とともに述べよ．
3．心拍出量を調節するために心臓で行われている制御について説明せよ．
4．前負荷，後負荷を説明せよ．
5．姿勢変化時における血圧制御の仕組みを説明せよ．
6．血管の収縮・拡張の仕組みを説明せよ．

[参考文献]
1）Hall JE著，石川義弘，岡村康司，尾仲達史ほか総監訳（2018）：ガイトン生理学．原著第13版，エルゼビア・ジャパン．
2）井上通敏，多田道彦（1991）：心臓と末梢血管の神経性調節．メディカルトリビューン．
3）林直亨（2008）：循環器機能．熊谷秋三編：健康と運動の疫学入門，医学出版，pp65-75．
4）本郷利憲，廣重力，豊田順一（2005）：標準生理学．第6版，医学書院．
5）宮村実晴（2010）：運動生理学のニューエビデンス．真興交易医書出版部．
6）村松準（1989）：循環の生理．第2版，医学書院．
7）二宮石雄，安藤啓司，彼末一之ほか編（2002）：スタンダード生理学．文光堂．
8）ジルバーナグルSほか著，佐久間康夫監訳（2005）：カラー図解よくわかる生理学の基礎．メディカル・サイエンス・インターナショナル．

［林　　　直亨］

[2] 運動時の呼吸循環系応答

ヒトは肺から酸素を体内に取り込み，各組織に供給され，細胞内にてATP合成のために代謝・利用される．酸素を1分間あたりに生体内に取り込む量を酸素摂取量（$\dot{V}_{O_2}$, mL/分）という．運動時には，活動筋でエネルギー消費が増大し，ATP合成の需要が高まることから，酸素需要が増大する．運動時の$\dot{V}_{O_2}$を規定する要因として，循環器系要因と呼吸器系要因とがあり，循環器系では，筋などの末梢組織における動脈血と静脈血の酸素濃度の較差と心臓が全身に送り出す血液量が関与し，呼吸器系では，肺の換気量と酸素の拡散容量が関与する．また，運動時には酸素需要の高い活動筋への血流を優先的に分配する応答や心臓から駆出される血液量増大によって生じる血管への圧力の変化といった呼吸循環応答が生じる．

1. 呼吸機能と酸素摂取量（$\dot{V}_{O_2}$）

運動時には活動筋におけるエネルギー産生に見合った酸素の供給と，代謝産物である二酸化炭素の排出が必要となる（ガス交換）．ガス交換に必要な呼吸運動は，横隔膜や肋間筋などの呼吸筋の収縮・弛緩によって行われる．運動時の1分間あたりの換気量（毎分換気量，minute ventilation, $\dot{V}_E$）は，軽〜中強度までは運動強度や$\dot{V}_{O_2}$に比例して直線的に増加し，中強度以上では増加が急峻となる[1]（図5-19）．運動時の$\dot{V}_E$の増大は，呼吸の深さ（一回換気量）と速さ（呼吸数）によって規定されている．安静時では一回換気量は約0.5L，呼吸数は1分間に約15回であり，$\dot{V}_E$は約7.5L/分であるが，最大下運動では一回換気量は約1.0〜2.0L，呼吸数は1分間に約20〜40回であり，$\dot{V}_E$は20〜80L/分まで増加し，また，最大運動時では約2.0L，呼吸数は1分間に約60回であり，$\dot{V}_E$は120L/分程度まで増加する．運動中の$\dot{V}_E$の最大値は最大毎分換気量（$\dot{V}_{Emax}$）といわれ，成人男性でおよそ100〜120L/分，女性でおよそ80〜

100L/分である．徐々に運動負荷が増大する漸増負荷運動時の換気量の増加は，中強度までは一回換気量が主として増加し，強度があがると呼吸数の増大による貢献が大きくなる．中強度以上で見られる急峻な換気量増加のポイントは換気性作業閾値（ventilatory threshold, VT）と呼ばれる．VT以下の強度では活動筋におけるエネルギー産生が主に筋内のミトコンドリアで酸素と脂肪酸・糖などを利用してATPを合成する有酸素性代謝で行われているが，VT以上では筋内のATPやクレアチンリン酸，筋グリコーゲンを酸素を利用せずにATPを合成する無酸素性代謝のエネルギー産生が増加すると考えられている．

換気量の調節には様々なメカニズムが貢献している．脳幹にある呼吸中枢への大脳や各受容器からの多数の入力が統合され，換気量を調節している（図5-20）．運動開始直後から換気量は増大するが，この増加には神経性要因が大きく貢献していると考えられている．大脳皮質運動野や，視床下部運動野からの筋を動かそうとするインパルス

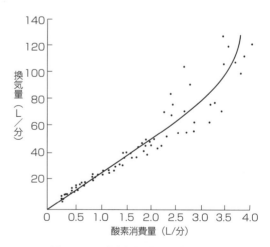

図5-19　酸素摂取量と換気量の関係
(Casaburi R, Storer TW, Wasserman K.(1987): Mediation of reduced ventilatory response to exercise after endurance training. J Appl Physiol 63: 1533-1538.)

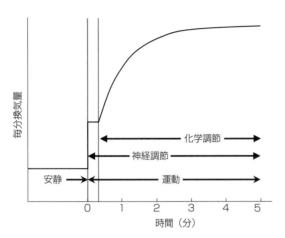

図5-20　ステップ負荷運動時の換気応答

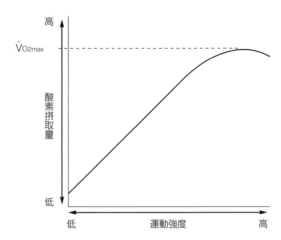

図5-21　運動強度と酸素摂取量の関係

(Saltin B. (1964): Aerobic work capacity and circulation at exercise in man. With special reference to the effect of prolonged exercise and/or heat exposure. Acta Physiol Scand 230 (Suppl): 1-52.)

が，延髄に存在する呼吸中枢をも刺激し，換気量を増加させる経路をセントラルコマンドと呼ぶ．また，活動筋の収縮や関節の動きを感知する機械受容器から呼吸中枢への入力（末梢神経反射）も換気を増加させる要因である．一方，動脈血中の二酸化炭素，カリウム，水素イオン濃度などの体液性要因を感知する化学受容器の代表的なものが頸動脈小体である．運動強度が増加すると体液性要因が大きく変化し，頸動脈小体が刺激され呼吸中枢に信号が入力されることで換気量が増加する．さらに，水素イオン濃度を感知する中枢化学受容器がある．

　肺で取り込まれた酸素は，各組織へ運搬され，栄養素との化学反応によりエネルギーを生成する．そのため，$\dot{V}_{O2}$は以下の式によって求めることができる．

$$\dot{V}_{O2}\ (L/分) = \dot{V}_E\ (L/分) \times 酸素摂取率（%）$$

2. 循環機能と酸素摂取量（$\dot{V}_{O2}$）

　循環機能と$\dot{V}_{O2}$の関係は，一回に心臓から送り出される血液量（一回拍出量，mL/拍），1分間に心臓が拍動する回数（心拍数，拍/分），動脈と静脈に含まれる酸素の量の差分（動静脈酸素較差，mL/mL）の積によって算出することができる．これをフィックの法則という．

【フィックの法則】

$\dot{V}_{O2}$（mL/分）＝心拍出量（mL/分）×動静脈酸素較差（mL/mL）

＝一回拍出量（mL/拍）×心拍数（拍/分）×動静脈酸素較差（mL/mL）

　運動時の酸素摂取量は，運動強度の増加に伴い直線的に増加する[2]（図5-21）．しかしながら，運動強度が増大するにもかかわらず，酸素摂取量の増大が認められなくなり，定常もしくは，低下する状況が生まれる．このときの最大値を最大酸素摂取量（maximal oxygen uptake or intake；$\dot{V}_{O2max}$, L/分）という．$\dot{V}_{O2max}$は体積に影響されるため，体重1kgあたりの酸素摂取量（mL/kg・min）にすると体格の影響を補正し，他者間で比較することができる．$\dot{V}_{O2max}$は，成人男性および女性でおよそ30〜50mL/kg・minである．

　安静時では，心拍数が60〜80拍/分，一回拍出量は60〜70mL/拍であることから，心拍出量は4〜6L/分程度となる．運動時には，運動強度の増加に伴い，心拍数は直線的に増加し，20歳代では最大で200拍/分に達する[3]（図5-22）．一方，一回拍出量は運動強度の増加に伴い，120mL/拍程度（$\dot{V}_{O2max}$の50%程度の運動強度）まで増加

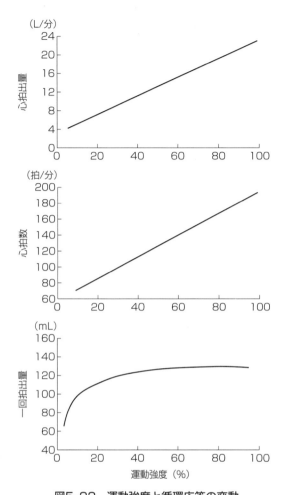

図5-22　運動強度と循環応答の変動
(Åstrand PO, Cuddy TE, Saltin B, et al. (1964): Cardiac output during submaximal and maximal work. J Appl Physiol 19: 268-274.)

するが，それ以上は増加せず，ほぼ定常状態となる[3]（図5-22）．運動時の心拍出量は，心拍数や一回拍出量の増大により直線的に増大し，最大で約25L/分にまで達するが，運動強度が高くなると，心拍数の増大が心拍出量の増大に大きく寄与する．

運動時の心拍数増大には，心臓の副交感神経（迷走神経）活動の抑制および交感神経活動の亢進が関わっており，洞房結節からの拍動リズム増大によって生じている．さらに，副腎髄質から分泌されるアドレナリンとの作用による心拍数増大も関

与している．

運動により増大する一回拍出量の機序は，主に交感神経の興奮と静脈還流量の増大の2つが関わっている．運動時には，心臓交感神経活動の亢進と血中カテコールアミン濃度の増大が左心室の収縮力を増加させ，一回拍出量増大を引き起こしている．次に，静脈還流量の増大は，静脈から心臓へ戻ってくる血液量が増大することで心臓の拡張期末期容量を増大させ，Starling効果によって一回拍出量増大に貢献する．静脈還流量の増大は，運動時の交感神経興奮による血管収縮作用と活動筋の収縮による筋ポンプ作用によって生じている．

3. 血流再分配

運動時には一回拍出量や心拍数により心拍出量が増大することで，活動筋への血液供給を増加させることができるが，運動強度の増加に伴い，活動筋により多くの血液を分配するという応答が生じる[4]（図5-23）．これを運動時の血流再分配という．安静時の心拍出量は約5L/分であり，骨格筋への血液供給は全体の20％程度であるのに対して，低強度運動時の心拍出量は10L/分程度まで増加し，骨格筋などの活動筋への血液供給は，47％程度と安静時の4～5倍以上に分配される．高強度の運動時には，18L/分まで心拍出量が増大し，活動筋への血液分配は70％にまで達する．最大運動時には，心拍出量が25L/分にまで増大し，骨格筋への血液分配は全体の88％程度まで増加する．このように，運動強度が増大するとともに活動筋への血液分配が増大する．この血液分配の増大には，肝臓，腎臓，腸などの腹部内臓へ供給される血液量が安静時の49％から運動時で2％に減少し，その分が活動筋へ移行するという血流分配が主に関与している．また，心臓は，運動によって活動筋ほど劇的に血液分配が増大することはないが，心臓も運動により心筋による筋収縮する回数（心拍数）の増加や拡張・収縮力（一回拍出量）の増加によって血液を全身に駆出する

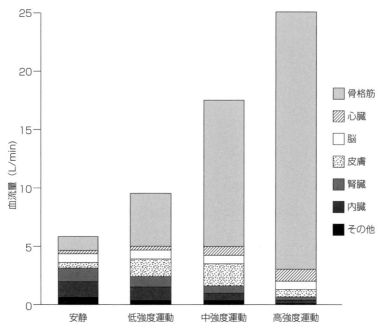

図5-23　運動時の血流分配
（Rowell LB. (1993): Contero of regional blood flow during dynamic exercise. Rowell LB, Ed.: Human Cardiovascular Control, Oxford University Press, New York, pp204–206.）

量（心拍出量）を増大させるといった仕事量が増大する．このことから，骨格筋同様にATP消費が増大することから血液供給が必要となり，運動強度の増大に伴い分配される血液量は増加する．一方，脳に対する血液分配はほぼ一定に保たれているかやや増加するといわれている．

4．血圧

　運動時の血圧は，運動様式，強度によって異なる応答を示す．ダイナミックな運動時の血圧は，運動強度の増大に伴い収縮期および平均血圧が比例して増大する[5]（図5-24）．一方，拡張期血圧は，運動強度の増大に伴いほとんど変化しないか，わずかに低下する[5]（図5-24）．最大運動時の収縮期血圧は，180～200mmHg程度まで増加，平均血圧は120～150mmHg程度まで増加する．ダイナミックな運動時の血圧上昇は，心拍出量の増大が主な要因であるが，非活動筋や内臓臓器の血管

抵抗の増大も関与する．
　一方，静的な運動時の収縮期血圧応答は，掌握運動のような小筋群を使った場合でもダイナミックな運動時の大筋群を使った場合の昇圧応答と同様の応答が認められる[5]（図5-24）．しかしながら，拡張期血圧は，ダイナミックな運動と異なり，掌握運動強度の増大に伴い増大する[5]（図5-24）．また，等尺性筋収縮や等速性筋収縮を用いるレジスタンス運動時の昇圧応答は，ダイナミックな運動応答よりも大きく，収縮期血圧が300mmHg以上，拡張期血圧が200mmHg以上に達する場合がある．これには，筋収縮に伴う動脈血管の圧迫やいきみなどの呼吸停止による腹圧や胸腔内圧の上昇の影響が大きく関わっている．

5．呼吸商

　運動によって消費されるエネルギーは，各組織に供給された酸素と糖質，脂質，タンパク質の栄

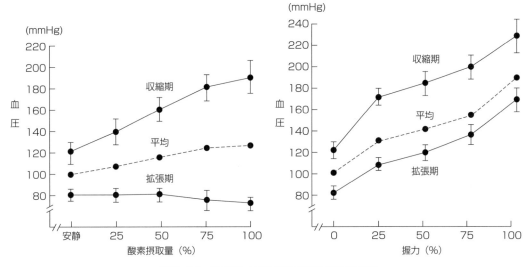

図5-24　動的および静的運動時の血圧応答

（MacDougall JD. (1984): Blood pressure response to resistance, static and dynamic exercise. Fletcher GF, Ed.: Cardiovascular Response to Exercise, Future Publishing Company Inc, Mount Kisso, New York, pp155–173.）

養素を代謝することにより合成される．1分間あたりの酸素摂取量に対して，排出した二酸化炭素の量の比で算出したものを呼吸商（respiratory quotient；RQ）という．

RQ＝二酸化炭素排出量／酸素摂取量

RQによって，運動時のエネルギー合成にどの栄養素をどの程度燃焼したのかを算出することができる．脂質だけを燃焼している場合，RQは0.7，糖質だけを燃焼している場合，RQは1.0である．通常，運動時のエネルギー合成には，主に糖質および脂質が動員されており，タンパク質はエネルギー源としてほとんど利用されていない．実際の生体内において，脂質だけ，糖質だけを燃焼する状態になることはほとんどなく，どちらかが主体となってエネルギー合成のために動員されているというケースが多い．ジョギングのように低強度・長時間の運動を実施した場合，RQは0.7に近づき，脂質燃焼によるエネルギー供給が主体となっており，逆に，高強度の運動になってくるとRQは1.0となり，糖質燃焼によるエネルギー供給が主体となる（表5-5）．

表5-5　呼吸商における糖質・脂質分解の割合

呼吸商	糖質（%）	脂質（%）
0.70	0.0	100.0
0.72	4.8	95.2
0.80	33.4	66.6
0.82	40.3	59.7
0.98	82.7	12.8
1.00	100.0	0.0

6. 酸素借と酸素負債

最大下運動を実施した場合，運動開始直後から筋は収縮することから，その筋収縮に必要なエネルギーを供給するために，酸素需要が増加する．酸素摂取量は，運動開始後に急増し，その後数分以内に，定常状態となる[6]（図5-25）．これは，運動に対して体内の呼吸循環機能が直ちに対応できず，対応できるまでの時間，常にその運動に必要とされる酸素需要量よりも酸素摂取量が下回っていることになり，エネルギー供給が無酸素の状態でまかなわれていることになる．このように，

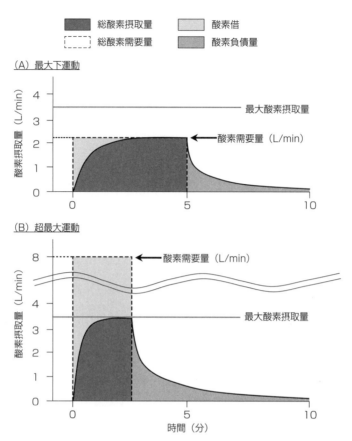

図5-25　最大下（A）および超最大（B）運動時の酸素摂取量，酸素借，酸素負債の関係
（宮地元彦，荻田太（2010）：運動と呼吸．春日規克，竹倉宏明編：運動生理学の基礎と発展，
フリースペース，pp83-102.）

運動初期に見られる酸素の不足分を酸素借とい
う．酸素借は，定常状態の酸素摂取量と運動継続
時間の積により求められた総酸素需要量から運動
中に実測した総酸素摂取量を引いた値である．酸
素借は運動強度の増加とともに増大する．高強度
の運動を継続すると，酸素借の増加が認められな
くなり，頭打ちとなる．このときの最大値を最大
酸素借と呼び，無酸素性エネルギー供給能の指標
となる．

　また，運動終了後，酸素摂取量は低下するもの
の安静時の酸素摂取量よりも高値を示す状態が継
続する．これを酸素負債という．酸素負債は，運
動開始初期に生じる酸素借分を運動終了後に返還
するための酸素摂取量であり，両者の値はほぼ同

等であると考えられてきた．しかしながら，運動
強度が$\dot{V}$O2maxの60％を超えると酸素負債の方の
酸素摂取量が高い値を示すことから，必ずしも酸
素借＝酸素負債とはならない[7]（図5-26）．その
ため，近年では酸素負債ではなく，運動後過剰酸
素消費（excess post-exercise oxygen consump-
tion：EPOC）といわれている．この原因として，
体温の上昇，ホルモン分泌の増大，乳酸の処理な
どによる代謝の亢進などが運動後にも持続される
ことが関与していると考えられている．

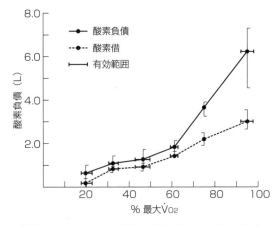

図5-26　運動における酸素借と酸素負債の変動
（Knuttgen HG, Saltin B. (1972): Muscle metabolites and oxygen uptake in short-term submaximal exercise in man. J Appl Physiol 32: 690–694.）

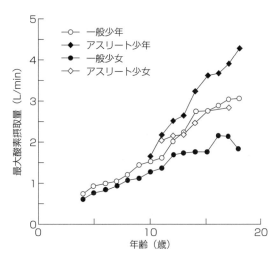

図5-27　発育による最大酸素摂取量の変動
（山地啓司，横山泰行（2001）：民族と加齢からみた $\dot{V}_{O2max}$. 富山大学教育学部紀要（B理科系）38：69–82.）

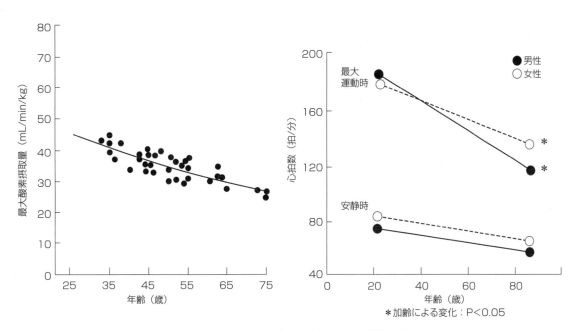

図5-28　加齢による最大酸素摂取量と心拍数の変動
（Lakatta EG. (1993): Cardiovascular regulatory mechanisms in advanced age. Physiological Rev 73: 413–467.）

7. 発育に伴う運動時の呼吸循環系応答の変化

　幼児期から児童期，青年期にかけての発育期に
おいて，肺，心臓，血管などの呼吸循環器の発達や
骨格筋の発育が徐々に高まることから，$\dot{V}_{O2max}$ は
加齢とともに増大する[8]（図5-27）．特にスキャ
モンの発育・発達曲線の一般型が最も著しく変化
する思春期（第二次性徴期：12〜14歳くらい）

に呼吸循環機能も著しく発達する．その一方で，幼児期，児童期の男女において$\dot{V}O_{2max}$の差は認められなかったが，第二次性徴期の影響により，男女差が認められるようになる[8]（図5-27）．

8. 加齢に伴う運動時の 呼吸循環系応答の変化

加齢に伴い，生体の臓器機能は低下するのと同様に呼吸循環機能も低下することから，30歳以降加齢とともに$\dot{V}O_{2max}$は低下する[9]（図5-28）．高齢者において，運動による最大心拍出量および最大動静脈酸素較差は両方とも低下することが知られている．最大心拍出量の低下の原因は，最大心拍数と最大一回拍出量のどちらか，あるいは両方とも減少していることによって生じている可能性が考えられる[9]．最大心拍数は加齢によって減少する（図5-28）が，加齢に伴う運動時心拍数の減少のメカニズムとして，心臓自体の加齢に伴う器質的変化だけでなく，自律神経系の調節機構の変化，つまり，交感神経系刺激による反応の低下が関与していると考えられる．個人差があるが，最大心拍数の加齢変化は以下の式で簡易的に表されている．

最大心拍数（拍／分）＝220－年齢

また，最大一回拍出量においても，加齢による減少が認められる．加齢に伴う運動時の筋ポンプ作用の低下は，静脈還流量を低下させ，左心室拡張期末容量（前負荷）を減少させる．さらに，加齢による末梢血管抵抗の増大，動脈血管の伸展性の低下が左心室から血液を駆出する際の抵抗を上げるため，後負荷を増大させる．この前負荷の減少と後負荷の増大が一回拍出量の低下の原因であると考えられている．

さらに，呼吸機能として，運動時の$\dot{V}_{Emax}$も$\dot{V}O_{2max}$同様に加齢に伴いほぼ直線的に低下する．これには，呼吸運動に関わる筋（肋間筋や横隔膜）の機能低下だけでなく，肺組織や胸部の柔軟性の低下が影響している．

課　題

1. 運動強度と心拍数，一回拍出量，動静脈酸素較差の関係について説明せよ．
2. 運動時の呼吸商の変動について説明せよ．
3. 運動時の血流再分配を説明せよ．

［引用文献］

1) Casaburi R, Storer TW, Wasserman K. (1987): Mediation of reduced ventilatory response to exercise after endurance training. J Appl Physiol 63: 1533-1538.

2) Saltin B. (1964): Aerobic work capacity and circulation at exercise in man. With special reference to the effect of prolonged exercise and/or heat exposure. Acta Physiol Scand 230 (Suppl): 1-52.

3) Åstrand PO, Cuddy TE, Saltin B, et al. (1964): Cardiac output during submaximal and maximal work. J Appl Physiol 19: 268-274.

4) Rowell LB. (1993): Contero of regional blood flow during dynamic exercise. Rowell LB, Ed.: Human Cardiovascular Control, Oxford University Press, New York, pp204-206.

5) MacDougall JD. (1984): Blood pressure response to resistance, static and dynamic exercise. Fletcher GF, Ed.: Cardiovascular Response to Exercise, Future Publishing Company Inc, Mount Kisso, New York, pp155-173.

6) 宮地元彦，荻田太 (2010)：運動と呼吸．春日規克，竹倉宏明編：運動生理学の基礎と発展，フリースペース，pp83-102.

7) Knuttgen HG, Saltin B. (1972): Muscle metabolites and oxygen uptake in short-term submaximal exercise in man. J Appl Physiol 32: 690-694.

8) 山地啓司, 横山泰行 (2001)：民族と加齢からみ
たV̇O2max.富山大学教育学部紀要（B理科系）38:
69-82.

9) Lakatta EG. (1993): Cardiovascular regulatory
mechanisms in advanced age. Physiological Rev
73: 413-467.

［家光　素行］

[3] 運動トレーニングによる呼吸循環系適応

　長期間のトレーニングを実施しているスポーツ選手などは, 高いパフォーマンスを発揮するために呼吸循環器の形態および機能に適応が生じている. 特に持久系能力を必要とする運動の場合, 長時間運動を継続するための酸素供給が必要であることから, 最大酸素摂取量（V̇O2max）が増大している. スポーツ選手におけるV̇O2maxは, 持久能力が必要な種目であるほど高い値を示す[1]（図5-29）. このようにV̇O2maxは, 全身の持久能力を表す指標となる. V̇O2maxが低い者でも持久系のトレーニングを実施すればV̇O2maxは増加し, 持久能力が向上する（すべての人がエリート選手のような持久能力に達することはできない. 選手の能力は遺伝的な影響も関与しているからである）. 高いV̇O2maxを有する持久系鍛錬者は, 非鍛錬者と比較して, 運動時の最大心拍出量の増加や最大動静脈酸素較差のわずかな増加が認められる[2,3]（図5-30）. しかしながら, 最大心拍数にはほとんど差が認められない. これらのことから, トレーニングにより増加したV̇O2maxには, 心臓から駆出される血液量, つまり, 一回拍出量の増大が主に寄与していると考えられる.持久系鍛錬者の心臓は, 多くの一回拍出量を獲得するために形態的・機能的な適応が生じている. 一方, 筋力系能力を必要とする運動種目の場合, V̇O2maxの増大は認められないことから, 呼吸循環機能には持久的トレーニングと異なる適応が生じている. また, 陸上の短距離などの酸素をあまり必要としない短時間の運動種目の場合, 無酸素的なエネルギー供給が行われるため, 酸素の供給のない状態で運動を行うこ

とのできる作業能力指標である最大酸素借は非鍛錬者と比較して高値を示す.

1. トレーニングによる呼吸器の適応

　持久的トレーニングを積んだ持久系鍛錬者の肺の容積といった形態的な要因には, 非鍛錬者と比較して, 差は認められない. また, 安静状態から最大努力での呼吸を行ったときの最大随意換気量（最大自発的換気量）は成人男性で約170L/分であるが, 持久的トレーニングにより最大自発的換気量に差は認められない.

　換気量, V̇Eは一回換気量と呼吸数によって規定されるが最大下の同じ運動強度を実施した場合, 呼吸数はトレーニングによって減少する. 一方で一回換気量は増加するため, 呼吸数が減少しても運動時の換気量は維持できる. 運動時のV̇Eは, 中強度までは, 運動強度に比例して, ほぼ直線的に増加するが, 同じ運動強度の場合, 非鍛錬者と比較して, 持久系鍛錬者の方が中強度以上の運動中のV̇Eが低値を示す（図5-31）. また, 持久系のトレーニングを実施した研究においても, 中強度から高強度の運動においてV̇Eが低下することが報告されている[13]（図5-31）. トレーニングにより運動中の乳酸, カリウム, ノルアドレナリンの血中濃度の増加や体温の上昇は抑制される. これらの体液性因子の応答が, 運動時の換気量調節に関与している頸動脈小体への刺激を低下させるためであり, トレーニングによって生ずる運動時の換気量低下の要因の1つであると考えら

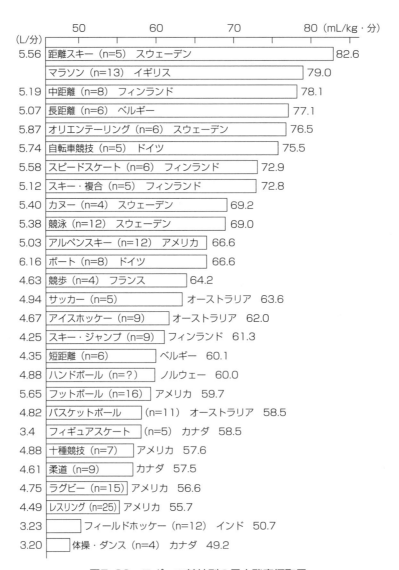

図5-29　スポーツ競技別の最大酸素摂取量
（山地啓司（2001）：最大酸素摂取量の科学．第2版，杏林書院．）

れている．また，呼吸に対する化学感受性が持久的トレーニングにより減弱することから，中枢および末梢の化学受容器における適応もトレーニングによる運動時の換気量低下の要因であると考えられる．

最大運動時での呼吸数はトレーニングによって変化しないため，一回換気量の増加により，$\dot{V}_{Emax}$は増加する．持久系鍛錬者の$\dot{V}_{Emax}$は150〜200 L/分にまで達する．非鍛錬者の運動における$\dot{V}_{Emax}$は100〜120 L/分であることから，$\dot{V}_{Emax}$は最大自発的換気量の60〜70％程度に相当する．そのため，非鍛錬者の運動時の換気能力にはまだ余力があり，エネルギー需要に対応できるガス交換や換気が行えていると考えられる．一方，持久系鍛錬者では，先述したように，最大自発的換気量はトレーニングにより変化しないため，換気能力の余力はほとんどないといえる．そのため，持久系鍛錬者が高強度運動を実施した場合，ガス交

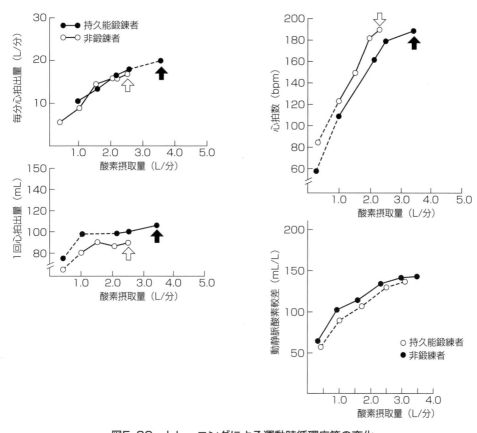

図5-30　トレーニングによる運動時循環応答の変化

（Ekblom B, Åstrand PO, Saltin B, et al. (1968): Effect of training on circulatory response to exercise.
J Appl Physiol 24: 518–528. およびRowell LB. (1993): Contero of regional blood flow during dynamic
exercise. Rowell LB, Ed.: Human Cardiovascular Control, Oxford University Press, New York.）

換や換気がエネルギー需要に対応が間に合わなく
なり，換気不足によりガス交換が制限され，結果
的に末梢の動脈血酸素飽和度の低下，つまり，運
動時誘発性の動脈血酸素不飽和が生じることがあ
る．非鍛錬者の動脈血酸素飽和度は，どの運動強
度の運動時においても安静時の97〜98％が維持
されているのに対して，持久系鍛錬者では，中強
度から最大運動中にかけて90％程度まで低下す
る場合がある．また，持久的トレーニングを実施
した際，$\dot{V}_{Emax}/\dot{V}_{O2max}$によって算出することがで
きる換気当量の低下や運動時誘発性の動脈血酸素
不飽和が認められ，$\dot{V}_{O2max}$の増加に対する$\dot{V}_{Emax}$
の増え幅が少ないといえる．これは，トレーニン
グによって増大するエネルギー需要に見合うだけ

の換気に対する適応が十分でないためと考えられ
る．

2. トレーニングによる心臓の適応

トレーニングを長期間継続して実施した場合，
心臓は機能および形態を変化させる．特に高強度
のトレーニングを行うスポーツ競技選手の中に
は，「スポーツ心臓」と呼ばれる心臓の生理的な
適応現象が生じている．スポーツ心臓（sport
heartあるいはathletic heart）の概念は1899年の
Henschenによってスキーのクロスカントリー選
手から報告されたのが最初といわれている．現在
では，超音波ドップラー・エコー心臓検査法およ

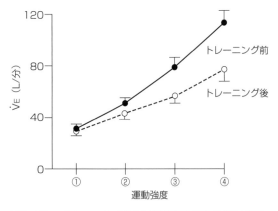

図5-31 トレーニングによる運動時換気応答の変化
①：90%AT ②：AT＋25% ③：AT＋50% ④：
AT＋75% AT: Anaerobics Threshold（無酸素性代謝閾値）
（Casaburi R, Storer TW, Wasserman K. (1987):
Mediation of reduced ventilatory response to
exercise after endurance training. J Appl Physiol
63: 1533-1538.）

び核磁気共鳴画像（magnetic resonance imaging；MRI）法により，非観血的に心臓の形態や機能の評価が行えるようになった[4,5]（図5-32）．スポーツ心臓とは，運動を長期間継続することによって，形態や機能がスポーツを行うのに適した状態に変化した心臓の総称であり，持久系運動と筋力系運動のような異なる運動の様式によってその適応応答は異なることが明らかとなっている．

　陸上長距離選手や水泳選手といった持久系種目では左室拡張期末期径の拡大が，レスリング選手といった筋力系種目では左室後壁や心室中隔の増大が認められ，両者ともに左室重量が増大していることが示されている[4]．このような運動様式の違いによる心臓適応の違いは，運動時に生じる循環調節の必要性によって異なる．すなわち，持久系運動では心拍出量の増加によって生じる容量負荷の増大が，左室拡張期の末期容積の増大や形態変化に伴う機能を維持するための左室壁厚の軽度の増加（遠心性心肥大）を引き起こし，一方，筋力系運動では心拍出量はあまり変化しないが，200〜300mmHg近くまで上昇する血圧によって生じる心臓への後負荷の増大が，左室壁厚の増加

と軽度な左室拡張期末期径の増大（求心性心肥大）を引き起こしているといえる．

　また，持久系運動を行っている者の一回拍出量が多い要因として，左室内腔容積の拡大，軽度の左室肥大による収縮力・収縮率の増大，左心室の拡張・伸展性の増大が重要であると考えられている．さらに，末梢血管抵抗性の減少や活動筋の毛細血管の増加による左心室の後負荷の減少が一回拍出量の増大に貢献しているといわれている．また，安静時および運動直後あるいは運動中の持久系鍛錬者の拡張期左室血液流入速度が非鍛錬者よりも速いことが報告されている．持久系鍛錬者の大きな左室拡張期血液充満は，左心室にかかる前負荷が大きいことを示唆しており，Starlingの法則に従えば，安静時や運動時の一回拍出量の増大に寄与すると考えられる．さらに，スポーツ心臓の特徴として，安静時心拍数が40拍/分以下にまで低下する「徐脈」が生じる．徐脈の機序はまだ解明されていないが，交感神経の活動低下，副交感神経の緊張増加が要因であると考えられている．

　以上の特性をまとめてみると，マラソンやクロスカントリースキーなどの持久系競技選手の適応特性として，一回拍出量の増大，心拍数の低下，左室拡張機能の亢進とともに，左室拡張期末期径の拡大や左室後壁厚の軽度の増加が挙げられる（表5-6）．一方，重量挙げや投てき種目など，筋力系競技選手の心臓の適応特性として，一回拍出量の増大は認められないが，左室収縮機能の亢進とともに左室後壁厚の増加と左室拡張期末期径の軽度な拡大が認められる（表5-6）．

　また，安静時の心臓は，脂質代謝からのエネルギー供給に依存しており（60〜70%），糖代謝が15%，乳酸代謝が5%であり，非常に効率の良い有酸素的なエネルギー供給が行われている．運動選手では心臓の糖代謝が低下，脂質代謝は維持あるいは亢進していることが報告されているが，一致した見解は得られていない．さらに，動物での検討において，持久系運動による心臓のエネルギー供給経路に関連する主要酵素活性が維持あるいは亢進していることが報告され，エネルギー基

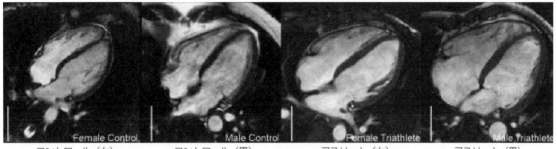

図5-32　スポーツ心臓のMRI画像(心臓の長軸画像)

（Spence AL, et al. (2011): A prospective randomised longitudinal MRI study of left ventricular adaptation to endurance and resistance exercise training in humans. J Physiol 589: 5443-5452.）

表5-6　スポーツ心臓の適応

	持久系運動 （遠心性肥大心）	筋力系運動 （求心性肥大心）
左室後壁厚	↑	↑↑
心室中隔厚	↑	↑↑
左室重量	↑↑	↑↑
左室拡張期末期径	↑↑	→
左室拡張期充満血液量	↑↑	→
一回拍出量	↑↑	↑
心収縮機能	→	↑
心拡張機能	↑	→
心拍数	↓	→

質を供給するために必要な心筋毛細血管はトレーニングにより維持あるいは亢進されることも報告されている．このように，トレーニングにより心臓の機能・形態の適応が生じ，それに見合うだけのエネルギー供給機構の適応も生じている可能性がある．

　実際のスポーツ種目の多くは持久系，筋力系の複合系運動であり，運動による心臓適応現象の境界線の区別がつきにくいのが現状である．近年，持久系アスリート，筋力系アスリート，持久系および筋力系の複合型アスリートにおける心臓の形態的および機能的適応に関する研究（59報）において，1,451名のアスリートを対象としたデータを基にメタ解析を行った結果，非鍛錬者と比較して，いずれのアスリートでも左室後壁厚および

心室中隔厚，左室拡張期末期径はともに有意に増大していた[6]（表5-7）．しかしながら，左室駆出率および左室短縮率，左室拡張能（左室急速血液流入波形／心房収縮波形：E／A比）では有意な差が認められなかった．また，持久系アスリートと筋力系アスリートとの間では，左室中隔厚で有意な差が認められたが，左室後壁厚および左室拡張期末期径は有意傾向であった．すなわち，競技種目によって典型的な心臓の適応現象が常に生じるのではなく，運動強度や運動継続期間などの多くの要因が複数関与していると考えられる．

3．スポーツ心臓と病的肥大心の違い

　高血圧，弁機能不全などで生じる病的肥大心と運動トレーニングで生じるスポーツ心臓では，ともに心臓の形態的な肥大や拡大が生じている．しかし，両者の特性には明らかな違いがある．病的肥大心においては，一回拍出量および心エネルギー供給能の低下や心拍数および心仕事量の増加など，心機能の低下が認められる．一方，スポーツ心臓では，一回拍出量の増大，心拍数の低下，拡張機能の亢進，心エネルギー供給能の維持・亢進など，心機能の亢進が認められる．このように，運動によって生じる遠心性肥大および求心性肥大のどちらのスポーツ心肥大も運動による生理的な適応であり，病的な変化ではないとされている．スポーツ心臓はトレーニングを中止した場合，心

124

表5-7 メタアナリシス解析による持久系，筋力系，複合系アスリートの心臓の形態および機能

	持久系アスリート	筋力系アスリート	複合系アスリート	非鍛錬者	P
左室拡張期末期径 (mm)	53.7 (52.8-54.6) (n=413)	52.1 (50.6-53.6) (n=544)	56.2 (55.2-57.1) (n=494)	49.6 (48.9-50.2) (n=813)	<0.001
左室後壁厚 (mm)	10.3 (10.0-10.6) (n=413)	11.0 (10.2-11.7) (n=544)	11.0 (10.3-11.6) (n=494)	8.8 (8.5-9.0) (n=813)	<0.001
心室中隔厚 (mm)	10.5 (10.1-10.9) (n=413)	11.8 (10.9-12.7) (n=544)	11.3 (10.6-12.0) (n=494)	8.8 (8.6-9.1) (n=813)	<0.001
左室重量 (g)	249 (233-264) (n=413)	267 (234-300) (n=544)	288 (260-316) (n=494)	174 (165-183) (n=813)	<0.001
左室駆出率 (%)	68.8 (65.1-72.6) (n=177)	66.3 (60.7-71.9) (n=73)	66.1 (62.9-69.3) (n=127)	67.2 (64.5-69.8) (n=296)	0.68
左室短縮率 (%)	34.4 (32.6-36.1) (n=204)	35.7 (33.7-37.7) (n=276)	34.7 (32.7-36.8) (n=293)	34.4 (33.5-35.2) (n=491)	0.50
E/A比	2.20 (1.49-2.91) (n=93)	2.11 (1.22-2.99) (n=44)	1.89 (1.46-2.31) (n=126)	1.84 (1.64-2.05) (n=132)	0.41

（Pluim BM, et al. (2000): The athlete's heart. A meta-analysis of cardiac structure and function. Circulation 101: 336-344 より引用改変）

臓の肥大や拡大が退縮する可逆的な適応であるのに対して，病的肥大心は，一度心肥大を呈すると不可逆的な適応となる．すなわち，病的肥大心は，最終的には，代償性作用が破綻し，心不全に進展するが，スポーツ心臓は進展しない．19名の長距離ランナーと投擲選手を対象として，現役を引退してから平均5年後に，心重量，左室拡張期末期径，心拍数，E/A比を測定したところ，非鍛錬者とほぼ同じ値であった[7]．近年では，スポーツ心臓と病的肥大心との違いを遺伝子発現レベルで検討しており，形成過程の中で異なる遺伝子を発現させている可能性が報告されている[8]．このように，病的肥大心とスポーツ心臓ではともに心肥大が認められるが，その特性や予後は全く異なる．近年では，スポーツ心臓と病的肥大心の識別に関しては超音波装置やMRIなどの心臓の形態および機能的な評価から判断される基準値も示されている．

4. トレーニングによる血管の適応

血管の中でも中心動脈といわれる大動脈は，心臓から駆出された血液を末梢組織に送るための導管としての役割だけでなく，左心室の収縮により駆出された血液の圧力（血圧）の上昇に応じて血管を伸展させて，急激な血圧の変動を緩衝する役割を担っている．さらに，心臓から駆出された血液によって伸展した動脈壁は，動脈血管の弾性により元に戻ることで蓄えた血液を小動脈や毛細血管にスムーズな供給を行うことができる要因となっている．つまり，動脈は形態だけでなく，伸展性や硬さといった動脈機能も重要となる．この動脈機能の制御には，自律神経系による神経性因子や代謝産物・血管作動性物質による体液性因子が血管平滑筋の弛緩と収縮の調節に関与するが，近年では新たに血管を形成している内皮細胞から分泌される局所性の血管作動性物質，つまり，血管内皮由来の血管拡張・収縮物質による調節も重要であることが明らかとなっている．

心臓と末梢組織の毛細血管を結ぶ大動脈および大静脈は，持久系鍛錬者において，非鍛錬者と比較して内腔面積が大きい[9]（図5-33）．また，持久的なトレーニングを長期間実施した場合においても大動脈横断面積は増大することが示されている．これらの適応により高強度の運動時に多くの血液を運搬する際の血流エネルギー損失が減少することから，左心室への後負荷を軽減させることに貢献することができる．さらに，大静脈の横断

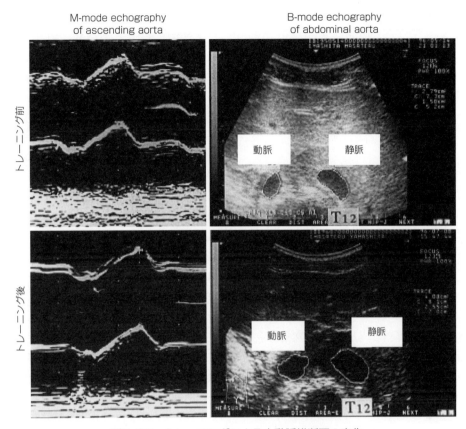

M-mode echography
of ascending aorta

B-mode echography
of abdominal aorta

トレーニング前

トレーニング後

動脈　　　　　静脈

T12

動脈　　　　　静脈

T12

図5-33　トレーニングによる大動脈横断面の変化
（Miyachi M, Iemitsu M, Okutsu M, et al. (1998): Effects of endurance training on the size and
blood flow of the arterial conductance vessels in humans. Acta Physiol Scand 163: 13–16.）

面積の拡大は，トレーニングによって増大した血液量の貯蔵を可能にするだけでなく，心臓への静脈還流量の増大に貢献することから，心臓の前負荷を増大させる．これらの適応は，一回拍出量の増大を引き起こすことから，$\dot{V}O_{2max}$増大に関与すると考えられている．

また，持久系鍛錬者は非鍛錬者と比較して，動脈硬化度が低く，動脈伸展性が増大していることが示されている．同様に，長期間の持久的トレーニングにおいても，動脈硬化度の低下や動脈伸展性の増大といった動脈機能の改善が生じることも認められている[10, 11]．これらの機序には，血管を構成する器質的な変化と血管の拡張・収縮を調節している血管平滑筋のトーヌス（緊張度）による機能的な変化が関与している．このトレーニング

による動脈機能の改善には，血管内皮細胞から産生される内皮由来血管拡張・収縮物質の関与が明らかとなってきている．

内皮由来血管拡張・収縮物質は，これまで表5-8に示すように複数同定されている．長期間の持久的トレーニングによる動脈硬化度の低下や動脈伸展性の増大といった動脈機能の改善にかかわる要因として，最も検討されている物質は，内皮由来血管拡張物質である一酸化窒素（nitric oxide：NO）である．NOは，内皮細胞の内皮型一酸化窒素合成酵素（eNOS）によりL-arginineを酸化してL-citrullineに代謝される際に産生され，平滑筋内のcGMP（cyclic guanosine mono-phosphate）を上昇させることで血管平滑筋を弛緩させる作用を有する．持久的なトレーニングを実施してきた

126

表5-8　内皮由来血管拡張・収縮物質

血管拡張	血管収縮
一酸化窒素（NO）	ET-1
PGI$_2$	アンギオテンシンII
EDHF	トロンボキサンA$_2$
CNP	PGH$_2$
PGE$_2$	
アドレノメデュリン	
apelin	
adropin	

PGI$_2$: prostacyclin
EDHF: endothelium-derived hyperpolarizing factor
CNP: C-type natriuretic peptide
ANP: atrial natriuretic peptide
PGE$_2$: prostaglangin E$_2$
ET-1: endothelin-1
PGH$_2$: prostaglangin H$_2$

持久系鍛錬者の血中NOx（NOは半減期が数秒のため代謝産物であるnitrate+nitrite：NOxにて測定評価される）濃度は，非鍛錬者と比較して高値を示す．また，長期間の持久的なトレーニングを実施すると，動脈硬化度が低下するとともに，動脈血管のeNOSリン酸化活性の増大および血中NOx濃度は増え，これらの間には相関関係が認められる[11]（図5-34）．さらに，最近では，運動による動脈血管のNO産生増大のメカニズムに脂肪組織から分泌される生理活性物質：アディポカインの1つであるadiponectinの関与や骨格筋から分泌される生理活性物質：マイオカインの1つであるirisinの関与も示されている．このように，持久的トレーニングの動脈硬化度の低下や動脈伸展性の増大のメカニズムにNOが関与するが，それだけでなく，PGI$_2$，CNP，apelin，adropinやET-1，TXA$_2$といった内皮由来の血管拡張・収縮物質も関与すると考えられている．

一方，筋力系トレーニングによって，動脈硬化度が増大するか，変化しないという研究報告がある．これは，筋力系トレーニングの強度，頻度，期間などによって結果が異なる可能性を示唆しているが，筋力系トレーニングによる動脈血管への適応効果は，持久的トレーニングと異なるといえ

る．動脈に対する筋力系トレーニングの適応機序はまだ解明されていないが，内皮細胞から分泌される血管収縮物質エンドセリン-1（endothelin-1：ET-1）の血中濃度は，非鍛錬者と比較して筋力系運動実施者で高値を示す一方で，内皮細胞から分泌される血管拡張物質NOの血中濃度には差がないという結果が示されている．

運動を実施する際には，活動筋への酸素やエネルギー基質を運搬するための毛細血管が重要である．持久的トレーニングによって骨格筋の毛細血管数を増加させ，より多くの酸素やエネルギー基質の運搬を可能とするような適応が生じる．動物実験において，低強度のトレーニングでは，遅筋線維での毛細血管の血管新生が認められ，高強度のトレーニングでは，速筋線維での毛細血管数の増大が認められている[12]（図5-35）．また，両方の筋線維タイプが動員されるトレーニングを実施した場合には，両方とも毛細血管数が増大する．トレーニングによる毛細血管数の増加は，骨格筋への酸素供給と二酸化炭素の排出を促進させることから，トレーニングによる動静脈酸素較差の増加に貢献すると考えられる．

5. トレーニングによる血流変化

運動により代謝が亢進する活動筋への血流量は増大し，代謝が亢進しない内臓臓器などへの血流分配は低下するような，血流再分配が生じる（図5-23）．持久系鍛錬者の運動時の最高筋血流量は，非鍛錬者と比較して高値を示す．また，持久的トレーニングにより，最大運動時の筋血流量は増大する．一方，同一負荷の最大下運動時において，運動時筋血流量の増加の程度はトレーニングにより低下するといわれている．これは，トレーニングによる活動筋へのエネルギー供給能力の向上や運動単位の動員効率の向上によって，同一負荷に対する筋の酸素需要量が低下することから，筋への血流分配量が低下するためと考えられている．一方，最大運動負荷時における内臓臓器への血流分配低下は，トレーニング前後において差がない

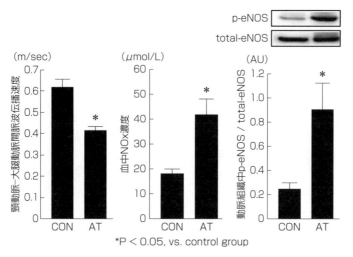

図5-34　有酸素性トレーニングによる大動脈伝播速度と血中一酸
化窒素（NOx）濃度および動脈組織中のeNOSリン酸化
　　　　頸動脈-大腿動脈間脈波伝播速度：動脈硬化度の指標（数値が高
いほど，動脈硬化度が高い）
　　　　NOx：nitrateおよびnitriteの合計の濃度

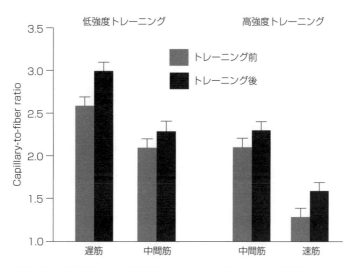

図5-35　低強度および高強度トレーニングにおける筋線維タイプ
別の毛細血管数の変化
　　　　（Laughlin MH, Roseguini B. (2008): Mechanisms for exercise
training-induced increases in skeletal muscle blood flow capaci-
ty: differences with interval sprint training versus aerobic
endurance training. J Physiol Pharmacol 59 (Suppl): 71-88.）

といわれている．また，同一負荷の最大下運動時
において，運動時内臓血流減少の程度がトレーニ
ングにより減弱される．このような運動時血流再

分配のトレーニング適応には，交感神経活動や血
管拡張・収縮物質が関与していると考えられてい
る．

128

6. 高齢期のトレーニングによる呼吸循環系適応

　加齢に伴い$\dot{V}O_{2max}$は低下する[14]（図5-36）．この原因として，運動による最大心拍出量と最大動静脈酸素較差の低下が関与している．一方で，高齢期から持久系のトレーニングを実施した場合でも，$\dot{V}O_{2max}$は増加する．トレーニングにより最大心拍数は低下するが，最大一回拍出量が増大するため，最大心拍出量としてはあまり改善が認められない．最大動静脈酸素較差は高齢期からの持久系トレーニングにより増加することから，$\dot{V}O_{2max}$の主要因は動静脈酸素較差の改善が影響していると考えられる．

　また，持久的なトレーニングによる動脈血管への効果は高齢期にも認められる．高齢者に持久的トレーニングを実施すると，動脈硬化指標の低下や収縮期血圧の低下とともに，アセチルコリンに対する血管拡張応答の亢進や血管拡張物質であるNO産生能の増加が生じている[15]．さらに，持久的なトレーニングにより，骨格筋における毛細血管の血管新生は促進する．これらの効果から，心

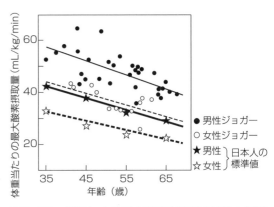

図5-36　加齢による最大酸素摂取量の変動と運動効果
（Miyachi M, Iemitsu M, Okutsu M, et al. (1998): Effects of endurance training on the size and blood flow of the arterial conductance vessels in humans. Acta Physiol Scand 163: 13-16.）

臓から駆出された血液をスムーズに末梢組織に送り出すことができ，動静脈酸素較差の改善に貢献すると考えられる．呼吸機能として，運動時における$\dot{V}E_{max}$は加齢に伴いほぼ直線的に低下するが，持久的トレーニングによってその低下は減弱させることができる．

課　題

1. 持久的トレーニングによる最大運動時心拍数，最大一回拍出量，最大動静脈酸素較差の適応について説明せよ．
2. トレーニングによる心臓の適応について説明せよ．
3. トレーニングによる血管（大動脈および毛細血管）の適応について説明せよ．

[引用文献]
1) 山地啓司 (2001)：最大酸素摂取量の科学．第2版，杏林書院．
2) Ekblom B, Astrand PO, Saltin B, et al. (1968): Effect of training on circulatory response to exercise. J Appl Physiol 24: 518-528.
3) Rowell LB. (1993): Contero of regional blood flow during dynamic exercise. Rowell LB, Ed.: Human Cardiovascular Control, Oxford University Press, New York.
4) Morganroth J, et al. (1975): Comparative left ventricular dimensions in trained athletes. Ann Intern Med 82: 521-524.
5) Spence AL, et al. (2011): A prospective randomised longitudinal MRI study of left ventricular adaptation to endurance and resistance exercise training in humans. J Physiol 589: 5443-5452.

6) Pluim BM, et al. (2000): The athlete's heart. A meta-analysis of cardiac structure and function. Circulation 101: 336–344.

7) Giannattasio C, et al. (1992): Effect of detraining on the cardiopulmonary reflex in professional runners and hammer throwers. Am J Cardiol 69: 677–680.

8) Iemitsu M, et al. (2001): Physiological and pathological cardiac hypertrophy induce different molecular phenotypes in the rat. Am J Physiol Regul Integr Comp Physiol 281: R2029–R2036.

9) Miyachi M, Iemitsu M, Okutsu M, et al. (1998): Effects of endurance training on the size and blood flow of the arterial conductance vessels in humans. Acta Physiol Scand 163: 13–16.

10) Tanaka H, et al. (2000): Aging, habitual exercise, and dynamic arterial compliance. Circulation 102: 1270–1275.

11) Hasegawa N, et al. (2018): Reductions in arterial adropin levels and improves adropin-induced nitric oxide-dependent vasorelaxation. Med Sci Sports Exerc 50: 1177–1185.

12) Laughlin MH, Roseguini B. (2008): Mechanisms for exercise training-induced increases in skeletal muscle blood flow capacity: differences with interval sprint training versus aerobic endurance training. J Physiol Pharmacol 59 (Suppl): 71–88.

13) Casaburi R, Storer TW, Wasserman K. (1987): Mediation of reduced ventilatory response to exercise after endurance training. J Appl Physiol 63: 1533–1538.

14) Lakatta EG. (1993): Cardiovascular regulatory mechanisms in advanced age. Physiological Rev 73: 413–467.

15) Fujie S, et al. (2021): Reductions in arterial adropin levels and improves adropin-induced nitric oxide-dependent vasorelaxation. J Am Heart Assoc 10: e020641.

［家光　素行］

II 部

スポーツ指導者に必要な
健康と運動実践面での知識

6章　生活習慣病の予防と身体活動・座位行動

　私たちをとりまく社会は，産業構造の変化，機械化や自動化の進展，移動手段や情報通信技術（ICT）の発達に伴い，身体活動を実施する時間は減少しやすく，座っている時間は増加しやすい状況に変化し続けており，多くの人が身体活動不足や座りすぎに陥っている．

1．生活習慣病の現状

　日本において，悪性新生物（がん）・心疾患・脳血管疾患など，生活習慣と関連があると考えられる疾患が死因の上位を占めている（図6-1）.
　1996年，厚生省（当時）は，それまで使用していた「成人病」という用語を「生活習慣病」に変更した．この変更の目的は，生活習慣を改善することによって，疾病の発症や進行が予防できるという認識を醸成し，実際の行動に結び付けていく効果を目指すものであった．そして，厚生労働省は，2005年に国内の8つの医学会が共同でメタボリックシンドロームの診断基準を策定したことを受けて，2008年に「メタボ健診」とも呼ばれる特定健康診査・特定保健指導を開始して生活習慣病の予防に向けた具体的な取り組みを開始した．メタボリックシンドロームは，生活習慣病の初期症状ともいえる症候群（シンドローム）である．喫煙・過度の飲酒・不適切な食生活・身体活動不足などの不健康な生活習慣を続けることによ

って，メタボリックシンドロームになり，その後，肥満症・糖尿病・高血圧症・脂質異常症・がんなどの生活習慣病を経由して生活機能の低下や要介護状態に陥るというものである．特定健康診査・特定保健指導という新たな取り組みは，健診によって，内臓脂肪の蓄積をはじめとするメタボリックシンドロームの症状を把握し，保健指導によって健康な生活習慣への気づきを促してメタボリックシンドロームの解消に導くというものである．そして，そのための一つの方法がスポーツや身体活動の実践である．
　定期的にスポーツや身体活動を行うことによって，メタボリックシンドロームやその先の生活習慣病，さらには生活機能の低下や要介護状態に陥ることが未然に予防され，「健康上の問題で日常生活が制限されることなく生活できる期間」と定義されている健康寿命の延伸が可能となる．

2．身体活動および座位行動の現状

（1）身体活動と座位行動
　身体活動（physical activity）とは，安静にしている状態よりも多くのエネルギーを消費する全ての動きのことである．この身体活動は，日常生活における労働・家事・通勤・通学・趣味などに伴う身体活動である生活活動（daily activity）と，体力の維持・向上を目的として計画的・継続的に

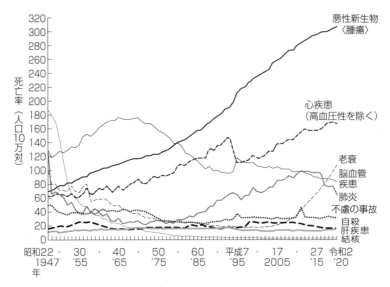

図6-1　主な死因別にみた死亡率（人口10万対）の年次推移
（厚生労働省（2020）：2020年人口動態統計月報年計の概況.）

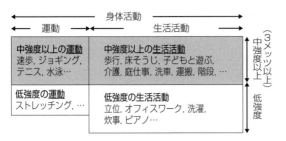

図6-2　身体活動の定義
　メッツ（METs）は身体活動の強度の単位で，安静時を「1」とした時と比較して何倍のエネルギーを消費するかで活動の強度を示す.
（厚生労働省（2006）：健康づくりのための運動指針2006.）

実施される運動（exercise）の2種類に分類される. また，運動や生活活動は身体活動の強度によって「中等度以上（3メッツ以上）」および「低強度」に分類される（図6-2）.
　スポーツ（sports）の定義はさまざまであるが，スポーツ基本法はその前文においてスポーツを「心身の健全な発達，健康および体力の保持増進，精神的な充足感の獲得，自律心その他の精神の涵養等のために個人又は集団で行われる運動競技その他の身体活動である」と定義している. この定義を用いるとスポーツは運動とほぼ同義と考えてよいと思われる. 一方で，研究者によっては余暇身体活動（leisure-time physical activity）という表現を使用することがあるが，本稿では以降，スポーツや余暇身体活動を「運動」と表現する.
　近年，身体活動の健康効果に加えて，座位行動（sedentary behaviour）と健康の関係が注目をあびている. 座位行動とは「座位，半臥位（はんがい），もしくは臥位の状態で行われるエネルギー消費量が1.5メッツ以下のすべての覚醒行動」と定義される行動であり，身体活動の多寡に関係なく，健康と関係しているという研究が報告されている[7].

（2）身体活動の現状

　2000年に，厚生労働省は第3次国民健康づくり対策として「21世紀における国民健康づくり運動（健康日本21）」をスタートさせた. この「健康日本21」の特徴の一つは，健康に関する数値目標の設定であり，国民の身体活動の現状を踏まえた目標が設定された. その後，第4次国民健康づくり対策として「健康日本21（第二次）」が策定され，身体活動・運動分野においては2010年

表6-1　健康日本21（第二次）における身体活動・運動分野の目標

			現状（2010年）	目標（2022年）
① 日常生活における歩数の増加		20～64歳	男性：7,841歩 女性：6,883歩	男性：9,000歩 女性：8,500歩
		65歳以上	男性：5,628歩 女性：4,584歩	男性：7,000歩 女性：6,000歩
② 運動習慣者の割合の増加（※） ※：1回30分以上の運動を週2回以上実施し， 　　1年以上継続している者		20～64歳	男性：26.3% 女性：22.9%	男性：36% 女性：33%
		65歳以上	男性：47.6% 女性：37.6%	男性：58% 女性：48%
③ 住民が運動しやすいまちづくり・環境整備 　 に取り組む自治体数の増加			17都道府県 （平成24年）	47都道府県

（厚生労働省（2012）：国民の健康の増進の総合的な推進を図るための基本的な方針.）

表6-2　健康日本21における目標（日常生活における歩数の増加）の評価

	目標値	目標策定時（1997年）	最終評価時（2009年）
男性	9,200歩以上	8,202歩	7,243歩
女性	8,300歩以上	7,282歩	6,431歩

（厚生労働省（2011）：健康日本21.）

の国民健康・栄養調査によって得られた結果を現状値として，表6-1に示すように2022年に達成すべき目標値が設定された．毎年，健康増進法に基づいて実施される国民健康・栄養調査では，日常生活における身体活動量を把握するために歩数計を使用して1日の歩数を測定している．また，質問紙を用いて，「1回30分以上の運動を週2回以上実施し，1年以上継続しているかどうか」を質問し，運動習慣者の割合を算出している．健康日本21（第二次）の最終評価は，2010年から2019年の期間において，日常生活における歩数や運動習慣者の割合に変化がなかったことを報告している．第3次国民健康づくり対策（健康日本21）での日常生活における歩数は，12年間で男女ともに約1,000歩減少していたことから（表6-2），健康日本21（第二次）の結果は減少を食い止めたと評価できるかもしれないが，前述のように身体活動が減少しやすい社会環境に変化しつづけている現状を考えると，引き続き，身体活動の奨励に努めていくことが重要だと考えられる．

（3）座位行動の現状

　座位行動は新しい概念であり，現時点では法律に基づいた調査は実施されていない．しかしながら，世界20カ国における平日の座位行動時間を調査した研究では，日本人の座位行動時間が20カ国の中で最も長いことを報告しており，日本人では座りすぎの健康リスクが大きいと考えられる（図6-3）．

3. 身体活動と生活習慣病

（1）身体活動と寿命との関係

　世界保健機関（WHO）は世界的な死因リスクのトップ5は，高血圧・喫煙・高血糖・身体活動不足・過体重あるいは肥満であると発表しており，身体活動不足は世界における死因の4位であるとしている（図6-4）．身体活動や身体活動の客観的な指標である心肺体力と寿命の関係を調査した研究はこれまで数多く報告されている．これらの中から主に日本人を対象とした心肺体力に関する研究を紹介する．本稿で紹介する研究はいずれも，

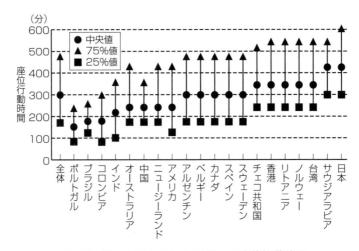

図6-3　世界20カ国における平日の座位行動時間

（岡浩一朗ほか（2013）：座位行動の科学：行動疫学の枠組みの応用．日健教誌　21（2）：402-407.（Bauman, et al.（2000）の論文を基に作図された））

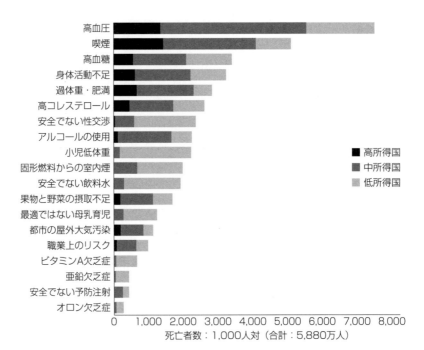

図6-4　所得水準別にみた主要な健康リスクで死亡した人の数：2004年

（WHO（2009）：Global Health Risks.）

観察研究において最もエビデンスレベルが高いとされるコホート研究である．コホート研究とは，研究参加者を追跡して対象とする疾患の発生率や死亡率を調査するものである．

・心肺体力と寿命[12]

　日本人男性労働者9,986人を対象に実施されたコホート研究である．追跡対象者を心肺体力（推定最大酸素摂取量）で5群に分類した後，14年間

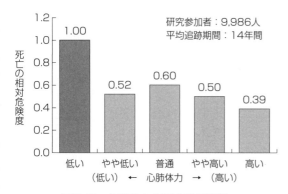

研究参加者：9,986人
平均追跡期間：14年間

図6-5　心肺体力と死亡率の関係
（澤田亨，武藤孝司（1999）：日本人男性における有酸素能力と生命予後に関する縦断的研究．日本公衛誌　46（2）：113-121.）

表6-3　身体活動と生活習慣病の関係を調査した論文とその結果

項　目	論文数	研究結果の方向と証拠の強さ
総死亡	☆☆☆	↓↓↓
冠動脈疾患	☆☆☆	↓↓↓
高血圧	☆☆	↓↓
肥満	☆☆☆	↓↓
脳卒中	☆☆☆	↓
末梢血管疾患	☆	→
がん		
結腸がん	☆☆☆	↓↓↓
直腸がん	☆☆☆	→
胃がん	☆	→
乳がん	☆☆	↓
前立腺がん	☆☆☆	↓
肺がん	☆	↓
膵臓がん	☆	→
2型糖尿病	☆☆	↓↓
関節炎	☆	→
骨粗しょう症	☆☆	↓↓

論文数（☆：5つ未満，☆☆：5～10，☆☆☆：10以上）
（American College of Sports Medicine. (2000): ACSM's guidelines for exercise testing and prescription. 6th ed.）

追跡し，追跡期間中の総死亡者数を観察した．心肺体力は身体活動量の客観的な指標であり，質問紙で調査した身体活動量よりも正確に追跡対象者の身体活動状況を把握することが可能である．各群の交絡因子（年齢やBMIなど）の違いを調整したうえで死亡率を比較している．その結果，心肺体力と死亡率の間に負の量反応関係があることが示され，心肺体力が最も低い群と比較して，最も高い群では61％低い相対危険度を示していた（図6-5）.

（2）身体活動と生活習慣病の関係

定期的に身体活動を実施することによって，心肺機能の改善がもたらされ，冠動脈疾患危険因子の低下や疾病罹患率，あるいは死亡率の減少といった効果が得られることが報告されている．2000年，アメリカスポーツ医学会（ACSM）は，身体活動と健康の関係を調査したコホート研究をレビューし，身体活動の実践がさまざまな生活習慣病に対して予防的に働くと報告している（表6-3）[1].　また，厚生労働省は，「健康づくりのための身体活動基準2013」策定時に実施したコホート研究を対象とした系統的レビューの結果，身体活動によって，2型糖尿病・循環器疾患・がん・ロコモティブシンドローム・うつ・認知症などに罹患するリスクを下げることができると報告してい

る[8]．さらに，2020年にWHOが発表した身体活動・座位行動のガイドラインでは，身体活動の実施によって心臓病・2型糖尿病・がんが予防され，うつや不安の症状が軽減され，思考力・学習力・総合的な幸福感を高められると報告している[19]．そして，身体活動によって妊婦および産後の女性・慢性疾患や障害のある人を含むすべての人に健康効果が得られるとしている．心肺体力と生活習慣病の関係を調査した研究についても，これまで数多く報告されている．これらの中から日本人を対象としたコホート研究を代表的な疾患別（がん・高血圧・2型糖尿病）に紹介する．

1）がん[13]

日本人男性労働者9,039人を対象に実施されたコホート研究である．追跡対象者を心肺体力で4群に分類した後，16年間追跡し，追跡期間中の「が

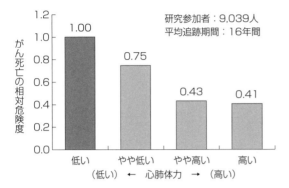

図6-6　心肺体力とがん死亡率の関係
(Sawada SS, Muto T, Tanaka H, et al. (2003): Cardiorespiratory fitness and cancer mortality in Japanese men: a prospective study. Med Sci Sports Exerc 35: 1546–1550.)

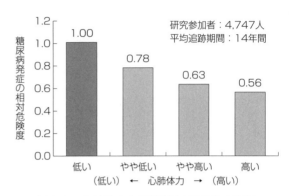

図6-8　心肺体力と2型糖尿病発症率の関係
(Sawada SS, Muto T, Tanaka H, et al. (2003): Cardiorespiratory fitness and cancer mortality in Japanese men: a prospective study. Med Sci Sports Exerc 35: 1546–1550.)

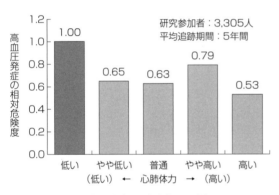

図6-7　心肺体力と高血圧発症率の関係
心肺体力が低い群を基準群に変更.
(Sawada S, Tanaka H, Funakoshi M, et al. (1993): Five year prospective study on blood pressure and maximal oxygen uptake. Clin Exp Pharmacol Physiol 20: 483–487.)

2) 高血圧 [17)]

日本人男性労働者3,305人を対象に実施されたコホート研究である．追跡対象者を心肺体力で5群に分類した後，5年間追跡し，追跡期間中の高血圧発症者数を観察した．そして，各群の交絡因子の違いを調節したうえで発症率を比較した．その結果，心肺体力と高血圧発症率の間に負の量反応関係があることが示された．そして，心肺体力が最も低い群と比較して，最も高い群は47％低い相対危険度を示していた（図6-7）.

3) 2型糖尿病 [18)]

日本人男性労働者4,747人を対象に実施されたコホート研究である．追跡対象者を心肺体力で4群に分類した後，14年間追跡し，追跡期間中の2型糖尿病発症者数を観察した．そして，各群の交絡因子の違いを調整したうえで発症率を比較した．さらに，がん死亡における研究と同様に，喫煙と2型糖尿病の間に関係があることから，喫煙者と非喫煙者を分けて解析を行った．その結果，いずれの解析においても心肺体力と2型糖尿病発症率の間に負の量反応関係があることが示された．そして，心肺体力が最も低い群と比較して，最も高い群では44％低い相対危険度を示していた（図6-8）.

ん」による死亡者数を観察した．各群の交絡因子の違いを調整したうえで死亡率を比較している．さらに，喫煙とがん死亡の間に明確な関係があることから，喫煙者と非喫煙者を分けて解析を行っている．その結果，いずれの解析においても心肺体力と死亡率の間に負の量反応関係があることが示された．そして，心肺体力が最も低い群と比較して，最も高い群は59％低い相対危険度を示していた（図6-6）.

4. 座位行動と生活習慣病

　座位行動と生活習慣病の関係を調査した研究については，近年急激に増加しているが，日本人を対象とした研究は数が限られている．このため，これまでに発表されているトップジャーナルに掲載された研究を紹介する．

（1）座位行動と寿命の関係[18]

　オーストラリアにおいて222,497人の中高齢男女を対象に実施されたコホート研究である．追跡対象者を座位時間で4群に分類した後，3年間追跡し，追跡期間中の総死亡者数を観察した．そして，各群の交絡因子の違いを調整したうえで死亡率を比較した．その結果，座位時間と死亡率の間に正の量反応関係（座っている時間が長いほど死亡率が高い）があることを観察した（図6-9）．そして，この関係は，追跡対象者の身体活動量の多寡にかかわらず観察されたことから，座位行動のリスク（座りすぎのリスク）は身体活動量とは関係なく存在する可能性があると報告している．

（2）座位行動と2型糖尿病の関係[6]

　アメリカにおいて68,497人の看護師を対象にしたコホート研究である．追跡対象者を1週間当たりのテレビ視聴時間で5群に分類した後，6年間追跡し，追跡期間中の2型糖尿病発症者数を観察した．そして，各群の交絡因子の違いを調整したうえで発症率を比較した．その結果，1週間当たりのテレビ視聴時間と2型糖尿病発症率の間に正の量反応関係があることを観察している（図6-10）．多くの人は座ってテレビを視聴することから，本研究は，座位時間と2型糖尿病発症率の間に正の量反応関係があると推測している．

5. 身体活動・座位行動ガイドライン

　身体活動不足や座りすぎは世界的な健康問題であり，WHOや世界各国は身体活動のガイドライ

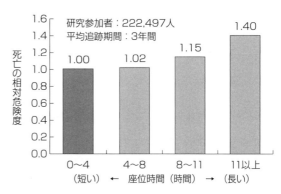

図6-9　1日の座位行動時間と死亡率の関係
（van der Ploeg HP, Chey T, Korda RJ, et al. (2012): Sitting time and all-cause mortality risk in 222 497 Australian adults. Arch Intern Med 172: 494–500.）

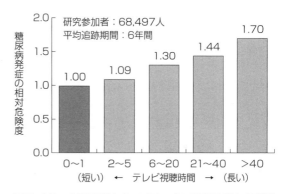

図6-10　1週間当たりのテレビの視聴時間と2型糖尿病発症率の関係
（Hu FB, Li TY, Colditz GA, et al. (2003): Television watching and other sedentary behaviors in relation to risk of obesity and type 2 diabetes mellitus in women. JAMA 289: 1785–1791.）

ンを公表して，人々に身体活動を奨励している．

（1）海外の身体活動・座位行動ガイドライン
1）身体活動ガイドライン

　1995年，アメリカ疾病予防管理センター（CDC）とACSMは共同で，身体活動のガイドラインを公表している[11]．このガイドラインはこれまでのコホート研究を整理して，中高強度の身体活動を週150分以上実施することを奨励したもので，その後におけるWHOや各国から公表されるガイドラインの基本となったものである．このガイドラ

インを受けて，アメリカは2008年に政府として初めてガイドラインを公表し，2018年にはその第2版を発表している[17]．

2）座位行動ガイドライン

座位行動と健康に関する研究はまだ日が浅く，各国における初期のガイドラインには座位行動に関する情報は含まれていなかった．しかしながら，近年，各国がガイドラインを改定する際に座位行動のガイドラインを含めて公表しはじめている．

①**オーストラリア**：2014年にオーストラリア政府は，成人や高齢者を対象に「身体活動および座位行動ガイドライン」を公表し，長時間座りすぎないことや，頻繁に座位行動を中断することを奨励している[2]．

②**イギリス**：2019年にイギリス政府は，身体活動ガイドラインを公表し，5歳以上のすべての人に対して身体活動に加えて，座っている時間を少なくすることを奨励している[5]．

③**カナダ**：2020年にカナダ運動生理学会は，18歳以上の成人を対象にした「24時間行動ガイドライン」を公表し，座位行動を1日8時間以内にすることを奨励するとともに，余暇のスクリーンタイム（TVやスマートフォンなどの画面を見ている時間）を3時間以内にすることや，頻繁に座位行動をブレイクすること（中断すること）を奨励している[4]．本ガイドラインは，身体活動に座位行動と睡眠を統合した24時間の行動ガイドラインという点が画期的である．2016年にカナダから初めて24時間の行動ガイドラインが発表されて以来，オーストラリア（2017年），ニュージーランド（2017年），WHO（2019年），南アフリカ（2020年）などが同様のガイドラインを公表しており，今後，多くの国が24時間の行動ガイドラインを公表するものと思われる．

（2）WHO身体活動・座位行動ガイドライン[19]

2020年，WHOは2010年に発表したガイドラインを最新のエビデンスに基づいて更新し，新たなガイドラインである「WHO Guidelines on physical activity and sedentary behaviour（身体活動

および座位行動に関するガイドライン）」を発表した．このガイドラインは，子ども・青年・成人・高齢者を対象とするだけでなく，妊娠中および産後の女性や慢性疾患または障害のある人に向けた推奨値を示している．さらに，座位行動の減少をすべての年齢層に推奨している．WHOは，すべての国が独自の身体活動・座位行動ガイドラインを作成することを推奨している．ガイドラインの重要なメッセージは以下の6点であり，世界の人々がより活動的になれば，年間400万人から500万人の死亡を回避できる可能があるとしている．そして，「Every move counts（ちょっとした身体活動にも意味がある）」をキャッチフレーズに身体活動を奨励している．

①身体活動は心身の健康に寄与する．

②少しの身体活動でも何もしないよりは良い．多い方がより良い．

③すべての身体活動に意味がある．

④筋力強化は全ての人の健康に役立つ．

⑤座り過ぎで不健康になる．

⑥身体活動を増やし，座位行動を減らすことにより，すべての人が健康効果を得られる．

（3）健康づくりのための身体活動基準2013・身体活動指針[8]

2013年，厚生労働省は「健康づくりのための身体活動基準2013」および「健康づくりのための身体活動指針（アクティブガイド）」を公表した．アクティブガイドは，ライフステージに応じた健康づくりと生活習慣病の重症化予防を目標にして，生活活動の増加に重点を置いたガイドラインになっている．アクティブガイドは，現在の身体活動量を少しでも増やすことを推奨しており，WHOの「Every move counts」と同様に，「プラス・テン（＋10）」という言葉を用いて，今よりも10分多くからだを動かすことを呼びかけるとともに，今より少しでもからだを動かすための具体的な方法を例示している．そして，身体活動基準2013において策定された年代別の推奨値をわかりやすく伝えるために，18〜64歳に対して「元

気にからだを動かしましょう．1日60分！」，65歳以上に対しては「じっとしていないで，1日40分！」という目安を紹介している．

6. 標準的な運動プログラム[9]

　厚生労働省は身体活動ガイドラインに加えて，厚生労働大臣認定健康増進施設等の運動施設において実施する標準的な運動プログラムを公表している．このプログラムは幅広い年代層を対象に，健常者だけでなく，生活習慣病を有する人に向けた疾病別のプログラムも紹介されており，スポーツ指導者が生活習慣病を有する人にスポーツを指導するときの参考として利用できるものである．

おわりに

　スポーツにはさまざまな価値が存在するが，そのひとつに健康への貢献があげられる．スポーツを通じて身体を動かすこと（身体活動）がさまざまな健康効果をスポーツ実施者にもたらす．このため，スポーツ指導者は，スポーツを指導・奨励するだけでなく，生活の中で努めて身体を動かすことや座りすぎを避けることについても指導・奨励し，スポーツや身体活動の実践を通じて多くの人々の健康に貢献することが期待される．

課　題

1. 身体活動はどのような疾患の予防に貢献するか述べよ．
2. 「プラス・テン」とは何かを説明せよ．
3. 座位行動とはどのような行動か述べよ．

[引用文献]
1) American College of Sports Medicine. (2000): ACSM's guidelines for exercise testing and prescription. 6th ed.
2) Australian Government, Department of Health. Physical activity and exercise guidelines for all Australians. URL: https://www.health.gov.au/health-topics/physical-activity-and-exercise/physical-activity-and-exercise-guidelines-for-all-australians
3) Bauman A, Ainsworth BE, Sallis JF, et al. (2011): The descriptive epidemiology of sitting. A 20-country comparison using the International Physical Activity Questionnaire (IPAQ). Am J Prev Med 41: 228-235.
4) Canadian Society for Exercise Physiology. 24-Hour Movement Guidelines. URL: https://csepguidelines.ca/
5) GOV.UK, Exercise and physical activity. URL: https://www.gov.uk/health-and-social-care/exercise-physical-activity
6) Hu FB, Li TY, Colditz GA, et al.(2003): Television watching and other sedentary behaviors in relation to risk of obesity and type 2 diabetes mellitus in women. JAMA 289: 1785-1791.
7) 厚生労働省．運動所要量・運動指針の策定検討会．健康づくりのための運動指針2006（エクササイズガイド）URL: https://www.mhlw.go.jp/seisakunitsuite/bunya/kenkou_iryou/kenkou/undou/old.html
8) 厚生労働省．運動基準・運動指針の改定に関する検討会．健康づくりのための身体活動基準2013．URL: https://www.mhlw.go.jp/stf/seisakunitsuite/bunya/kenkou_iryou/kenkou/undou/index.html
9) 厚生労働省．標準的な運動プログラム（健康増進施設）．URL: https://www.mhlw.go.jp/stf/seisakunitsuite/bunya/kenkou_iryou/kenkou/undou/index.html
10) 岡浩一朗，杉山岳巳，井上茂ほか（2013）：座位行動の科学：行動疫学の枠組みの応用　日健教誌　21（2）：142-153.
11) Pate RR, Pratt M, Blair SN, et al. (1995): Physical activity and public health. A recommenda-

tion from the Centers for Disease Control and Prevention and the American College of Sports Medicine. JAMA 273: 402–407.

12) 澤田亨, 武藤孝司 (1999)：日本人男性における有酸素能力と生命予後に関する縦断的研究. 日本公衛誌 46 (2)：113–121.

13) Sawada SS, Muto T, Tanaka H, et al. (2003): Cardiorespiratory Fitness and Cancer Mortality in Japanese Men: A Prospective Study. Medicine & Science in Sports & Exercise. 35: 1546–1550.

14) Sawada S, Tanaka H, Funakoshi M, et al. (1993): Five year prospective study on blood pressure and maximal oxygen uptake. Clin Exp Pharmacol Physiol 20: 483–487.

15) Sawada SS, Lee IM, Muto T, et al. (2003): Car-

diorespiratory fitness and the incidence of type 2 diabetes: prospective study of Japanese men. Diabetes Care 26: 2918–2922.

16) USA (2018): Physical Activity Guidelines for Americans. 2nd ed.

17) U.S. Department of Health and Human Services. (2018): Physical Activity Guidelines for Americans. 2nd ed.

18) van der Ploeg HP, Chey T, Korda RJ, et al. (2012): Sitting time and all-cause mortality risk in 222 497 Australian adults. Arch Intern Med 172: 494–500.

19) WHO (2020): WHO GUIDELINES ON PHYSICAL ACTIVITY AND SEDENTARY BEHAVIOUR.

［澤田　亨］

Ⅱ部　スポーツ指導者に必要な健康と運動実践面での知識

7章　高齢者の体力と身体活動

1. 体力とは

　体力とは,「人間の活動の基礎となる身体的能力」と考えるのが普遍的である. 猪飼の分類では, 体力は身体的要素と精神的要素とに大別され, それぞれ行動体力と防衛体力に分けられる（猪飼, 1969, 図7-1）. 運動能力を規定する要因としては行動体力が重要であり, 体力測定として実際に測定され, 体力評価の指標となる. 1964年より文部科学省（当時は文部省）および2015年に設立されたスポーツ庁の体力・運動能力の調査が行われてきた. 2000年からは, 日本国民の体位変化, スポーツ医科学の進歩, 高齢化などを踏まえた「新体力テスト」が導入されている. 一方, 温度調整, 免疫, 適応の機能としての防衛体力は, ストレスに対する抵抗力であり, 生存性の充実した状態である健康を支える体力として, 重要な役割を果たしている. 高齢者にとって, 防衛体力も健康維持には重要な要素となるが, 防衛体力を定量化する方法はいまだ確立されておらず, それに関わる要素については何ら測定されていないのが現状である.

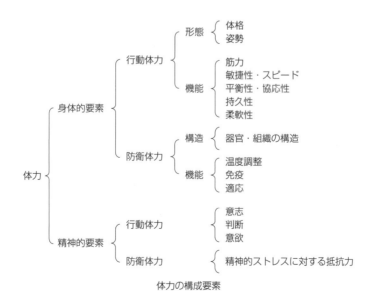

体力の構成要素

図7-1　猪飼による体力の分類
（猪飼道夫（1969）：運動生理学入門. 杏林書院より作成）

2. 加齢に伴う行動体力の変化

　筋・骨格，呼吸循環といった身体の諸機能は，10歳代後半から20歳代でピークを迎え，30歳代頃から低下を始める．加齢に伴う低下率は体力要素によって異なるが，最も顕著な低下が認められるのが平衡性（閉眼片足立ち）である．20歳時の値と比較して，40歳で50％，70歳では20％までに低下する．一方，筋力の代表値である握力は低下率が最も少なく，70歳でも20歳時の70％以上の筋力を保っている．その他，全身持久力（最大酸素摂取量），瞬発性パワー（垂直跳）は，10年間に約10％ずつ直線的に低下する（図7-2）．これらの各体力要素の低下率は加齢に伴い個人差も大きくなり，性差も認められる．

3. 加齢に伴う骨格筋量の変化

　加齢に伴う骨格筋量の変化は全身で認められるものの，部位差がある．図7-3は，超音波法によって測定された筋厚の加齢変化を20代の値を100％として示している．上腕では後面（上腕三頭筋），大腿では前面（大腿四頭筋），さらに体幹（腹直筋）における筋厚の減少が著しい（安部，1995）．このような部位差が生じる原因については明確ではない．

4. 加齢に伴う筋力の変化

　筋力における加齢性変化は，骨格筋量の加齢性変化をおおよそ反映した形で現れる．筋群による違いはあるものの，20～30代で筋力のピークを迎えた後，加齢に伴い徐々に低下する．しかし，上半身と下半身では加齢に伴う低下率が異なる（図7-4）．20歳時の値を100％とすると，60歳では脚筋力（下肢伸筋群の静的筋力）および上体起こしは60％まで低下するのに対して，握力は80％の低下に留まる．このことは，加齢に伴う下肢および体幹部の筋力（筋パワー）の低下が著し

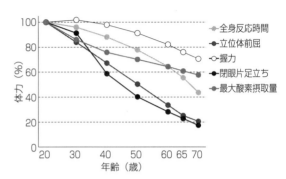

図7-2　加齢に伴う行動体力の変化
　20歳時の体力を100％として，各年齢の体力を％で表示．
（東京都立大学体力標準値研究会編（2000）：新・日本人の体力標準値．不昧堂出版より作成）

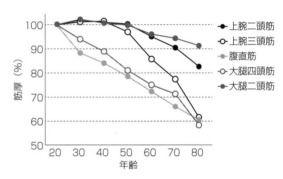

図7-3　加齢に伴う身体各部位の筋量の変化
（安部孝，福永哲夫（1995）：日本人の体脂肪と筋肉分布．杏林書院より作成）

いことを示唆する．

5. 加齢に伴う全身持久力の変化

(1) 最大酸素摂取量
　身体活動を持続するためには，酸素を体内に取り込み，主動筋に運搬し，それを消費して筋収縮に必要なエネルギー（ATP）を生成・供給し続けなければならない．酸素の運搬は肺，心臓，血管の各機能によって行われ，その消費は筋活動の程度によって決まる．それら酸素の運搬系と消費系の機能が総和されたものが酸素摂取能であり，その最高水準を示す指標が最大酸素摂取量（$\dot{V}O_{2max}$）

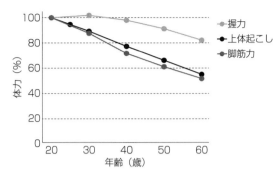

図7-4 加齢による筋力の変化
　20歳時の値を100%として，各年齢の値を%で表示．
（東京都立大学体力標準値研究会編（2000）：新・日本人の体力標準値．不昧堂出版より作成）

である．$\dot{V}O_{2max}$は，個人差や性差はあるが，加齢とともにほぼ直線的に低下する（図7-5）．その低下率は，特別なトレーニングを行っていない一般の人では，年間平均0.9～1.0%であり，その主たる要因として心拍出量，動静脈酸素較差，肺拡散容量，血液量，筋活動量等の低下が指摘されている（山地，2001）．

（2）循環機能

　高齢者において，運動による最大心拍出量およ

び最大動静脈酸素較差は両方とも低下する．最大心拍出量の低下の原因は，最大心拍数と最大一回拍出量のどちらか，あるいは両方が減少することによる可能性が考えられる．

　最大心拍数は加齢によって減少するが，加齢に伴う運動時心拍数の減少のメカニズムとして，心臓自体の加齢に伴う器質的変化だけでなく，自律神経系の調節機能の変化，つまり，交感神経系刺激による反応の低下が関与していると考えられる．個人差があるが，最大心拍数の加齢変化は下記の式で表される．

　　　［最大心拍数（拍／分）=220－年齢］

　一方，加齢に伴う最大一回拍出量の減少は，加齢に伴う運動時の筋ポンプ作用の低下によって静脈還流量が減少し，左心室の拡張期末期容量（前負荷）を減少させる．さらに，加齢による末梢血管抵抗の増大，動脈血管の伸展性の低下が左心室から血液を駆出する際の抵抗を上げるために大動脈圧の増大により後負荷を増大させる．この前負荷の減少と後負荷の増大が最大一回拍出量の低下の原因である．

（3）呼吸機能

　呼吸機能にはいくつかの指標があるが，運動時

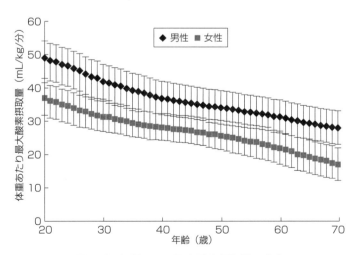

図7-5 加齢による最大酸素摂取量の変化
（東京都立大学体力標準値研究会編（2000）：新・日本人の体力標準値．不昧堂出版より作成）

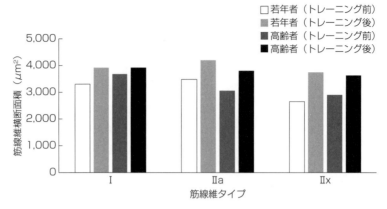

図7-6　加齢が筋力トレーニングに対する筋線維タイプ毎の適応に及ぼす影響

(Martel GF, Roth SM, Ivey FM, et al. (2006): Age and sex affect human muscle fibre adaptations to heavy-resistance strength training. Exp Physiol 91: 457–464.)

における呼吸機能は最大換気量（V̇Emax）によって評価される．V̇O2maxと同様に，V̇Emaxも加齢とともにほぼ直線的に低下する．日本人男性20歳では130～140L/minであったものが70歳では約80L/minに，女性では20歳で80～90L/minであったものが70歳では約50L/minに，いずれも20歳と比較すると約60％まで低下する．この最大換気量の減少は，肋間筋や横隔膜などの呼吸運動に関与する筋の機能が低下すること，また，肺組織や胸部の柔軟性が乏しくなることなどが原因である．

6. 高齢者のトレーナビリティ

（1）筋力

　加齢に伴う筋力や骨格筋量の低下を最小限に食い止めるためには，筋力トレーニングが効果的である．高齢者でも高強度の筋力トレーニングを行っている鍛錬者の筋力の低下は少なく，非鍛錬者よりも高い水準を維持できる（Kenney, 2022）．このように，筋力トレーニングを継続することで，高齢者でもトレーニング効果が得られる．筋力トレーニングに対するトレーナビリティ（トレーニングによって能力が向上する可能性）について，

若年者と高齢者とを直接比較した研究は少ないが，9週間の高負荷での筋力トレーニングを行った研究では，若年者と高齢者の男性ともに筋力（1RM；≒最大挙上重量）の増大が同程度観察された（31％ vs 27％）．また，筋線維タイプ毎に見ると，速筋線維（タイプIIaとIIx）の肥大率が遅筋線維（タイプI）よりも大きいことが認められた（図7-6, Martel, 2006）．このように，高齢者であっても高負荷の筋力トレーニングに対するトレーナビリティを持っていると考えられるが，高齢者が若年者と同じような負荷を用いて筋力トレーニングを行うのは，運動器や循環器に対する危険を伴う可能性がある．近年では，高齢者に対して低負荷の筋力トレーニングを行うことが推奨されている．これまで，低負荷の筋力トレーニングは筋量や筋力の増強に効果的でないといわれていたが，近年の研究において負荷の上げ下げをゆっくり行ったり，疲労困憊まで行ったりすることで高負荷での筋力トレーニングと同程度の効果が得られることが明らかにされている．

（2）全身持久力

　加齢に伴う最大酸素摂取量の低下を抑制するためには，ウォーキングなどの（有酸素性）トレー

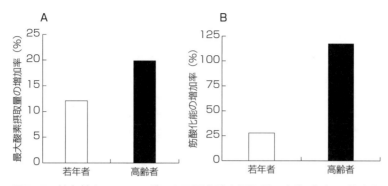

図7-7　持久性トレーニングによる最大酸素摂取量の変化（A）と筋酸化能（B）の増加率

(Meredith CN, et al. (1989): Peripheral effects of endurance training in young and old subjects. J Appl Physiol (1985) 66: 2844-2849.)

ニングが効果的である．高齢者でも有酸素性トレーニングを行っている鍛錬者の最大酸素摂取量の低下は少なく，非鍛錬者よりも高い水準が維持されている (Booth, 2017)．また，高齢期から持久性トレーニングを実施した場合でも，$\dot{V}O_{2max}$ は 10～30％の増加が観察されている（ACSM, 1998）．このように，持久性トレーニングの実施は，筋力トレーニングと同様に，高齢者でもトレーニング効果が期待できる．

持久性トレーニングの高齢者と若年者への効果の違いを検討するため，高齢者（65.1 ± 2.9歳）と若年者（23.6 ± 1.8歳）の健康な男女10名を対象に，70％ $\dot{V}O_{2max}$ の運動強度で12週間の持久性トレーニングを行わせ，$\dot{V}O_{2max}$ の変化を比較・検討した研究がある（Meredith, 1989）．トレーニングによる $\dot{V}O_{2max}$ の増加量は，トレーニング前の値に対する割合（増加率）で評価すると，高齢者の方が大きくなった（図7-7A）．また，筋酸化能の変化については，若年者では増加率が30％以下であったのに対し，高齢者では初期値の2倍以上になり，増加率は120％近くにまで達した（図7-7B）．これは，若年者と比較して，高齢者ではトレーニングによって筋の酸化能力が大きく改善されたことを示唆する．また，高齢者に持久的トレーニングを実施すると，動脈硬化度指標の低下や収縮期血圧の低下が生じ，骨格筋の毛細血管の

血管新生も促進する．これらの効果から，高齢者では $\dot{V}O_{2max}$ の増加に伴う循環器系の寄与によって骨格筋での末梢機能が改善すると考えられる．

7. 寿命に及ぼす身体活動・運動・体力

日本における死因の約60％は「がん」「心血管系疾患」「脳血管系疾患」で占められており，寿命はこれらの疾患と深い関係にある．日常生活における身体活動量の低下が生活習慣病の発症に影響することが明らかになり，身体活動および運動が健康を左右する主要な要因として注目されている．加齢に伴い全身持久力（有酸素性運動能力）や最大筋力等の行動体力が低下するが，適切な運動習慣や身体活動によって加齢性の体力低下の抑制に効果的であることは既に述べた．

（1）運動習慣・身体活動と寿命

男性と女性を含めたランニング習慣のある中高年者とランニング習慣のない健康な中高年者を21年間にわたって追跡し，生存率が調査された（Chakravarty, et al., 2008）．ランニング実施群の死亡率は対照（非ランニング）群の約半分であり，心血管系疾患，がん，神経系疾患による死亡リスクは，いずれもがランニング実施群で一般市民の

1/2から1/3であった．この研究結果から，中高年からの運動（ランニング）習慣がその後のさま

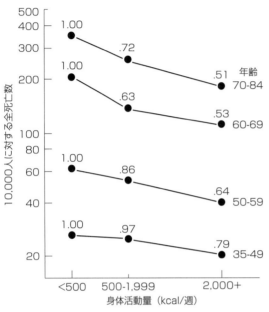

図7-8　年代別身体活動量と死亡率との関係
（Paffenbarger Jr RS, et al. (1986): Physical activity, all-cause mortality, and longevity of college alumni. N Engl J Med 314: 605–613に加筆）

ざまな疾患による死亡リスクを減らすことが示唆された．しかしながら，ランニングを継続できた人はもともと健康状態がよかったために疾患リスクが低く，そのために寿命が延びたという可能性は否定できない．

　図7-8は米国ハーバード大学を卒業した約17,000人（35〜74歳）を対象に，年代別身体活動量と死亡数の関係を示している（Paffenbarger, et al., 1986）．各年代とも，週あたりの身体活動量によって死亡数に違いが認められる．特に，60〜69歳と70歳以上では，週あたりの身体活動による消費エネルギー量が500kcal以下と2,000kcal以上では，2倍も死亡率が違うことが報告されている．

　一方，動いていない（不活動）時間と生存率との関係についても興味深い報告がある．図7-9は男女約17,000人（18〜90歳）を対象に，起きている間の過ごし方を5つの段階に分け，座っている時間が長い人の死亡率がより高いことを示している（Katzmarzyk, et al., 2009）．このタイプの研究では，「元気だから立っていられる」という関係性の可能性は否定できないものの，運動とはいえない程度のささやかな身体活動でも生存率に

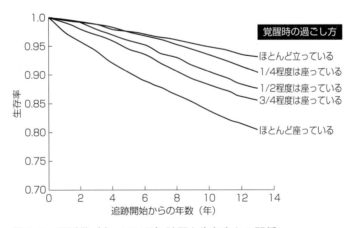

図7-9　不活動（座っている）時間と生存率との関係
　　　男女17,013人（18〜90歳）を対象に，起きている間の過ごし方を5つの段階に分け，座っている時間と死亡率の関係について，座っている時間が長い人の方が死亡率の高いことを示した．
（Katzmarzyk PT, et al. (2009): Sitting time and mortality from all causes, cardiovascular disease, and cancer. Med Sci Sports Exerc 41: 998–1005に加筆）

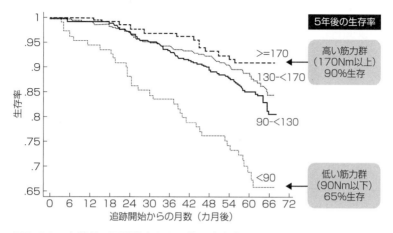

図7-10　高齢者の下肢筋力とその後の生存率
脚筋力の弱い高齢者（70〜79歳）は5年後の生存率が低いことを示す.
(Newman AB, et al. (2006): Strength, but not muscle mass, is associated with mortality in the health, aging and body composition study cohort. J Gerontol A Biol Sci Med Sci 61: 72–77に加筆)

影響を及ぼすことがわかる.

(2) 体力レベルと寿命

　体力レベルと死亡率には密接な関係がある. Blair, et al. (1989) は持久的（有酸素性）運動能力の高い中高齢者は, 8年後に死亡または重大な疾患（心血管系疾患や大腸がん）に罹るリスクが低いことを報告している. 具体的には, 心血管系疾患による死亡危険度は男性で約8倍, 女性で約9倍の違いがあり, 大腸がんによる死亡危険度は男性で約4倍, 女性で約6倍の違いが認められた. 日本人の体力レベルと死亡率（Sawada, et al.の研究：2003a, 2003b）については, Ⅱ部の6章を参照のこと.

　一方, 筋力も寿命延長に影響を及ぼす重要な因子であることが示されている. 図7-10は, 約2,300人の男女の高齢者（70〜79歳）を対象に, 70歳代の下肢筋力（脚伸展筋力）が5年後の生存率に大きな影響を及ぼしたことを示している（Newman, et al., 2006).

(3) 歩行速度と寿命

　65歳以上の地域在住高齢者34,485人（平均年齢：

73.5 ± 5.9歳）を対象に, 6〜21年間追跡した複数のコホート研究から歩行速度が高齢者の生存と関連していることが示唆された（図7-11, Studenski, 2011). 歩行速度は, 姿勢制御, 筋力, 持久的能力（有酸素能力）など, 複数の身体システムおよび機能の統合的な出力を表すために, 移動機能だけでなく, 身体機能全体を評価できる指標である. 運動習慣は, 歩行速度に影響を及ぼすことが示唆されている（Brahms, 2021).

8. サルコペニア, ロコモティブ　シンドロームとフレイル

　ヒトが生涯にわたって健康で自立した生活を営むためには, 日常動作（Activities of Daily Living：ADL）の基盤となる筋力を維持し, 身体活動量や体力レベルを保つことが重要である. しかしながら, 筋肉量や筋力は加齢に伴い低下することが知られており, 近年ではその病態である加齢性筋肉減弱症（サルコペニア）や移動機能に着目した運動器症候群（ロコモティブシンドローム：ロコモ）への注目が高まっている. サルコペニアやロコモが進行すると, 運動器の疾患や機能

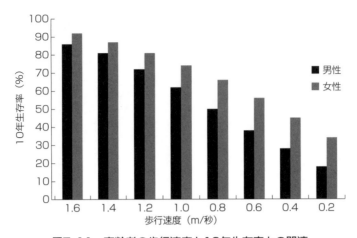

図7-11　高齢者の歩行速度と10年生存率との関連
（Studenski S, et al. (2011): Gait speed and survival in older adults.
JAMA 305: 50–58より作成）

低下が原因となり，歩行機能やバランス機能など
が低下する．

（1）サルコペニアとは

サルコペニアは，Irwin Rosenbergによって
1989年に提唱された概念であり（Rosenberg,
1989），ギリシャ語で筋肉を表す「sarx」と，喪
失を表す「penia」とを組み合わせた造語である．
サルコペニアの概念が提唱された当初は，加齢に
伴う骨格筋量の減少を指すものであったが，現在
では量的減少に加えて筋力低下や身体機能低下も
含める広い概念となっている．2016年10月には
国際疾病分類（ICD-10）のコードを取得し，2018
年6月に公表された国際疾病分類の第11回改訂版
（ICD-11）にも登録された（FB32.Y）．日本でも
傷病名として登録され（M6259），独立した疾患
として位置づけられるようになった．

2018年，European Working Group on Sarco-
penia in Older People（EWGSOP）はコンセン
サスレポートを改訂し，その中でサルコペニアを
「転倒，骨折，身体機能低下，死亡などの負のア
ウトカムの危険が高まった，進行性かつ全身性の
骨格筋疾患である」と定義した（Cruz-Jentoft,
2019）．

（2）サルコペニアの評価

日本におけるサルコペニアの評価には，Asian
Working Group for Sarcopenia（AWGS）が2019
年に改訂した診断基準（図7-12, Chen, et al.,
2020）の使用が推奨されている．筋力もしくは身
体機能の低下に加えて，骨格筋量減少が認められ
るケースについて，サルコペニアと診断する．

（3）サルコペニアの有病率

65歳以上の日本人における有病率は7.5％（男
性8.2％，女性6.8％）（Yoshida, et al., 2014），8.2％
（男性：8.5％，女性：8.0％）（Yoshimura, et al.,
2017），8.6％（男性：9.6％，女性：7.7％）（Yuki,
et al., 2015）であり，65歳以上におけるサルコペ
ニア有病者数は男性で約132万人，女性で約140
万人であるとの推計が報告されている（Yuki, et
al., 2015）．また，EWGSOPやAWGSの評価基準
を用いたシステマティックレビューでは，サルコ
ペニアの有病率は男女とも約10％であることが
報告されている（Shafiee, 2017）．

（4）サルコペニアのメカニズム

筋力の低下は，骨格筋量の減少と関係している．
この骨格筋量の減少は，筋線維の数が減少するこ

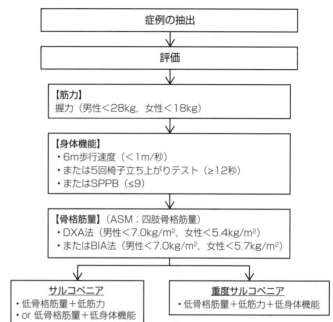

図7-12　サルコペニアの診断基準
　SPPB：簡易身体能力バッテリー（バランステスト，歩行テスト，椅子からの立ち上がりテストの3項目で構成）．
DXA法：二重エネルギーX線吸収測定法．
BIA法：生体電気インピーダンス法．
（Chen LK, et al. (2020): Asian Working Group for Sarcopenia: 2019 Consensus Update on Sarcopenia Diagnosis and Treatment. J Am Med Dir Assoc 21: 300–307より作成）

とと，筋線維自体が萎縮することが原因といわれる．筋線維は，その収縮特性から遅筋線維（タイプⅠ）と速筋線維（タイプⅡ）に分類される．サルコペニアの場合，速筋線維に選択的な萎縮が認められるのが特徴である（Larsson, 1978; Lexell, 1988）．

Murgia, et al.（2017）は，高齢期および若年期男性の外側広筋を対象に，各筋線維タイプの単一筋線維よりタンパク質を抽出し，酸化系エネルギー供給能は両筋線維タイプで加齢に伴い同様に低下するのに対して，解糖系エネルギー供給能（解糖系酵素）は遅筋線維で加齢に伴い上昇し，速筋線維では低下することを明らかにした．エネルギー代謝面においても，加齢に伴う筋線維タイプ毎の適応に差異があることが示唆された．

骨格筋は，肉離れや打撲などの外力によって怪我（筋損傷）をした場合や，骨折等による固定処置（ギプス固定）や病気等による長期臥床（ベッドレスト）によって顕著に萎縮した場合であっても，その後筋の再生が認められ，適切なリハビリテーションやトレーニングによって回復することが可能である．すなわち，骨格筋は本来，再生能

に富んだ組織であるといえる．しかし，加齢に伴い，筋損傷後の再生が十分に働かないことや，萎縮した骨格筋は元に戻りづらいという現象が認められる．こうした加齢に伴う再生能（可塑性）の喪失は，サルコペニアの要因のひとつとして考えられる（Grounds, 1998）．実際，ヒトの大腿部における筋線維数が若年期と比較して，高齢期では半分近くまで減少することが報告されている．

（5）ロコモの評価と有病率

ロコモとは，「運動器の障害によって移動機能が低下し，要介護や寝たきりになるリスクの高い状態」と定義され，「運動器症候群」とも称される．既述のサルコペニアも，ロコモの概念に含まれる（Nakamura, 2008）．日本整形外科学会は2013年，ロコモを評価する方法として，「立ち上がりテスト」，「2ステップテスト」，「ロコモ25」の3つから構成される「ロコモ度テスト」を発表した．その後，2015年にロコモの段階を判定するための臨床判断値を公表し，2020年に改定した（Locomotive Challenge Council, 2020）（図7-13）．「ロコモ度1」は移動機能の低下が始まっている段階

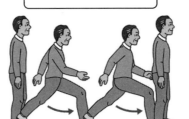

	立ち上がりテスト	2ステップテスト	ロコモ25（問診）・下肢のどこかに痛みがありますか.・急ぎ足で歩くのはどの程度困難ですか.・地域での活動やイベント, 行事への参加を控えていますか.など25項目（0〜100点）
ロコモ度1（軽）	片脚で40cmから立ち上がれないが,両脚で20cmからは立ち上がれる	2歩幅÷身長＝1.1以上1.3未満	7点以上16点未満
ロコモ度2（重）	両脚で20cmから立ち上がれないが,両脚で30cmからは立ち上がれる	2歩幅÷身長＝0.9以上1.1未満	16点以上24点未満
ロコモ度3（重）	両脚で30cmから立ち上がれない	2歩幅÷身長＝0.9未満	24点以上

＊いずれか1つに当てはまると該当

図7-13　ロコモ度テストと臨床判断値

であり,「ロコモ度2」は移動機能の低下が進行し, 自立した生活ができなくなるリスクが高くなっている段階,「ロコモ度3」は移動機能の低下が進行し, 社会参加に支障をきたしている段階であると判断する.

　ロコモ度テストの臨床判断値を用いて, 吉村らは日本における有病率を推定した（Yoshimura, et al., 2017）. その結果, 40歳以上において, 約4,590万人（男性：約2,020万人, 女性：約2,570万人）がロコモ度1に, そして約1,380万人（男性：約460万人, 女性：約920万人）がロコモ度2に, それぞれ該当することが示された. すなわち, 40歳以上の4人に1人は, 移動機能の低下が進行している状態であると考えられる.

（6）フレイルの評価と有病率

　老年医学の分野では「加齢に伴う様々な機能変化や生理的な予備能力の低下によって, 健康障害を招きやすい」という状態をフレイルという. 多くの高齢者は, 健常な状態（ロバスト）からフレイルを経て, 身体機能障害（要支援・要介護状態）に進むと考えられる. フレイルに関連する疾患・病態として, サルコペニアやロコモが挙げられる. フレイルへの評価方法としては, 世界中で様々な方法が報告され, 統一された基準はまだないのが現状である. その中でもFried, et al.（2001）の5つの徴候（①体重減少, ②筋力低下, ③疲労感（倦怠感, 疲れやすさ）, ④歩行速度低下, ⑤身体活動低下）のうち, 3つ以上に該当する場合を「フレイル」, 1〜2つに該当する場合を「プレフレイル」, 該当なしの場合を「ロバスト（健常）」と分類する評価が多く用いられている. 日本でも, この評価方法に基づく調査結果として, 65歳以上の地域在住高齢者約12,000名における有病率は7.4％であり, 特に80代以降では他国の高齢者よりも有病率が高いことが報告されている（Kojima, 2017）. このフレイルを評価する5項目には, サルコペニアの評価方法としても採用されている握力と歩行速度が含まれている. さらに, 体重減少の要因として, 筋肉量減少が考えられる. フレイルには, 身体的要因, 精神・心理的要因, 社会的要因などが内包されるが, そのうちの身体的要因についてはサルコペニアがその中心的な要素と考えられている. そのため, フレイル予防を目的と

する介入方法としては，筋肉量の維持と体力・身体機能の低下を防ぐサルコペニア予防を目的とした介入方法が有効であると考えられる．

課　題

1. 加齢に伴う行動体力の変化の特徴について説明せよ．
2. 寿命に及ぼす身体活動・体力について説明せよ．
3. サルコペニアの特徴について説明せよ．

[引用文献]
1) 猪飼道夫（1969）：運動生理学入門．杏林書院．
2) 東京都立大学体力標準値研究会編（2000）：新・日本人の体力標準値．不昧堂出版．
3) 安部孝，福永哲夫（1995）：日本人の体脂肪と筋肉分布．杏林書院．
4) 山地啓司（2001）：改訂最大酸素摂取量の科学．杏林書院．
5) Kenney WL, et al. (2021): Physiology of Sport and Exercise. 8th ed, With HKPropel Access.
6) Martel GF, Roth SM, Ivey FM, et al. (2006): Age and sex affect human muscle fibre adaptations to heavy-resistance strength training. Exp Physiol 91: 457-464.
7) Booth FW, et al. (2017): Role of Inactivity in Chronic Diseases: Evolutionary Insight and Pathophysiological Mechanisms. Physiol Rev 97: 1351-1402.
8) American College of Sports Medicine Position Stand. Exercise and physical activity for older adults. Med Sci Sports Exerc 1998; 30: 992-1008.
9) Meredith CN, et al. (1989): Peripheral effects of endurance training in young and old subjects. J Appl Physiol (1985) 66: 2844-2849.
10) Chakravarty EF, et al. (2008): Reduced disability and mortality among aging runners: a 21-year longitudinal study. Arch Intern Med 168: 1638-1646.
11) Paffenbarger Jr RS, et al. (1986): Physical activity, all-cause mortality, and longevity of college alumni. N Engl J Med 314: 605-613.
12) Katzmarzyk PT, et al. (2009): Sitting time and mortality from all causes, cardiovascular disease, and cancer. Med Sci Sports Exerc 41: 998-1005.
13) Blair SN, et al. (1989): Physical fitness and all-cause mortality. A prospective study of healthy men and women. JAMA 262: 2395-2401.
14) Sawada S, et al. (2003a): Cardiorespiratory fitness and the incidence of type 2 diabetes: prospective study of Japanese men. Diabetes Care 26: 2918-2922.
15) Sawada S, et al. (2003b): Cardiorespiratory fitness and cancer mortality in Japanese men: a prospective study. Med. Sci. Sports Exerc 35: 1546-1550.
16) Newman AB, et al. (2006): Strength, but not muscle mass, is associated with mortality in the health, aging and body composition study cohort. J Gerontol A Biol Sci Med Sci 61: 72-77.
17) Studenski S, et al. (2011): Gait speed and survival in older adults. JAMA 305: 50-58.
18) Brahms CM, et al. (2021): The Interaction between Mobility Status and Exercise Specificity in Older Adults. Exerc Sport Sci Rev 49: 15-22.
19) Rosenberg IH. (1989): Summary comments: epidemiological and methodological problems in determining nutritional status of older persons. Am J Clin Nutr 50: 1231-1233.
20) Cruz-Jentoft AJ, et al. (2019): Sarcopenia: revised European consensus on definition and diagnosis. Age Ageing 48: 16-31.
21) Chen LK, et al. (2014): Sarcopenia in Asia: consensus report of the Asian Working Group for Sarcopenia. J Am Med Dir Assoc 15: 95-101.
22) Chen LK, et al. (2020): Asian Working Group for Sarcopenia: 2019 Consensus Update on Sarcopenia Diagnosis and Treatment. J Am Med Dir

Assoc 21: 300–307.

23) Yoshimura N, et al. (2017): Is osteoporosis a predictor for future sarcopenia or vice versa? Four-year observations between the second and third ROAD study surveys. Osteoporos Int 28: 189–199.

24) Yoshida D, et al. (2014): Using two different algorithms to determine the prevalence of sarcopenia. Geriatr Gerontol Int 14 Suppl 1: 46–51.

25) Yuki A, et al. (2015): Epidemiology of sarcopenia in elderly Japanese. J Phys Fitness Sports Med 4: 111–115.

26) Shafiee G, et al. (2017): Prevalence of sarcopenia in the world: a systematic review and meta-analysis of general population studies. J Diabetes Metab Disord 16: 21.

27) Larsson L. (1978): Morphological and functional characteristics of the ageing skeletal muscle in man. Across-sectional study. Acta Physiol Scand (Suppl) 457: 1–36.

28) Lexell J, et al. (1988): What is the cause of the ageing atrophy? Total number, size and proportion of different fiber types studied in whole vastus lateralis muscle from 15- to 83-year-old

men. J Neurol Sci 84: 275–294.

29) Murgia M, et al. (2017): Single Muscle Fiber Proteomics Reveals Fiber-Type-Specific Features of Human Muscle Aging. Cell Rep 19: 2396–2409.

30) Grounds MD. (1998): Age-associated changes in the response of skeletal muscle cells to exercise and regeneration. Ann N Y Acad Sci 854: 78–91.

31) Nakamura K. (2008): A "super-aged" society and the "locomotive syndrome". J Orthop Sci 13: 1–2.

32) Locomotive Challenge council. Locomotive syndrome. In: Locomotive Challenge Council, ed. Locomotive syndrome pamphlet 2020. Tokyo: Japanese Orthopaedic Association; 2020.

33) Yoshimura N, et al. (2017): Epidemiology of the locomotive syndrome: The research on osteoarthritis/osteoporosis against disability study 2005-2015. Mod Rheumatol 27: 1–7.

34) Fried LP, et al. (2001): Frailty in older adults: evidence for a phenotype. J Gerontol A Biol Sci Med Sci 56: M146–M156.

35) Kojima G, et al. (2017): Prevalence of frailty in Japan: A systematic review and meta-analysis. J Epidemiol 27: 347–353.

[町田　修一]

8章　体力トレーニングの理論と実際

1. トレーニングの原理・原則

(1) トレーニングとは

　「トレーニング」の動詞であるトレインは他動詞として「訓練，〔養成，教育〕する，馬・犬などを仕込む，ならす」，自動詞として「訓練する〔を受ける〕，練習する：身体を鍛える」と辞書に書かれている．したがって，「身体を鍛えること（鍛錬）」が体育・スポーツでいうトレーニングに該当する．この日常生活の活動にも密接に関わっているトレーニングとはいかなるものだろうか．

　われわれの身体は絶えず動いている．椅子に座っていても，心臓は鼓動し，血液は全身を巡っている．例えば，立ち上がって歩き始め，徐々にスピードを上げ走り出す．筋肉が収縮し，エネルギーを再合成するために酸素の消費が高まる．このように酸素の需要が高くなると，心臓は多くの血液を送り出すために激しく拍動する．すなわち心拍数が上昇することになる．その後，走ることをやめて，また椅子に座ってしばらくすると心拍数は元の値に戻っていることだろう．このように身体は筋肉で生じた酸素の需要に応えて心拍数を上昇させ，必要がなくなれば，現状に合わせて元に戻っていく．これは身体が状況に応じて応答を示した結果である．ただし，この例は一時的におわってしまうものといえる．一方，継続的にランニングを行っていて，同じスピードで走っていても，以前より楽に感じるようになる．またはその時の心拍数が毎分150拍まで上昇していたものが，毎分140拍に減少することがある．これは身体がその運動に適応し，酸素摂取量や心拍出量の最大値が高まり，運動を遂行しやすい身体に変わったためと考えられる．筋出力においては，筋力トレーニングによって，筋線維の活動水準（運動単位の動員）が高まる，筋肉が太くなる（筋断面積の増加）などの適応が生じ，それまで挙げることができなかった重さのバーベルを挙上できるようになる，といった成果を得る．このような適応は一時的な応答とは異なり，その成果は一定期間残存するものである．一度で終わってしまうのであれば，それは単なる運動（エクササイズ）にすぎない．目的に合わせた身体活動や環境条件による刺激を継続的に課し，身体諸機能の向上を図ることがトレーニングである．

(2) トレーニングの原理・原則

　トレーニングを効果的に継続的に進める上で，目的に合った計画を立てることが求められる．その際にはトレーニング効果に関わる根本の原理や，その効果を最適化するための基本原則を十分に考慮する必要がある．

　1）トレーニングの原理

　①過負荷の原理：身体に適応が生じ，身体諸機能に変化が現れるためには，ある条件が必要となる．過負荷（オーバーロード；Overload）はその条件を示す概念といえよう．例えば，課された運動刺激が，今持っている能力の範囲内で「苦も

なく出来てしまう」ことであれば，その運動遂行に対して今持っている能力で事足りており，能力を高めようとする適応はなかなか生じない．つまり，日常的に行われていることを続けているだけでは身体に変化は起らないが，日常レベルよりも「強い刺激」が課されれば，身体はその刺激に対して正の適応を示し，少しでもその刺激を楽に感じるように変わっていく．このような身体に適応を起こさせる刺激や運動負荷を与えることがトレーニングには不可欠である．

②特異性の原理：例えば，素早いダッシュを繰り返すことで，瞬発力を高め短距離走のタイムを向上させることができるが，マラソンなどの長距離走の記録を向上させるような心肺持久力は高まらない．このようにトレーニングによる生理学的適応には特異性があり，トレーニング効果は実施した運動の内容を色濃く反映する．筋力を高めるためには高い筋出力をともなう運動を実施することが必要であり，持久力を高めるためには呼吸循環系機能に刺激となる有酸素運動を行う，といった目的にそった運動を行う必要がある．トレーニング効果の特異性はこの他にも，関節角度や筋活動様式など，様々な運動条件に依存して認められている．

③可逆性の原理：運動刺激によって身体に正の適応が起こる一方，不活動によって負の適応も生じる．トレーニングの実施によって身体機能の向上がみられても，トレーニングを中止すると低下する．あるいは骨折をしてギプス固定した時に，筋肉が細くなってしまう．宇宙飛行士が無重力空間に滞在し，体重を支えることすらしていないと，筋力や筋量が低下する．これらはよく耳にする話である．つまり，トレーニングによって高められた能力はそれを継続しないと元に戻る，あるいは日常生活以下の活動レベルになると低下した状態が新たな日常レベルとなって，機能が減退していく．体力の維持・向上には定期的なトレーニングが不可欠である．

2) トレーニングの原則

①全面性：特定の体力要素に偏らず，バランスよく体力諸要素を高めることである．トレーニングによって向上を図る体力要素は多様であり，競技力向上においてはスポーツ種目の特異性を考慮して，その種目により重要な体力要素の向上に取り組むことが効率的な選択である．しかし，児童・生徒の育成期における基礎体力向上は特定の体力要素に的を絞ったものではなく，総合的な体力向上を目指している．また，スポーツ種目を念頭においた場合であっても，特定の体力要素に偏ったトレーニングに陥ることなく，万遍なく体力の向上を図ることが競技力の基盤となる．例えば，「長距離選手には持久力が重要であり，他の要素は不要である」とはいえない．レジスタンストレーニングによって筋力のバランスを整え，ストレッチングで筋や関節の柔軟性を高めることが腰痛や四肢の傷害を予防することになるであろう．

②反復性：トレーニング効果は一回の運動によって容易にもたらされるものではない．運動を反復し，継続することで永続的に備わる能力の向上を図るものである．条件によって違いはあるが，有意な筋力の増加には4〜6週間以上の反復を要する．

③個別性：体力には個人差がある．ひとりひとりの能力が異なるだけではなく，トレーニングに対する経験も様々であろう．適切なトレーニング強度を設定することが安全で効果的なトレーニングには不可欠である．絶対値を用いて負荷を設定した場合，ある人には50kgの重さが60％の相対強度であり，他者にとっては90％となるかもしれない．あるいは初心者では60％程度の強度であっても効果が得られるかもしれないが，鍛錬者が同じ強度でトレーニングを行っても同様の効果は得られず，より高強度の刺激が必要とされる．このように個々の能力に応じた運動刺激を与える配慮が重要である．

④意識性：トレーニングの意義や内容・目的を理解し，積極的に行うことが必要である．自らの意志で高い意識のもとに，目的に合ったトレーニング内容を適切な条件で実施することで効果も高まるであろう．

表8-1　1RMの割合と反復できる回数（％1RM－反復回数の関係）

最高反復回数（RM）	1	2	3	4	5	6	7	8	9	10	11	12	15
％1RM	100	95	93	90	87	85	83	80	77	75	70	67	65

（Haff GGほか編，篠田邦彦日本語版総監修（2018）：ストレングストレーニング＆コンディショニング．第4版，ブックハウスHD，p494.）

⑤**漸進性**：トレーニングで用いる運動刺激を徐々に高めていくことである．適切な過負荷によって身体に適応が生じると，能力が向上し，それまで身体の適応を促す過負荷であった運動が，もはや十分な過負荷ではなくなる．例えば，30kgの最大筋力に対して，80％（24kg）の負荷を使ってトレーニングを行い，最大筋力が40kgに高まったとする．その後も同じ24kgでトレーニングを続けても，筋力向上は停滞するであろう．それは最大筋力に対する相対強度が低下し，60％になったからである．すなわち，体力の向上にしたがって，適応後の能力に合わせた次の過負荷を与えなくては段階的な向上が得られないことを意味している．

2. 体力トレーニングの方法

（1）レジスタンストレーニング

筋力向上を主な目的とする代表的トレーニングは「レジスタンストレーニング」である．ウエイトトレーニング，筋力トレーニングといった名称も一般的であるが，主に医科学分野では抵抗を加えて筋の働きや機能を向上させるトレーニングの総称として使われている．バーベル，ダンベル，チューブやトレーニングマシンといった器具を使用する運動，腕立て伏せや懸垂などの自体重を扱う運動も含まれる．しかし，筋力向上だけではなく，筋力，パワー，筋肥大，筋持久力などの向上にその目的は大別され，それぞれに適した負荷（強度），反復回数，セット数および休息時間といったトレーニングプログラムの変数（設定条件）がある．

①**1RM**：それぞれの運動種目における1回挙上できる最高重量（1RM：one repetition maximum）であり，それに基づいて負荷を決定することが多い．ただし，1RMは挙上ができなくなる重量まで試行を繰り返すことで決定できるものであり，十分に当該種目に慣れてから実施すべきである．また，運動の姿勢，動員される関節や部位によって，あるいは初心者においては1RMに挑戦する（限界の負荷を扱う）こと自体が危険な場合がある．そのような際には最大下の負荷を用いて反復回数を把握する方法（nRM）を利用すると良い（表8-1）．40kgで8回反復できた場合，この40kgは8RM（8回反復できる最高重量）に相当するため，1RMの80％と見積もることができる．また，自体重やチューブを利用した運動では，明確に何kgであるか数字による負荷設定はできないが，表8-1の考え方を応用できる．5回しか反復ができなかった運動が8回，10回へと増えていくことは，その負荷が87％1RMから80％そして75％へと変化したと考え，最大筋力が向上して，相対的に負荷が低下していることを推察する材料となる．

②**最大反復回数（RM）とトレーニング目標**：図8-1はRMの範囲とトレーニング目標を文字の大きさで表している．例えば，6回以下の反復回数となる高負荷では筋力の向上により効果的であり，RMが増加し負荷が低下していくとその効果は小さくなる．5回以下のゾーンではパワーの向上に，6〜12回の反復が可能な中程度の負荷によって筋肥大が促され，13回以上の軽い負荷を用いるゾーンでは筋持久力への効果が大きい．この関係はより効果的な範囲を強調しているが，それぞれの範囲には複数の効果が混在しており，高負荷のトレーニングが要求される経験を積んだ鍛錬

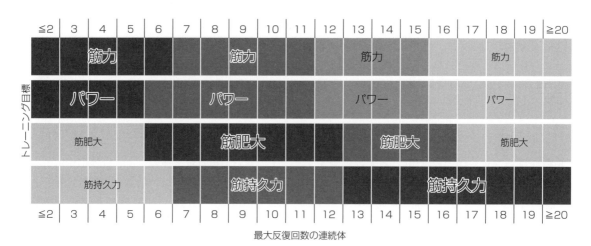

図8-1　最大反復回数の連続体
　筋力，パワーの向上を目標としている場合は最大反復回数の少ない，比較的重い負荷が適している．筋肥大には中程度の負荷，筋持久力向上には最大反復回数の多い軽い負荷が効果的である．文字の大きさは相対的な効果の大きさを示す．
（Haff GGほか編，篠田邦彦日本語版総監修（2018）：ストレングストレーニング＆コンディショニング．第4版，ブックハウスHD，p499.）

表8-2　トレーニング目標に基づく条件設定

	負荷（% 1RM）	目標回数	セット	休息時間
筋力	≧85	≦6	2～6	2～5分
パワー				
単発的パワー発揮型	80～90	1～2	3～5	2～5分
多発的パワー発揮型	75～85	3～5	3～5	
筋肥大	67～85	6～12	3～6	30秒～1.5分
筋持久力	≦67	≧12	2～3	≦30秒

（Haff GGほか編．篠田邦彦日本語版総監修（2018）：ストレングストレーニング＆コンディショニング．第4版，ブックハウスHD，pp500-509.）

者以外には，安全性を考慮して対象に応じたトレーニング目標とRMの選択が必要である．発育段階にある子どもや高齢者にとってはアスリートに要求される高強度トレーニングは必要なく，それよりも安全性に配慮したトレーニングを行うことの方が重要である．例えば，8～15回の範囲に反復回数を設定し，実際に行って微調整を繰り返して，その反復回数のなかで安全に行うことのできる最大の負荷を決定して行くことが最善であろう．
　③各目標のガイドライン（表8-2）：85％以上

の負荷で，反復回数が1～6回（強度に合わせて：100％ならば1回，85％では6回）を，2～6セット行うことが筋力の向上に効果的であることが示されている．最大筋力を決定する要因として，神経系の機能，筋断面積およびFT線維の割合が上げられる．この設定はより高負荷を使用することで，運動単位の動員や発火頻度といった筋-神経系の因子を刺激することをねらいとしている．
　パワー向上に用いる設定は，パワー発揮のタイプによってさらに細分化されている．砲丸投げや走り高跳びなどの単発型選手には80～90% 1RM

を用いた1〜2回のセットが推奨され，連続的に最大パワー発揮が求められるバレーボールやバスケットボール選手では75〜85% 1RMを3〜5回となっている．これらの強度に対する反復回数は，表8-1に比べると少ない値になっている．75〜85% 1RMに対応する最大反復回数は表8-1では10〜6回である．すなわち，6〜10回反復可能な負荷を用いて，その最大反復回数より少ない3〜5回の反復を行うことが，最大スピードで動作を行い，最大のパワー発揮を促していると考えられる．

　筋肥大を目標とする場合には67〜85% 1RMの負荷を6〜12回設定することとなっている．このトレーニングでは反復回数，セット数が筋力向上の設定より多くなることが特徴であり，休息時間も30〜90秒と，2〜5分とする筋力・パワーの設定より短時間である．すなわち，完全な回復前に次のセットが開始され，トレーニング量も多いため代謝的要求が高く，筋タンパク合成を促す成長ホルモン等の血中濃度を高めることが報告されている．

　筋持久力に重点を置く場合は反復回数を多くするが，負荷は67% 1RM以下と軽くなり，セット数も2〜3セットと少ないため，量的に過度となることはない．

　レジスタンストレーニングにおいては，このような目標に応じた負荷強度と反復回数の選択が重要である．そして，このガイドラインは器具を用いる場合だけではなく，器具を使用しない自体重による運動などにも応用できる．腕立て伏せで50回，100回と高回数を行う練習を耳にするが，これは筋力より筋持久力を高めるトレーニングとなっている．一方，最大反復回数が10回程度の人にとっては筋力向上を促すトレーニングとなるであろう．

（2）持久系トレーニング

　トレーニングプログラムには対象者の目的に応じた設定が必要である．持久系運動のプログラムにおいては，運動様式，トレーニング頻度，運動時間およびトレーニング強度といった4つの基本的な変数を設定しなければならない．

1）運動様式

　歩行，ランニング，ペダリング（自転車），水泳など，様々な運動様式から対象者に適した運動を選択することが望ましい．

2）トレーニング頻度

　1日あるいは1週間あたりに実施するトレーニングの回数をトレーニング頻度という．高強度，または長時間の運動であればトレーニング頻度を少なくして回復を促す必要があるだろう．あるいは，鍛錬度の低い選手は，高い選手よりも回復により多くの時間を要するかも知れない．

3）運動時間と運動強度

　トレーニングに要する時間は運動強度に影響を受ける．高い強度のトレーニングでは短時間で疲労困憊に至るであろう．

　図8-2は歩・走トレーニングにおける運動強度と時間の適切な組み合わせである．主運動を5分としたときに70〜90% $\dot{V}O_{2max}$の強度を用いると，それぞれ強い（90%），中等度（80%），軽い（70%）トレーニングとなる．速い走スピード（高強度）では当然ながら長時間運動を継続できない．一方，60% $\dot{V}O_{2max}$程度の強度「はやく歩く」であっても，60分運動すれば"強い"トレーニングとなる．

　実際には所定の運動強度（走スピード）まで徐々にスピードを上げて，所定の時間経過後に徐々にスピードを落とすことが望ましいので，全体で最低10分の運動となる．これは成人を対象として作成されており，青少年には図中の黒い高強度・短時間の部分，高齢者ならば軽い・時間をかけた組み合わせが向いている．

　身体の適応はトレーニング強度あるいは選手（実践者）の努力の程度に対して特異的であるといわれる．すなわち有酸素性運動によって，心臓血管系，呼吸器系の機能向上あるいは活動筋における酸素運搬能が向上するなどの効果が期待されるが，運動強度によって，エネルギー供給あるいは筋線維の動員割合が異なってくる．エネルギー供給機構から見ると，運動の継続時間が長くなる

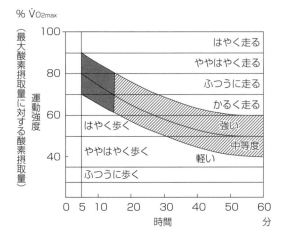

図8-2　持久的トレーニングに必要な運動（生理的
　および主観的）の組み合わせ
（日本体育協会編（2007）：公認アスレティックト
　レーナー専門科目テキスト6　予防とコンディシ
　ョニング．日本体育協会，p91.）

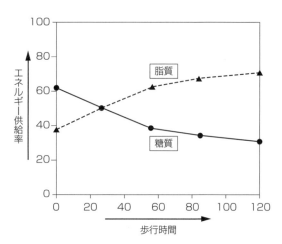

図8-3　長時間運動中のエネルギー供給源
　長時間運動中，最初は糖質の利用が脂肪より大き
　い．しかし，運動が継続されるとき脂肪の利用が
　徐々に優位となってくる．
（日本体育協会編（2007）：公認アスレティックト
　レーナー専門科目テキスト6　予防とコンディ
　ショニング．日本体育協会，p92.）

と無酸素性から有酸素性優位へと移行していく．
100m走のように非常に運動強度が高く10秒ほど
で疲労困憊に至る運動ではATP-PC系，400〜
800mなど（〜2分程度）の短・中距離では乳酸系，
それ以上の時間で疲労困憊に至る運動では有酸素
性エネルギー供給機構が優位となってくる．さら
にエネルギー供給に用いられるエネルギー源も強
度や時間に応じて変化する．例えば長時間の歩行
運動中のエネルギー供給源は時間経過とともに変
化している．有酸素性代謝が進行しているなかで，
はじめは糖質が優先的に利用されているが，およ
そ30分を境に脂質が多く利用されるようになる．
すなわち，呼吸循環系の機能向上を目的とする他
に脂質代謝の亢進（脂肪燃焼）を促すならば，よ
り長く運動を続けられる時間と強度を選ぶ（図8-
3）．

4）負荷設定

　持久系トレーニングにおいて，より正確に運動
強度を設定するためには，運動時の酸素摂取量を
モニターし，最大酸素摂取量の相対値（% $\dot{V}_{O2max}$）
を用いることである．または血中乳酸濃度を測定
し，乳酸性閾値（LT）と走速度や心拍数との関

係などを把握しておくことである．しかし，フィー
ルドで日常的に利用するには，手間やコスト面か
らも実用的ではない．したがって，心拍数，時間，
主観的運動強度など比較的容易に得られる指標を
活用するとよいであろう．
　①心拍数：運動強度（% $\dot{V}_{O2max}$）と心拍数との
間には高い相関関係があることから，もっとも頻
繁に利用される指標である．行っている運動がど
れほどの強さであるかを知る，あるいは運動強度
に対応した心拍数に調整することで設定した運動
強度を遂行することができる．正確に実施するた
めには，実験室での運動負荷テスト（酸素摂取量
の測定）から，酸素摂取量と心拍数との関係性を
把握しておく必要がある．より簡便な方法として，
年齢から推定した最大心拍数（MHR）をもとに
予備心拍数（HRR）から目標心拍数を求めるカ
ルボーネン法（% HRR）や最大心拍数を用いる
方法（% MHR）がある（表8-3）．またこれらと
酸素摂取量の間には表8-4のような関係がみられ
る．
　②RPE：主観的運動強度（Rating of Perceived

表8-3　目標心拍数の計算

カルボーネン法

公式：
　年齢から推定する最大心拍数＝220－年齢
　予備心拍数＝年齢から推定する最大心拍数－安静時心拍数
　目標心拍数＝（予備心拍数×運動強度）＋安静時心拍数
　強度の上限，下限で計算を行い，目標心拍数の範囲を決定する．

例：
30歳の選手，安静時心拍数が60拍/分で機能的能力の60～70％の運動強度で行うとき
　年齢から推定する最大心拍数＝220－30＝190拍/分
　安静時心拍数＝60拍/分
　予備心拍数＝190－60＝130拍/分
目標心拍数の範囲
　最低値＝（130×0.60）＋60＝78＋60＝138拍/分
　最高値＝（130×0.70）＋60＝91＋60＝151拍/分
運動時の心拍数をモニターするときは，目標心拍数の範囲を6で割ってその値を10秒間の目標心拍数とする
　138÷6＝23　　151÷6＝25
この選手の目標心拍数の範囲は10秒間で23～25拍である

％最大心拍数法

公式：
　年齢から推定する最大心拍数＝220－年齢
　目標心拍数＝年齢から推定する最大心拍数×運動強度
　強度の上限，下限で計算を行い，目標心拍数の範囲を決定する．

例：
20歳の選手，最大心拍数の70～85％の運動強度で運動を行うとき
年齢から推定する最大心拍数＝220－20＝200拍/分
目標心拍数の範囲
　最低値＝200×0.70＝140拍/分
　最高値＝200×0.85＝170拍/分
運動時の心拍数をモニターするときは，目標心拍数の範囲を6で割ってその値を10秒間の心拍数とする
　140÷6＝23　　170÷6＝28
この選手の目標心拍数の範囲は10秒間で23～28拍である

（Haff GGほか編，篠田邦彦日本語版総監修（2018）：ストレングストレーニング＆コンディショニング．第4版，ブックハウスHD，p609.）

Exertion；RPE）は運動に対する主観的な感覚を利用して強度を表している．成人においては，およそ安静時心拍数（60拍/分）～最大心拍数（200拍/分）に対応し，安静時6～疲労困憊時20までの15段階のスケールからなっている．スケールは「楽である」「ややきつい」など感覚を表現する言葉とともに表され，とくに定常状態となる運動条件では信頼性のある指標とされている（表8-5）．提唱者の名から，ボルグのスケールとも呼ばれる．

③**運動速度**：運動速度とは瞬時に速度を計測するのではなく，一定の距離に対する所要時間から求められる平均速度を意味している．実用的には運動（ランニング，自転車，水泳など）のペースを用いることである．400mあるいは1kmといった一定の走行距離に要する時間を加減することで運動強度を調整する．したがって，陸上競技場（トラック）やプール，室内の周回コースなど環境条件に変化の少ない方が，起伏の激しいクロスカントリーコースや道路に比べて有効性が高い．風や波，坂道や悪路などのためにペースが乱れ，その時々の時間や疲労によって影響を受けると運動強度のモニターとしては不適当である．

表8-4　最大酸素摂取量（V̇o2max），予備心拍数（HRR），最大心拍数（MHR）におけるそれぞれの割合の関係

% V̇o2max	% HRR	% MHR
50	50	66
55	55	70
60	60	74
65	65	77
70	70	81
75	75	85
80	80	88
85	85	92
90	90	96
95	95	98
100	100	100

（Haff GGほか編，篠田邦彦日本語版総監修（2018）：ストレングストレーニング＆コンディショニング．第4版，ブックハウスHD，pp479-512，p608.）

表8-5　主観的運動強度（RPE）スケール

15ポイントBorgスケール	カテゴリーレシオスケール	
6　全く努力なし	0	全くなし
7	0.3	
非常に楽である	0.5	極めて弱い
8	1	非常に弱い
9　かなり楽である	1.5	
10	2	弱い
11　楽である	2.5	
12	3	中程度
13　ややきつい	4	
14	5	強い
15　きつい	6	
16	7	非常に強い
17　かなりきつい	8	
18	9	
19　非常にきつい	10	極めて強い
20　最大努力	11	
	＊	完全に最大

（日本体育協会編（2007）：公認アスレティックトレーナー専門科目テキスト6　予防とコンディショニング．日本体育協会，p93.）

5）トレーニングの種類

　強度，時間，頻度といった変数を組み合わせ，個々の目的やレベルに合わせた多様なパターンが報告されている（図8-4）．

　①**持続走**：一定のスピードを持続して走る方法をいう．運動強度によって遅い（〜70% V̇o2max），中位（70〜80% V̇o2max），速い（80〜90% V̇o2max）の3種類に分類でき，運動強度が高ければ時間は短く，強度が低く楽なスピードであれば長時間運動が可能になる．

　とくに長時間ゆっくりと走るトレーニングはLSD（Long Slow Distance）と呼ばれ，長距離選手のトレーニング，あるいは健康づくりにも利用されている．強度が低く，また運動時間が長くなればなるほど，主たるエネルギー源は糖質から脂質へと移行する．すなわち，脂質代謝の亢進によって遊離脂肪酸（Free Fatty Acid；FFA）の酸化が高まり，脂肪を効果的に燃焼させることになる．LSDの強度は走りながら「会話ができる」程度といわれる．持久系種目の選手の場合，競技時の運動強度より低いので，走スピードや筋線維の動員パターンの観点からは，競技特異的なトレーニングとはならないであろう．

　②**ペーストレーニング**：持久的競技のレース時の速度，またはそれ以上で実施する持久走である．20〜30分間一定のペースを持続する方法，または間欠的に実施する方法がある．このペースで運動を持続するための身体機能を向上させることを目的としているため，トレーニングが容易すぎる場合には強度を高めるよりも距離を延長すると良い．

　③**インターバルトレーニング**：速いスピードでの急走期とジョギング（遅いスピード）での休息期を繰り返しながら，最大酸素摂取量の向上や全身持久力の改善，無酸素性代謝の亢進を促すトレーニングである．急走期の距離に応じてダッシュ・インターバル（〜100m），ショート・インターバル（200〜400m），ミディアム・インターバル（500〜1,000m），あるいはロング・インターバル（1,000〜2,000m）などに分けられる．実際にはねらい

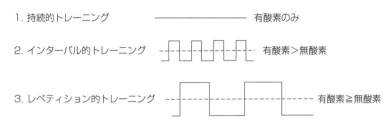

図8-4 長距離トレーニングのパターン
（日本体育協会編（2007）：公認アスレティックトレーナー専門科目テキスト6 予防とコンディショニング．日本体育協会，p94.）

とする主要なエネルギー供給系によって，急走期の距離，休息期の時間および繰り返しの回数を組み合わせる．短い距離では繰り返し回数が多く，休息期は急走期の3倍の時間をとる．反対に長い距離の場合は，繰り返しの回数が少なく，休息期の時間は1：1（急走期との比）とされる．結果，1回のトレーニングで高強度の運動を持続的に行うよりも，最大酸素摂取量に近い強度で長時間のトレーニングができることになる．

④レペティショントレーニング：一般にレペティショントレーニングは最大酸素摂取量を超える

強度で30～90秒運動を行い，長い休息をとることを反復するトレーニングである．無酸素性代謝に依存しているため，運動時間と回復期に必要な時間との比はおよそ1:5となる．ランニングスピードや効率を高め，無酸素性代謝能力を向上させる効果がある．急走期のスピードは走る距離に応じた"全力"であり，選手のタイプによって適したトレーニング距離を選択する．例えば，短距離選手には350～400m，中距離選手には600～700m，長距離選手には1,000～2,000mが推奨されている．

課　題

1. 自分が初めてトレーニング効果を実感したのはどのようなことだったか？
2. 自分の好きなスポーツにおいて，どのような体力要素が，どの程度貢献しているのかを考えてみよう．
3. トレーニングの目標に基づいて，1日のトレーニングを計画してみよう．

[参考文献]
1）Best-Martini Eほか著，小室史恵監訳（2003）：高齢者の機能アップ運動マニュアル．ナップ，pp131-163.
2）Borg G. (1998): The Borg RPE scale. Borg's perceived exertion and pain scales. Human Kinetics, pp29-38.
3）Fox EL. (1984): Sports Physiology. 2nd ed, CBS college publishing, p42.
4）Haff GGほか編, 篠田邦彦日本語版総監修（2018）：ストレングストレーニング＆コンディショニング．第4版，ブックハウスHD，pp479-512, 603-618.
5）石河利寛ほか編（1994）：持久力の科学．杏林書院，pp240-252.
6）Kraemer WJ, Marchitelli L, Gordon SE, et al. (1990): Hormonal and growth factor responses to heavy resistance exercise protocols. J Appl

Physiol 69: 1442-1450.

7) 日本体育協会編（1996）：地域スポーツ指導者共通科目教本．日本体育協会，pp82-97.

8) 日本体育協会編（2007）：公認アスレティックトレーナー専門科目テキスト6　予防とコンディショニング．日本体育協会，pp91-95.

9) NSCAジャパン編（2003）：ストレングス＆コンディショニングI【理論編】．大修館書店．pp28-46，53-57，126-136.

［岡田　純一］

9章　暑熱環境および 高地環境と運動

　私たちの身体活動，つまり，日常生活における作業や運動・スポーツ活動は暑熱および高地（低酸素）などのさまざまな環境下で行われる．こうした外的な環境要因が身体の生理的機能や運動能力・パフォーマンスに大きく影響することがわかっている．本章では，暑熱および高地環境における運動時の生理応答や身体活動への影響と，それぞれの環境下で運動することのリスクや対策について考える．

1. 暑熱環境と運動

(1) 体温の調節

　ヒトには内部および外部環境の変化に対して，体内環境を一定に保とうとする生体恒常性（ホメオスタシス）が備わっている．ヒトの深部体温（身体内部の体温；中心温．身体表面の体温を皮膚温という）はおよそ37℃に保たれているが，一定レベルで維持し，そして加熱あるいは過冷却を防ぐためには，熱産生と熱放散とが常に釣り合っていなければならない（図9-1）[1]．体温調節中枢は視床下部に存在する視索前野・前視床下部（preoptic-anterior hypothalamus：POAH）と呼ばれる領域にあり，体温が低下すると熱産生を増加させ，体温が上昇すると熱放散を増加させることにより，サーモスタットのように働く[2]．

　熱産生は，生命を維持するための必要最小限の基礎代謝，大量の熱を産生する骨格筋の収縮運動（随意的熱産生），寒冷環境下で起こる筋肉のふるえ，そして，甲状腺ホルモンやアドレナリンの作用（不随意的熱産生），食後の代謝亢進などで起因する[1]．

　一方，熱放散は体表面（皮膚）から外界へ熱を放散することで行われるが，これには，皮膚と外気の温度勾配によってなされる輻射，接触している冷たい部分へ熱が移動する伝導，風や扇風機などからの風が皮膚に当たることで熱が放散される対流，そして，皮膚表面と外気との間の水蒸気圧勾配によってなされる蒸発がある．また，外気温の上昇や運動による熱産生が増大すると発汗による熱放散も起きる[1]．

　運動時の体温の調節についてみると，冷涼な環境での運動時には熱の放散がほとんど輻射，伝導，対流によってなされるが，暑熱環境時においては，外気温は体表面よりも高くなるので，これらによる熱の放散はできなくなることから，発汗（蒸発）が唯一の手段となる．しかしながら，高温多湿の環境下においては皮膚表面と外気との水蒸気圧勾配が減少するために，発汗による放散も限られてくることになる（図9-2）[2]．

(2) 暑熱環境での運動時の生理的応答

　運動中の体温が40℃を超えると，脳機能が障害を受け運動の継続が困難となり，体温と体液の

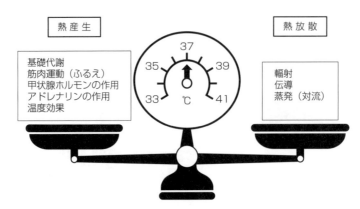

図9-1　体温の生体恒常性

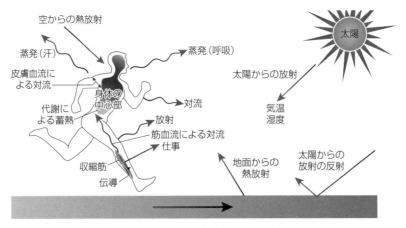

図9-2　運動時の熱の産生と放散の仕組み
（Powers SK, Howley ET. (2012): Exercise Physiology: Theory and Application to Fitness and Performance. 8th ed, McGraw-Hill, pp260-280.）

正常な生体恒常性を維持するためには大きな負担となる．運動によって産生された熱は運動強度に比例して増大するので，特に暑熱環境での運動では体温上昇が生じやすくなる．図9-3[3]に30℃の高温環境と15℃の低温環境での漸増負荷運動時の体温変化を示す．高温環境での直腸温，胸部および大腿部の組織温，皮膚温（前額部）は，低温環境と比べて安静から運動中を通して高く推移している．

　このような高温あるいは暑熱環境での運動時の過度の体温上昇を防ぐには，伝導（対流）と蒸散により熱を体外に放出する必要がある．まず伝導では，体温の上昇により皮膚血管を拡張して皮膚

血流量を増加させることで，身体の深部から体表面への熱移動を活発にして皮膚温を上昇させ，外気温と皮膚温との温度差によって熱を放散する．しかしながら，この過程を介しての熱の放散は外気温が高いためにわずかである．外気温と皮膚温の温度差が小さい場合などには，発汗による汗の気化熱を利用した蒸散で熱を放散するが，熱の放散は常温の環境よりも低くなる．

　暑熱環境での運動は生体への負荷も大きくなり，皮膚血管を拡張して血流を増加することで熱の放散を促進するが，このことにより血圧を低下させ，さらに，運動中には代謝が亢進しているために体温も上昇し，心拍出量を確保するために心

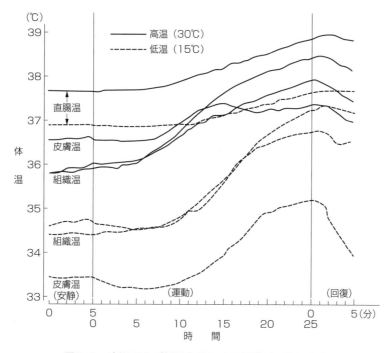

図9-3　高温および低温条件による運動時の体温変化
(江橋博, 芝山秀太郎, 西島洋子ほか (1980)：運動時の組織温変化から見た環境温度にともなう体温調節. 体力研究　47: 23-41.)

拍数を上昇させる（図9-4）[4].

　水分の損失（脱水）に伴う血液濃縮による血液粘性の上昇は, 心拍出量や筋血流量を制限して作業能力や運動パフォーマンスを低下させる可能性がある. このことから, 水分損失は体重の2％以内に抑えるべきとする報告がある[5-7].

　このように, 暑熱環境下での運動は体温調節機構や心臓血管系への多大な負荷に加えて, 脱水や筋疲労などの要因によって, 運動パフォーマンスは低下することになる.

（3）暑熱環境下での運動時に生じる暑熱障害

　暑熱環境下での運動時には過度の体温上昇を防ぐために, 体内では活動筋での熱産生と皮膚血管の拡張や発汗などによる熱放散とで体温を調節するだけではなく, 発汗量を補うために水分補給を適切に行う必要がある. また, 暑熱環境での運動におけるリスクマネジメントの観点から熱中症について理解することも大切になる.

1）熱中症

　気温が皮膚温を上回るような場合や, 相対湿度が高くなった場合には, 輻射, 伝導や蒸散を十分に行うことができなくなり, 熱中症になる危険度が高くなる. 熱中症は, 気温と湿度の高い環境下で生じる健康障害の総称で, 表9-1のように分類される[8].

　①**熱失神**：炎天下などの暑熱環境にさらされると, 皮膚血管の拡張と下肢への血液貯溜のために血圧の低下や脳血流量の減少が起こり, めまいや失神などの症状を引き起こす. 風通しが良く, 日陰や涼しいところで足を高くして寝かせると通常は回復する.

　②**熱痙攣**：大量の発汗により水とナトリウムを失ったにもかかわらず, 水のみ（あるいは塩分の少ない水）を摂取して血液中のナトリウム濃度が低下した場合に生じる. 痛みを伴う筋痙攣が見られる. 塩分濃度の高い飲料の補給や点滴で回復する.

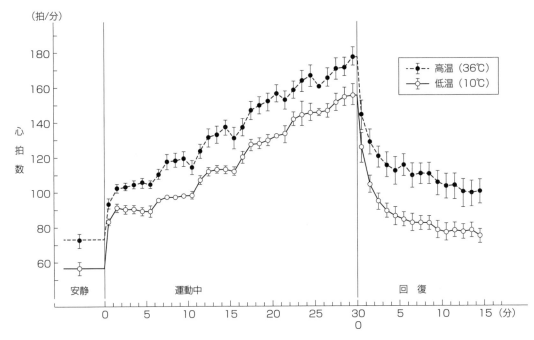

図9-4　高温および低温条件による運動時の心拍数の変化

（江橋博，芝山秀太郎，西島洋子ほか（1981）：環境温度が運動時の網膜血管径変化に及ぼす影響．体力研究　50: 1-19.）

表9-1　熱中症の分類，症状と応急処置

分　類	症　状	対　処（救急処置）
熱失神	めまい・失神	風通しが良く，日陰や涼しいところで足を高くして寝かせる
熱痙攣	筋肉痛・筋肉の硬直・筋痙攣 手足のしびれ・気分の不快	塩分濃度の高い飲料の補給
熱疲労	頭痛・吐き気・嘔吐・倦怠感 脱力感	スポーツドリンクなどで水分と塩分の補給
熱射病	意識障害・けいれん 手足の運動障害 高体温・多臓器障害	現場では救急車を要請 速やかに水をかけたり，ぬれタオルを当てて扇ぐ，足の付け根など太い血管のある部分に氷やアイスバッグを当てるなどの冷却処置を行う

（川原貴編（2019）：スポーツ活動中の熱中症予防ガイドブック．令和元年改訂版，JSPO，p15.）

③**熱疲労**：発汗による脱水と皮膚血管の拡張による循環不全の状態である．脱力感，倦怠感，めまい，頭痛や吐き気などの症状が見られる．スポーツドリンクなどで水分と塩分の補給をすることで回復する．嘔吐などにより水が飲めない場合には点滴などの医療処置が必要である．

④**熱射病**：過度に体温が上昇して，脳機能に異常をきたし，運動障害，意識障害や体温調節機能が破綻した状態である．体温の高い状態が持続されると脳だけではなく，多臓器障害を併発して死亡率を高めるため，いかに早く体温を下げて意識を回復させるかが重要となる．現場では救急車を要請し，同時に，速やかに水をかけたり，ぬれタオルを当てて扇ぐ，脚の付け根など太い血管のある部分に氷やアイスバッグを当てるなどの冷却処置を行うことが必要である．

表9-2 熱中症予防運動指針

WBGT℃	湿球温度℃	乾球温度℃		
31	27	35	運動は原則中止	特別の場合以外は運動を中止する．特に子どもの場合には中止すべき．
28	24	31	厳重警戒（激しい運動は中止）	熱中症の危険性が高いので，激しい運動や持久走など体温が上昇しやすい運動は避ける．10〜20分おきに休憩をとり水分・塩分を補給する．暑さに弱い人※は運動を軽減または中止．
25	21	28	警戒（積極的に休憩）	熱中症の危険が増すので，積極的に休憩をとり適宜，水分・塩分を補給する．激しい運動では，30分おきくらいに休憩をとる．
21	18	24	注意（積極的に水分補給）	熱中症による死亡事故が発生する可能性がある．熱中症の兆候に注意するとともに，運動の合間に積極的に水分・塩分を補給する．
			ほぼ安全（適宜水分補給）	通常は熱中症の危険は小さいが，適宜水分・塩分の補給は必要である．市民マラソンなどではこの条件でも熱中症が発生するので注意．

1）環境条件の評価にはWBGT（暑さ指数とも言われる）の使用が望ましい．
2）乾球温度（気温）を用いる場合には，湿度に注意する．
　湿度が高ければ，1ランク厳しい環境条件の運動指針を適用する．
3）熱中症の発症のリスクは個人差が大きく，運動強度も大きく関係する．
　運動指針は平均的な目安であり，スポーツ現場では個人差や競技特性に配慮する．
※暑さに弱い人：体力の低い人，肥満の人や暑さに慣れていない人など．

（川原貴編（2019）：スポーツ活動中の熱中症予防ガイドブック．令和元年改訂版，JSPO, p15.）

暑熱環境下において安全に運動・スポーツ活動を実施するには，環境温度に応じた実施の判断や対応が必要となり，状況によっては運動を中止することも求められる．環境温度の基準は気温，湿度，輻射熱の環境因子を考慮した湿球黒球温度（Wet-bulb Globe Temperature；WBGT）が良く用いられ，熱中症予防のための運動指針として示されている（表9-2）[8]．

(4) 暑熱環境での運動に対する対策

暑熱環境下での運動や身体活動では，安全が優先されなければならない．そのため，熱中症予防の運動指針を踏まえた運動の実施に加えて，あらかじめ暑熱環境に慣れておく暑熱馴化や過度の脱水や体温上昇を回避するための水分補給なども大切となる．

1）暑熱馴化

暑熱環境で定期的な運動を実施することで，熱ストレスへの耐性の改善が見られる．これを暑熱馴化と呼ぶ．例えば，10日間にわたって，毎日40℃の暑熱環境下で60% $\dot{V}O_{2max}$ 強度での自転車運動を疲労困憊まで行わせたときの食道温と運動時間を見ると，暑熱環境に徐々に適応して運動時間は延長するが，疲労困憊に至るのは深部体温が約40℃に達した時点であり，馴化を開始した時と変わっていない．このことは，暑熱環境下での運動では過度の体温上昇を防ぐことが最も重要であることを示している（図9-5）[9]．

暑熱環境に対する身体の馴れ，つまり暑熱馴化は急速に起こる．最初の暑熱暴露から概ね7〜14日で心拍数の減少，血漿量の増加，運動時の発汗の早期開始，主観的疲労度の減少，発汗量の増加，

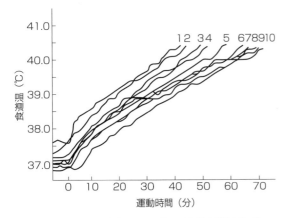

図9-5　10日間連続で，40℃の暑熱環境下において60% $\dot{V}_{O2max}$ 強度での疲労困憊に至るまでの運動を行った時の食道温の変化と運動時間

（Nielsen B, et al. (1993): Human circulatory and thermoregulatory adaptations with heat acclimation and exercise in a hot, dry environment. J Physiol 460: 467-485.）

皮膚血流量の低下，熱ショックタンパク質の合成の増加などの生理学的な適応が起きて，体温調節機能が改善されるようになる．また，暑熱馴化の効果は，トレーニングを中断すると長くても1カ月で消失すると考えられている[10].

2）水分補給

暑熱環境下の運動では熱産生が高く，過度の体温上昇や脱水（体重減少）を引き起こして，運動パフォーマンスを低下させるだけではなく，熱中症の危険性も高くなる．発汗により失われた体液量の補充は水分補給によって行われるが，その補給は発汗量を補うために適切に行うことが重要である．また，運動によるエネルギー消費や発汗による塩分喪失を補うために糖質や電解質の補給も必要となる．

暑熱環境下での運動時における水分摂取の有無による体温への影響を見ると，水分の補給をしない場合には，熱中症の危険域にまで直腸温は上昇し，半数が運動を完遂することができなかった．一方，自由に水分を摂取するか，発汗と質・量ともに同等の水分を補給した場合では，体温の上昇は抑えられて快適域にとどまり，全員が運動を完遂したことが報告されている（図9-6）[11].

運動パフォーマンスの低下や熱中症を予防するために，アメリカスポーツ医学会（ACSM）では，暑熱環境下における運動時の水分補給に関する見解として，運動前，運動中，そして運動後の水分補給について以下のことを推奨している[5-7, 12].

①運動前：運動・競技の4時間前に体重1kg当たり5～7mLの水あるいはスポーツドリンクを摂取する．もし，尿の色が濃く脱水状態が見られる場合には，2時間前に再度，体重1kg当たり5～7mLの水あるいはスポーツドリンクを摂取する．

②運動中：ナトリウム（Na+）やカリウム（K+），そして，5～10%の糖質を含んだ飲料を体重が2%以上低下しないように適宜摂取する．

③運動後：損失した水分量や電解質を補うために食事も含めて十分な水分と栄養の補充を行う．

過剰な水分摂取により血中ナトリウム濃度が低下する低ナトリウム血症（水中毒）の危険があることも指摘されており，水分の取り過ぎには十分な注意が必要となる[5, 13].一般的には，暑熱環境下では運動前に500mL，運動中は10～15分間隔とこまめに1度に100～200mLを摂取すると良いとされている．

2.　高地環境と運動

（1）高地・低酸素環境とは

高度の上昇に伴って大気圧は低下し，大気密度が小さくなり，大気1L当たりに含まれる酸素の量も少なくなる．窒素，酸素，二酸化炭素の割合は高地でも海抜0mと変わらないために，大気圧の変化を反映してガス分圧は変化する．したがって，高地環境では大気圧とともに酸素分圧も低下し，低圧・低酸素状態になる．平地と比べて酸素分圧が低い状態を低酸素と呼んでいる．

例えば，海抜0mでの大気圧は1気圧（760mmHg），肺胞内の酸素分圧は約100mmHgであるが，富士山山頂（3,776m）であれば大気圧は約0.6気圧，エベレスト山頂(8,848m)では0.3気圧へと低下し，酸素分圧も，それぞれ51mmHgと28mmHgへと

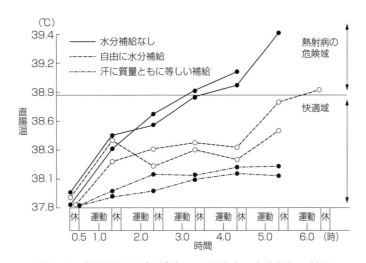

図9-6　高温環境下（38℃）での運動中の水分摂取の効果
（Pitts GC, Johnson RE, Consolazio FC. (1944): Work in the heat as affected by intake of water, salt and glucose. Am J Physiol 142: 253-259.）

低下する．同時に，動脈血酸素飽和度（SaO$_2$）もそれぞれ，1気圧では約98％であったものが約90％と50％まで低下する（図9-7）[14, 15]．

（2）高地環境での運動能力およびパフォーマンスへの影響

　高地環境，いわゆる低圧・低酸素環境は運動を制限する因子にもなり，高度の上昇に伴って最大酸素摂取量（$\dot{V}O_{2max}$）は指数関数的に減少する（図9-8）[16]．特に，1,500m以上から1,000m上昇するごとに$\dot{V}O_{2max}$は約10％低下するとされている．たとえば，富士山頂では平地と比べて約20％の低下となり，さらにはエベレスト山頂では約60％の低下となる．高度の上昇によって$\dot{V}O_{2max}$が低下する要因は，主として，低酸素によるSaO$_2$の減少によるものである．

　高地環境でのSaO$_2$の低下は，$\dot{V}O_{2max}$の低下にも示されるように最大運動能力への影響のみならず，私たちの日常における身体活動のような最大下運動時にも，呼吸・循環機能に対してより大きな影響を与え，高地環境での運動中の心拍数や分時換気量は平地と比べて増大する（図9-9）[17]．

　高地環境では，気圧の低下により空気密度は低

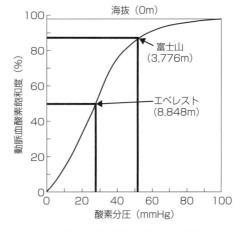

異なる高地での酸素分圧と動脈血酸素飽和度

	海抜	富士山	エベレスト
高度（m）	0	3,776	8,848
大気圧（mmHg）	760	480	250
大気中の酸素分圧（mmHg）	159	101	53
肺胞の酸素分圧（mmHg）	100	51	28
動脈血酸素飽和度（％）	98	88	50

図9-7　酸素分圧と動脈血酸素飽和度との関係

く空気抵抗も小さくなるために，短距離や跳躍のパフォーマンスは向上する．一方で，酸素分圧の低下によって低酸素状態となるために，中距離以

172

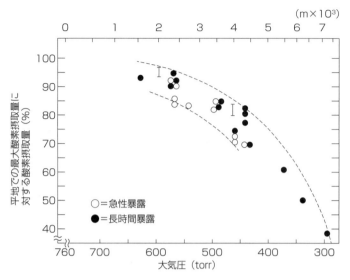

図9-8 高度上昇に伴う最大酸素摂取量の減少
（浅野勝己（1989）：高地トレーニング. 黒田善雄ほか編：スポーツ医学Q&A2, 金原出版, p103-110）

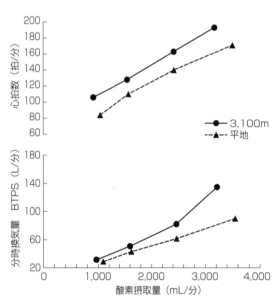

図9-9 平地および3,100mでの運動中の心拍数および分時換気量と酸素摂取量の関係

(Grover RF, Reeves JT, Grover EB, et al. (1967): Muscular exercise in young men native to 3,100 m altitude. J Appl Physiol 22: 555–564より作図)

上の持久的競技種目においてはパフォーマンスが低下することになる（図9-10）[18]. 低酸素状態が

長く続く，あるいは，厳しい低酸素状態で滞在や運動を行うと，頭痛，吐き気，めまいやふらつき，食欲不振などの高山病の症状が現れることがある[19].

(3) 高地・低酸素トレーニング

高地環境におけるトレーニング，いわゆる高地トレーニングは，1960年ローマおよび1964年東京オリンピックのマラソン種目で2連覇したアベベ・ビキラ選手に代表される長距離種目での高地出身選手の活躍で注目された. さらには1968年の夏季オリンピックが高地のメキシコ・シティ（2,240m）で開催されることになったことから，1960年代以降に本格的に取り組まれている. 現在も，競技力の向上をねらいとして，多くのアスリートが実施している[20].

高地トレーニングの効果（図9-11）[21] として，まず酸素運搬能力の向上がある. 高地環境での滞在やトレーニング時に，低酸素状態に伴う腎臓からのエリスロポエチン（EPO：erythropoietin）の分泌が，血液中の赤血球数，ヘモグロビン濃度や血液量を増加させる. また，赤血球内の2,3-DPGの上昇とそれに伴う酸素解離曲線の右傾化，毛細

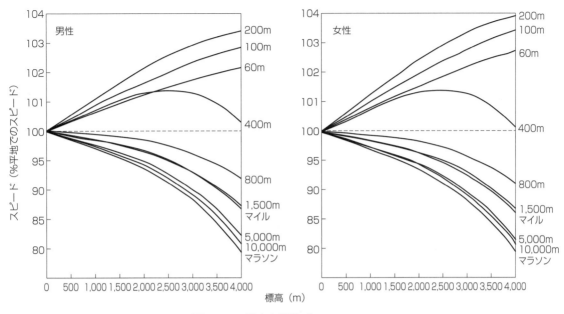

図9-10 標高と競技パフォーマンス

（Péronnet F, Thibault G, Cousineau DL. (1991): A theoretical analysis of the effect of altitude on running per-
formance. J Appl Physiol (1985) 70: 399–404.）

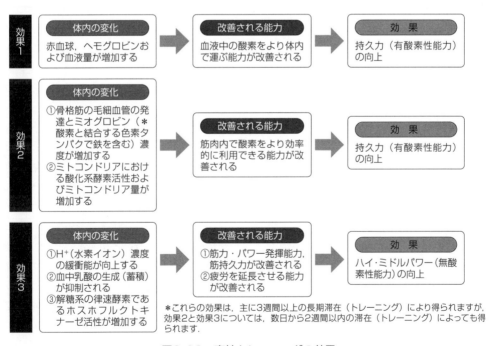

図9-11 高地トレーニングの効果

（杉田正明，内丸仁編（2020）：選手・指導者のための高地トレーニングの利用手引き．Ver2，岐阜県，pp6-29.）

表9-3　高地トレーニングの予想されるマイナス効果（悪影響）

◆トレーニングの質・量の低下	◆解糖系酵素活性の減少
◆体重減少や高山病	◆呼吸性アルカローシス
◆体水分の損失	◆ストレスホルモンの上昇
◆血液の粘性上昇・筋血流量の減少	◆タンパク合成の低下
◆心臓血管系にかかる負担の増大	◆心理的および精神医学的な問題

（杉田正明，内丸仁編（2020）：選手・指導者のための高地トレーニングの利用手引き．Ver2，岐阜県，pp6-29.）

血管網の発達，ミトコンドリアにおける酸化系酵素活性およびミオグロビン濃度の増加などがもたらされる．その結果，酸素運搬能力や筋肉内での酸素利用の効率などが改善し，持久的能力（有酸素性能力）やパフォーマンスの向上につながるとしている．

さらに，筋肉における筋緩衝能の向上，乳酸生成（蓄積）の抑制，解糖系酵素活性の増大などが生じ，ハイパワーおよびミドルパワー（無酸素性能力）の向上にもつながる．これまでは，高地トレーニングは主に持久的アスリートのためのトレーニングと考えられていたが，現在では，有酸素性能力のみならず無酸素性能力の改善・向上にも貢献することが示され，無酸素性能力を必要とするアスリートなどへも高地トレーニングの活用の可能性が広がっている．酸素運搬能力の向上に関する赤血球数やヘモグロビン濃度の増加などは主に3週間以上の長期滞在（トレーニング）により得られるが，筋肉内における生理・生化学的な応答や改善などについては，数日から2週間以内の滞在（トレーニング）によっても得られる．

ただし，高地トレーニングによって必ずしも望ましい効果だけが得られるわけではない（高地トレーニングの注意点と対策を参照）．このことに関して，高地に滞在しながら低地でトレーニングを行うLiving High, Training Lowという高地トレーニング方法も提唱されている[22]．さらに，常圧の低酸素室を開発し[23]，平地にある低酸素室に居住しながらトレーニングを行うことが提案されるなど，高地トレーニングの方法に工夫がなされている．人工的な低酸素環境を活用することで，

効果の獲得とリスクの軽減が図られるようになり，多くの選手がこれらの方法での高地トレーニングに取り組んでいる．

このように，自然の高地環境，あるいは低酸素室を利用して，様々な組み合わせや方法で，より効果的な高地トレーニングを求めて実施されるようになってきた．さらに，健康維持・増進や登山前の馴化トレーニングなどに対する効果も示されている．

（4）高地トレーニングの注意点と対策

アスリートにとっての高地トレーニングは，利点ばかりではなく，マイナスの効果（表9-3）[21]，つまりはアスリートの競技パフォーマンスやコンディショニングに悪影響を及ぼすことにつながることもある．

その背景には高地にて滞在とトレーニングを実施する従来型の高地トレーニングでは，平地のトレーニングと比べるとトレーニングの質・量が低下する，あるいは，トレーニング強度を抑えざるをえない状況になり，ディ・トレーニング（脱トレーニング）に似た状況となって，体力低下や神経筋適応を妨げることがある．また，高地での水分損失による血液の濃縮（血液粘性の上昇）や筋肉への血流量の減少，血漿量の低下に伴う心拍出量の低下，高山病の発症，低酸素環境下での呼吸性アルカリ血症によるアルカリ予備の減少，そして，解糖系酵素活性の減少や筋力の低下などが生じ，高地トレーニング後に平地に戻ってからの競技パフォーマンスの停滞や低下のみならず，競技者のコンディション不良となることも予想され

る[20,21].

このようなマイナスの効果が生じないように，高地トレーニング前の事前準備と対策として，血液検査などにより適切な鉄の貯蔵状態となるよう栄養面で配慮することや，事前に低酸素環境を利用したトレーニングなどを経験しておくことも重要となる．

また，高地トレーニングの最中には，トレーニング内容の工夫やコンディションチェックの実施が求められる．低酸素環境での運動は平地と比べて負荷が強く，エネルギー消費量が高まることや脱水状態になりやすいことから，十分な量の炭水化物を含んだ良質な栄養と休養の確保，そして脱水状態とならないように適切な水分補給が必要となる．高地トレーニング後のリカバリーやテーパリングを含めた総合的なマネジメントが非常に大切である．高地トレーニングに対する個人差など不明な点も多く，実際の活用に当たっては慎重な取り組みが必要となる．

課 題

1. 暑熱環境下での運動時の体温調節のメカニズムについて説明しなさい．
2. 暑熱環境下での運動のための暑熱順化や水分補給の意義について述べなさい．
3. 高地トレーニングのプラスおよびマイナスの効果についてまとめなさい．

[引用文献]

1) 中野昭一編（1980）：図解生理学．VII 体温の調節，医学書院，pp269-277.

2) Powers SK, Howley ET. (2012): Exercise Physiology: Theory and Application to Fitness and Performance. 8th ed, McGraw-Hill, pp260-280.

3) 江橋博，芝山秀太郎，西島洋子ほか（1980）：運動時の組織温変化から見た環境温度にともなう体温調節．体力研究 47：23-41.

4) 江橋博，芝山秀太郎，西島洋子ほか（1981）：環境温度が運動時の網膜血管径変化に及ぼす影響．体力研究 50：1-19.

5) American College of Sports Medicine. (2007): American College of Sports Medicine position stand. Exertional heat illness during training and competition. Med Sci Sports Exerc 39: 556-572.

6) American College of Sports Medicine. (2007): American College of Sports Medicine position stand. Exercise and fluid replacement. Med Sci Sports Exerc 39: 377-390.

7) Cheuvront SN, Kenefick RW. (2014): Dehydration: physiology, assessment, and performance effects. Compr Physiol 4: 257-285.

8) 川原貴編（2019）：スポーツ活動中の熱中症予防ガイドブック．令和元年改訂版，JSPO, p15.

9) Nielsen B, Hales JR, Strange S, et al. (1993): Human circulatory and thermoregulatory adaptations with heat acclimation and exercise in a hot, dry environment. J Physiol 460: 467-485.

10) Armstrong LE, Maresh CM. (1991): The induction and decay of heat acclimatisation in trained athletes. Sports Med 12: 302-312.

11) Pitts GC, Johnson RE, Consolazio FC. (1944): Work in the heat as affected by intake of water, salt and glucose. Am J Physiol 142: 253-259.

12) Kenefick RW, Cheuvont SN, Palombo LJ, et al. (2010): Skin temperature modifies the impact of hypohydration on aerobic performance. J Appl Physiol (1985) 109: 79-86.

13) Thomas DT, Erdman KA, Burke LM. (2016): American College of Sports Medicine Joint Position Statement. Nutrition and Athletic Performance. Med Sci Sports Exerc 48: 543-568.

14) Wilber RL. (2004): Altitude training and athletic performance. Human Kinetics, pp21-79.

15) 北村憲彦編（2019）：安全で楽しい登山を目指して〜高等学校指導者用テキスト〜．第3編 登山の技術と知識を身に付けよう 第1章 山の特徴，日本登山研究所，pp39-43.

16）浅野勝己（1989）：高地トレーニング．黒田善雄
ほか編：スポーツ医学Q&A2，金原出版，p103-
110.

17）Grover RF, Reeves JT, Grover EB, et al. (1967):
Muscular exercise in young men native to 3,100
m altitude. J Appl Physiol 22: 555–564.

18）Péronnet F, Thibault G, Cousineau DL. (1991): A
theoretical analysis of the effect of altitude on
running performance. J Appl Physiol (1985), 70:
399–404.

19）Roach RC, Hackett PH, Oelz O, et al. (2018): The
2018 Lake Louise Acute Mountain Sickness
Score. High Alt Med Biol 19: 4–6.

20）青木純一郎，佐藤祐，村岡功編著（2001）：スポー
ツ生理学．第6章　高地トレーニングの生理学，
市村出版，pp50–58.

21）杉田正明，内丸仁編（2020）：選手・指導者のた
めの高地トレーニングの利用手引き．Ver2，岐
阜県，pp6–29.

22）Levine BD, Stray-Gundersen J. (1997): "Living
high-training low": effect of moderate-altitude
acclimatization with low-altitude training on
performance. J Appl Physiol (1985) 83: 102–112.

23）Rusko HR. (1996): New aspects of altitude train-
ing. Am J Sports Med 24 (6 Suppl): S48–52.

［内丸　仁］

10章　糖質摂取とグリコーゲンの貯蔵および節約

骨格筋収縮のエネルギーはアデノシン三リン酸（ATP）の分解によってもたらされる．しかし，骨格筋に蓄えることのできるATPの量はごくわずかである．それゆえ，筋収縮を繰り返すためには，絶えずATPを再合成しなければならない．この再合成は無気的過程と有気的過程によって行われるが，前者（クレアチンリン酸の分解と無気的解糖）による合成量は極めて限定的である．したがって，運動を持続するためには，その時間に応じて酸素を用いた有気的過程（TCA回路と電子伝達系）が重要となる．その際のエネルギー源には糖質と脂肪が用いられ，通常の食事環境下や運動環境下におけるタンパク質の果たす役割は小さい．

エネルギー源として糖質と脂肪がそれぞれどの程度使われるかは，主に運動強度に依存する．一般に安静状態を含む低強度運動では脂肪が主なエネルギー源となるが，最大酸素摂取量（$\dot{V}O_{2max}$）の40〜60％強度ではそれぞれおよそ半々となる．それよりも高い運動強度では強度に応じて糖質の果たす役割が大きくなり，$\dot{V}O_{2max}$に近い強度では全エネルギーの少なくとも80％以上は糖質に依存するようになる[5]．糖質は筋収縮のエネルギー源になることに加えて，グルコース（および乳酸）[18]は，脳や中枢神経系におけるエネルギー源として利用されると言う点でも重要である．また，同量のATPを合成するのに必要な酸素の量は，脂肪に比べて糖質で少なく，より少ない酸素でATPの再合成を行えると言うのも特徴である．

一方，生体内に貯蔵されている糖質の量（合計約400g）は，脂肪（体重70kgで体脂肪率を15％とすると約10kg）に比べて極めて少ない[24]．そのため，高い強度の運動においてより良い運動パフォーマンスを発揮するためには，運動前の糖質貯蔵量を増やすこと，糖質が枯渇しないように運動中にその使用を節約すること，および消費した糖質を運動後に速やかに回復させることが重要となる．そこで本稿では，運動と糖質補給に関わるこれらの問題について，最新の知見を中心に概説することとする．

1. グリコーゲンの貯蔵

競技の数日前から糖質に富む食事（高糖質食）を摂取していると，通常食（混合食）や高脂肪・高タンパク質食を摂取している時よりも運動の持続時間が延長することは，1930年代の終盤には既に明らかにされていた．そのメカニズムについてはしばらくの間不明であったが，1960年代中盤の筋バイオプシー法の導入によって，筋グリコーゲン量が深く関わっていると考えられるようになった．例えば，Bergströmら（1967）[4]は，疲労困憊時間と筋グリコーゲン含有量に及ぼす同一カロリーの高糖質食，高脂肪・高タンパク質食

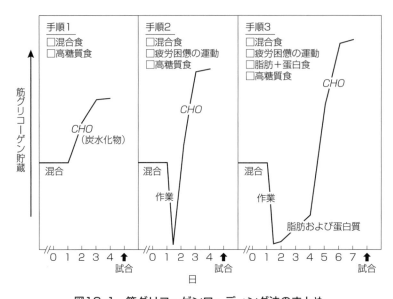

図10-1　筋グリコーゲンローディング法のまとめ
（Fox EL著，朝比奈一男監訳，渡部和彦訳（1982）：選手とコーチのため
のスポーツ生理学．大修館書店．）

（低糖質食）あるいは混合食の影響を検討している．その結果，高糖質食は筋グリコーゲン量を増大させ，それに伴って疲労困憊までの時間を延長させることを報告した．また，KarlssonとSaltin（1971）[19]は，スタート時点での筋グリコーゲン含有量と30km走タイムとの関連性を検討し，筋グリコーゲン量の増大がランニングタイムの短縮につながることを明らかにしている．

　これらのことを背景として，筋グリコーゲン量を貯蔵する方法（グリコーゲンローディング法）に関する研究が積極的に行われるようになった．また，BergströmとHultman（1966）[3]は，高糖質摂取後に運動した脚の筋グリコーゲン量が，非運動脚よりも多くなる（超回復する）ことを観察した．この結果も踏まえながら，1980年代初頭には筋グリコーゲン量を高める3つの方法が提示された（図10-1）[12]．その中で最もその量を増やす方法として，試合の1週間前に激しい運動によって筋グリコーゲンを枯渇させ，その後3日間ほどは低糖質食を摂取した後に，3日間に亘って高糖質食を摂取する方法（手順3）が提案された．

　しかし，この方法には好ましくない影響が見ら

れることも知られている．その一つは低糖質食中に十分なカロリーを摂取できずに体重が減少することと，低血糖症やケトーシス（ケトン症）を引き起こすかも知れないことである．さらに，高糖質食によってグリコーゲンが筋中に多量に貯蔵されるのと同時に，水も貯蔵される（1gのグリコーゲンに対して2.7g）ことから，脚の強直感や体重の増加がみられることを挙げている．これらの問題を避けるために，CostillとMiller（1980）[11]は低糖質食期を通常の混合食とトレーニングに置き換えること，および高糖質摂取は試合前48時間以内とすべきであることを勧めている．

　これに対して，近年，Bussau, et al.（2002）[9]はグリコーゲンローディングに関する1日プロトコルの効果を検証するために，鍛錬した競技者を対象として，3日間に亘って体重1kgあたり10gの糖質を摂取させた．その結果，いずれのタイプの筋線維においても，筋グリコーゲン量は1日後にローディング前のおよそ2倍近くまで有意に上昇したことと，その後の2日間においても筋グリコーゲン量は変わらずに安定したままであったことを報告している．この方法では試合の直前まで

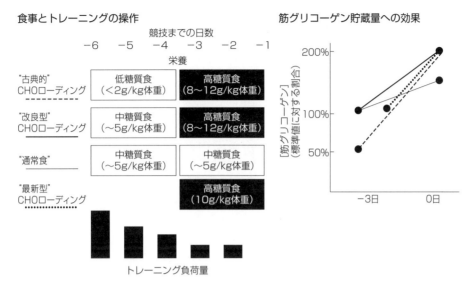

図10-2 古典的，改良型および最新型のグリコーゲンローディング法の比較
持久的な競技前の1週間における食事とトレーニングの操作.
（Burke LM, van Loon LJ, Hawley JA. (2017): Postexercise muscle glycogen resynthe-
sis in humans. J Appl Physiol 122: 1055-1067.）

普通に食事を摂ることができることから，選手の負担が従来の方法に比べて少ないという点で特徴的である．また，このプロトコルでは，疲労，極端な食事やトレーニング処方の複雑さを回避することが可能となる．

このことに基づいてBurke, et al.（2017）[8]は，新しいグリコーゲンローディング法（図10-2）を提案している．この方法は図10-1の手順1に類似したものであるが，約1週間前からトレーニング負荷量を徐々に減らしながら，試合の3日前から2日間にわたって高糖質食を摂取することとしている．鍛錬した持久的競技者では糖を骨格筋に取り込む能力が高いために，高糖質を摂取すると24時間程度で筋グリコーゲン量が最大にまで回復する[14]ことを応用したものと言える．

2. グリコーゲンの節約

筋と肝の限られたグリコーゲンをスペアリング（節約）することは，運動を継続する上で重要となる．また，筋グリコーゲンを節約することで，

ゴールスプリントやレース途中での駆け引きにおいて無気的解糖のためのエネルギー源を供給することや，肝グリコーゲンの節約によって長時間運動中の血糖値を一定の水準に維持して，脳や中枢神経系に対するエネルギー源の持続的な供給を可能にする．このような筋と肝におけるグリコーゲンを節約するための方法として，生体内での糖新生，遊離脂肪酸（FFA）の動員促進および外因性糖質の摂取が考えられる．

糖新生とはグルコースが不足するような状況において，グルコース以外の物質からそれを作り出すことを意味する．基本的には解糖系における中間代謝物（乳酸，ピルビン酸）から，解糖の反応とは逆方向への反応によって生成されるが，肝臓において糖原性アミノ酸やグリセロールからも生成される[2]．FFAの動員促進については，貯蔵脂肪の速やかな分解と骨格筋におけるエネルギー源としての利用促進を意味しており，持久的トレーニングを積んだ鍛錬者では，その能力が向上していると言われている．

もう一つの方法は，運動時の開始前から運動中

表10-1　糖質液摂取のためのガイドライン

1. 1時間以内の競技：6〜10％の糖質液300〜500mLを競技前（0〜15分）に摂取し，競技中は発汗量のおよそ半分を冷たい水（5〜15℃）で摂取.

2. 1〜3時間の競技：競技前に300〜500mLの水を摂取し，競技中は10〜20mEqのNa$^+$およびCl$^-$を含む6〜8％の糖質液を1時間当たり500〜1,000mL（ほとんどの競技者に見合う量は800〜1,600mL）摂取.

3. 3時間を超える競技：競技前に300〜500mLの水を摂取し，競技中は10〜20mEqのNa$^+$およびCl$^-$を含む6〜8％の糖質液を1時間当たり500〜1,000mL摂取.

4. 運動後：30〜40mEqのNa$^+$およびCl$^-$を含む5〜10％の糖質液を，1時間当たり最低でも50gの糖質を補充するように摂取.

（Gisolfi VC, Duchman SM. (1992): Guideline for optimal replacement beverages for different athletic events. Me Sci Sports Exerc 24: 679-687.）

にかけて糖質を経口的に摂取することである．このことにより血糖値の維持とパフォーマンスの向上に有効であることは，以前より多くの研究において認められてきた．それらの研究を概観すると，運動中の糖質摂取量は1時間あたり60〜180gと多い傾向にあった．そして，1992年にはGisolfiとDuchman[13]によって，糖質液摂取のためのガイドラインが提案された（表10-1）．このガイドラインでは，運動時間が1時間以内の場合，1〜3時間の場合，3時間を超える場合について，それぞれでの摂取方法が示されており，運動後についても1時間あたり最低でも50gの糖質を補充することを勧めている．

しかし，大量の糖を摂取することで生じる問題も存在する．Burke, et al. (2011)[7] は，大量の糖質摂取は下痢などの消化器（胃腸系）症状の原因となること，さらには，外因性糖質における酸化率の上限は1時間あたり60gであること，運動中の糖質摂取量と酸化量との間に用量反応性は認められないことや，体格や体重が異なっても外因性糖質における酸化量の絶対値に差はみられないことを指摘している．なお，用量反応性とは，薬物や化学物質などの用量（ここでは糖質摂取量）と生物学的な反応（ここでは糖質酸化量）との関係を示す用語である．そして，運動開始前に筋グリコーゲン量が十分に貯蔵されている場合には，運動中の糖質摂取はパフォーマンス向上に効果的ではないとの報告もなされている[23]．

これらの点を踏まえて，アメリカスポーツ医学会（ACSM）[1] は，2016年に運動時の糖質補給に関するガイドライン（表10-2）を提示している．これによると，イベント前の補給として，運動の1〜4時間前に体重1kgあたり1〜4gの糖質を摂取することと，運動中には運動時間に応じた糖質補給法として，45分未満の運動では補給の必要が無く，45〜75分の持続的な高強度運動中にはマウスリンスか少量の糖質摂取を，1〜2.5時間に及ぶ高強度の「停止とスタートを繰り返すスポーツ」を含む持久的運動中には1時間あたり30〜60gの摂取を，そして，2.5〜3時間を超えるような超長時間運動中には，1時間あたり90gを上限として摂取することを勧めている．

なお，ここに示されているマウスリンスの研究は，2000年代に入ってから行われるようになった．例えばChambers, et al. (2009)[10] は持久的な鍛錬サイクリスト（$\dot{V}_{O2max}$：平均約58〜61mL/kg・分）を対象として，6.4％のグルコース液とマルトデキストリン液25mL溶液を10秒間うがいする影響をプラセボ液（人工甘味料のサッカリン）と比較している．その結果，両糖質液によるマウスリンスによってパフォーマンスが有意に向上するとともに（図10-3），fMRI（磁気共鳴機能画像法）の測定によって，報酬系と関連する脳部位（前帯状皮質と線条体）が活性化することを明らかにした．パフォーマンス向上の詳細については不明としているものの，口腔に対する甘味ではない糖質

表10-2　競技者における糖質摂取のためのガイドライン（一部抜粋）

急性の燃料補給のための戦略—これらのガイドラインは試合や重要な練習において最適なパフォーマンスを発揮するための糖質の生体利用効率を促進する.

一般的な燃料補給	●90分未満のイベントのための準備　○一日のエネルギー必要量を満たすために7〜12g/kg体重/24時間を摂取
糖質ローディング	●90分以上の持続的/間欠的運動のための準備　○36〜48時間に亘って，10〜12g/kg体重/24時間を摂取
迅速な燃料補給	●8時間未満の2つのイベント間における回復　○最初の4時間に1〜1.2g/kg体重/1時間を摂取し，その後は一日のエネルギー需要量を満たすように摂取
イベント前の補給	●運動の60分以上前　○運動前1〜4時間に1〜4g/kg体重を摂取
短時間の運動中	●45分未満　○摂取の必要なし
持続的な高強度運動中	●45〜75分　○マウスリンスを含む少量を摂取
「停止とスタート」を繰り返すスポーツを含む持久的運動中	●1〜2.5時間　○30〜60g/1時間を摂取
超長時間運動中	●2.5〜3時間以上　○90g/1時間を上限に摂取

●運動条件，○糖質摂取法

（American College of Sports Medicine. (2016): Nutrition and athletic performance. Med Sci Sports Exerc 48: 543-568.）

刺激が，脳の報酬系領域を介して皮質の興奮性を高めるものと推測している．このように，相対的に短時間（〜1時間）の高強度運動（75% $\dot{V}O_{2max}$ 以上）では，マウスリンスによって中枢神経系を介してパフォーマンスを向上させる可能性が高いように思われる[17]．

　前述した通り，糖質摂取は長時間運動におけるパフォーマンスを向上させ，その背景には筋グリコーゲン量が深く関わっていると言われてきた．これに対して，Karelis, et al.[18] は，運動中に糖質を摂取しても筋グリコーゲンの利用に違いはみられなかったことや，メタアナリシスの結果，運動中の糖質摂取とパフォーマンス向上との間に用量反応性は認められなかったことなどを報告している．これらのことは，運動中の糖質酸化を維持する上で十分な糖質補給といえども，常にパフォーマンスを向上させることには関連しないことを意味するものである．それゆえ，糖質摂取に伴う長時間運動時のパフォーマンス向上に関わるメカニズムについては，現時点でも必ずしも明確な答えが得られている訳ではないとも言える．

　一方でKarelis, et al.は[18]，糖質摂取に伴うパ

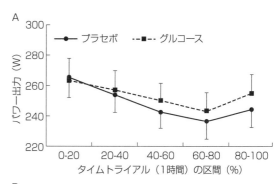

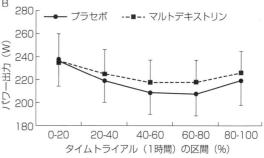

図10-3　平均パワー出力に及ぼすグルコース液（A）とマルトデキストリン液（B）によるマウスリンスの影響

（Chambers ES, Bridge MW, Jones DA. (2009): Carbohydrate sensing in the human mouth: effects on exercise performance and brain activity. J Physiol 587: 1779-1794.）

182

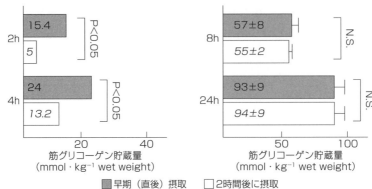

図10-4　筋グリコーゲン貯蔵に及ぼす糖質摂取のタイミング（運動直後
と2時間後）による影響
Ivy, et al.（1988）とParkin, et al.（1997）の研究データに基づく.
（Burke LM, Kiens B, Ivy JL. (2004): Carbohydrates and fat for training
and recovery. J Sports Sci 22: 15-30.）

フォーマンス向上のメカニズムとして，中枢性疲労の軽減，糖質酸化率の良好な維持，筋グリコーゲンのスペアリング，筋における代謝産物の変化，運動によって引き起こされる緊張と負担の軽減，および興奮収縮連関の良好な維持を挙げている．そして，パフォーマンス向上に関わるメカニズムは複雑であり，多くの細胞部位で作用する複数の要因が関与していることを示唆している．加えて，運動のタイプ，時間と強度，摂取のスケジュールや糖質の種類が異なるために，運動中の糖質摂取によるパフォーマンス向上を説明するメカニズムが，さまざまな状況においても同様であるかどうかを判断することは困難であるとも述べている．

3.　グリコーゲンの回復

運動やスポーツ活動の終了後には，活動中に消費した筋と肝におけるグリコーゲンの回復と，発汗によって失われた電解質の補充に努めなければならない．運動終了後の初期（0〜4時間）には，グリコーゲンの枯渇自体がその再合成に強く影響することから，回復には運動直後の糖質摂取が効果的であると言われている．例えば，糖質を運動終了直後あるいは2時間後に補給した場合では，終了直後に摂取した場合の方で，2時間後および

4時間後の筋グリコーゲン貯蔵量はより多くなることが示されている（図10-4）[6,16,20]．この時の糖質補給量は体重1kgあたり2gであったが（Ivy, et al.）[16]，筋グリコーゲンが枯渇しているような状況下では，体重1kgあたり〜1gの補給でこの過程を最適化するとの報告もみられる[8]．そして，ACSMでは表10-2に示されるような迅速な燃料補給法を提示している[1]．これらのことから，運動終了後には出来るだけ早く体重1kgあたり1.0〜1.2g程度の糖質と，比較的高濃度の電解質を含む溶液を摂取することが望ましく，特に運動時間が長かった場合にはその重要性はより高まると言える．

一方，筋グリコーゲンの回復には，糖質（112g）単独よりもタンパク質を含む溶液（112gの糖質＋41gのタンパク質）の方でより効果的であることが，Zawadzki, et al.（1992）[25]によって報告された．この結果は，多量の糖質摂取によるインスリン分泌の上昇に加えて，タンパク質摂取に伴うインスリン分泌の上昇がプラスされた効果であると言われていた．特に，長時間運動では筋タンパク質の分解が亢進することも知られており，そのダメージを最小限にくい止める意味でも，タンパク質を同時に摂取することの意義は大きいと考えられた．

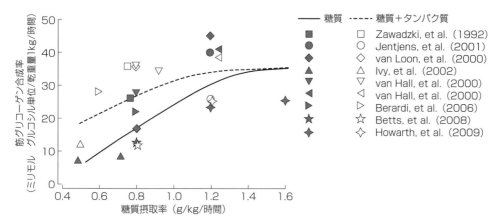

図10-5　9つの研究に基づく様々な糖質摂取率におけるタンパク質（PRO）摂取の有無と筋グリコーゲン再合成率
糖質補給が再補給のためのガイドライン（<1.2g/kg/時）以下である場合には，タンパク質（≈20g）の追加摂取はグリコーゲン合成を高める．

（Burke JM, Hawley JA, Wong SHS, et al. (2011): Carbohydrates for training and competition. J Sports Sci 29: S17-S27.）

　しかし，Zawadzki, et al.の結果は摂取したカロリー量の違いによるものであり，タンパク質摂取によるプラスの効果ではないとの指摘がなされるようになった[22]．これに対して，その後に行われた糖質とタンパク質の同時摂取に関する研究では，糖質摂取量が体重1kgあたり1時間に1.2g未満であるような場合には，追加的な20g程度のタンパク質摂取が筋グリコーゲンの合成を高めることを示唆している（図10-5）[7]．このように，特に糖質摂取が適切になされていない（不足している）状況下では，タンパク質の同時摂取がグリコーゲン貯蔵量を高めることは明らかであるように思われる．

おわりに

　糖質は骨格筋および脳と中枢神経系におけるエネルギー源として重要な役割を果たすが，脂肪に比べて生体内に貯蔵される量がはるかに少ないと言う点で問題となる．そこで本稿では，グリコーゲンの貯蔵，節約および回復の観点から，運動と糖質補給について概説した．いずれも1940年代頃から精力的に研究が進められてきたテーマであるが，ここ10数年の間に，貯蔵に関しては一日

プロトコルが提案され，また，節約のための外因性糖質の利用に関しては，以前に比べて少ない量での投与やマウスリンスによる効果が報告されるようになっている．さらに，回復に関しては，運動終了後の速やかな糖質摂取とタンパク質との同時摂取に関する提案が改めてなされている．

　これらの研究成果の多くは，実際の競技場面を想定して，一般人ではなく競技者を対象として得られるようになっており，競技者にとっては実践的な運動場面での重要な情報となるように思われる．一方で，システマティックレビューとメタアナリシスの結果[21]，鍛錬した男性サイクリストでは90分間以上続く運動の前と運動中に6〜8%の糖質補給を行うことは有益であるが，エリート選手や女性選手にもこのことが当てはまるかどうかは，十分なデータが無いために不明であるとの報告もなされている．このことは糖質摂取の効果が鍛錬度によって影響を受ける可能性を示唆するものである．さらに考慮すべきことは，本稿で取り上げた研究成果のほとんどは欧米人において得られたものであり，日本人を対象として得られたものではない点である．日本人の食事は欧米人とは異なり糖質を多く含むことが知られている．また，

正常耐糖能の段階で日本人は欧米人と比較してインスリン分泌能が低いことも示されており[15]，ここで概説した研究成果が日本人選手にもそのまま当てはまるかどうかは不明と言える．それゆえ，

今後はエリート選手，女性選手や日本人選手を対象として，より詳細な検討が必要であるように思われる．

課　題

1. 運動時における糖質の果たす役割をまとめなさい．
2. グリコーゲンローディングにおける最新型の方法について説明し，古典的な方法に比べて優れている点を説明しなさい．
3. 運動中のグリコーゲン利用を節約（スペアリング）するための３つの方法について説明しなさい．
4. 運動後の筋グリコーゲン回復に及ぼす運動後における糖質の摂取タイミングとタンパク質との同時摂取の影響について説明しなさい．

［引用文献］

1) American College of Sports Medicine. (2016): Nutrition and athletic performance. Med Sci Sports Exerc 48: 543-568.

2) Benardot D著，寺田新訳（2021）：スポーツ栄養学ハンドブック．東京大学出版会．

3) Bergström J, Hultman E. (1966): Muscle glycogen synthesis after exercise.: an enhancing factor localized to the muscle cell in man. Nature 210: 309-310.

4) Bergström J, Hermansen L, Hultman E, et al. (1967): Diet, muscle glycogen and physical performance. Acta Physiol Scand 71: 140-150.

5) Brotherhood JR. (1984): Nutrition and sports performance. Sports Med 1: 350-389.

6) Burke LM, Kiens B, Ivy JL. (2004): Carbohydrates and fat for training and recovery. J Sports Sci 22: 15-30.

7) Burke JM, Hawley JA, Wong SHS, et al. (2011): Carbohydrates for training and competition. J Sports Sci 29: S17-S27.

8) Burke LM, van Loon LJ, Hawley JA. (2017): Postexercise muscle glycogen resynthesis in humans. J Appl Physiol 122: 1055-1067.

9) Bussau VA, Fairchild TJ, Rao A, et al. (2002): Carbohydrate loading in human muscle: an improved 1 day protocol. Eur J Appl Physiol 87: 290-295.

10) Chambers ES, Bridge MW, Jones DA. (2009): Carbohydrate sensing in the human mouth: effects on exercise performance and brain activity. J Physiol 587: 1779-1794.

11) Costill DL, Miller JM. (1980): Nutrition for endurance sports: carbohydrates and fluid balance. Int J Sports Med 1: 2-14.

12) Fox EL著，朝比奈一男監訳，渡部和彦訳（1982）：選手とコーチのためのスポーツ生理学．大修館書店．

13) Gisolfi VC, Duchman SM. (1992): Guideline for optimal replacement beverages for different athletic events. Med Sci Sports Exerc 24: 679-687.

14) Greiwe J, Hickner RC, Hansen PA, et al. (1999): Effects of endurance exercise training on muscle glycogen accumulation in humans. J Appl Physiol 87: 222-226.

15) 稲垣暢也（2016）：第43回内科学の展望　2）日本人型インスリン分泌不全を考える．日本内科学会雑誌 105：396-401.

16) Ivy JL, Kats AL, Cutler CL, et al. (1988): Muscle glycogen synthesis after exercise: effects of time of carbohydrate ingestion. J Appl Physiol 64: 1480-1485.

17) Jeukendrup AE, Chambers ES. (2010): Oral car-

bohydrate sensing and exercise performance. Curr Opin Clin Nutr Metab Care 13: 447–451.

18) Karelis AD, Smith JW, Passe DH, et al. (2010): Carbohydrate administration and exercise performance. Sports Med 40: 747–763.

19) Karlsson J, Saltin B. (1971): Diet, muscle glycogen, and endurance performance. J Appl Physiol 31: 203–206.

20) Parkin JAM, Carey MF, Martin IK, et al. (1997): Muscle glycogen storage following prolonged exercise: effects of thing of ingestion of high glysemic index food. Med Sci Sports Exerc 29: 220–224.

21) Pochmuller M, Schwingshacki L, Colonbani PC, et al. (2016): A systematic review and meta-analysis of carbohydrate benefits associated with randomized controlled competition-based performance trials. J Int Society Sports Nutrition 13: 27–38.

22) van Hill G, Shirreffs SM, Calbet JAL. (2000): Muscle glycogen resynthesis during recovery from cycle exercise: no effect of additional protein ingestion. J Appl Physiol 88: 1631–1636.

23) Widrick JJ, Costill DL, Fink WJ, et al. (1993): Carbohydrate feedings and exercise performance: effect of initial muscle glycogen concentration. J Appl Physiol 74: 2998–3005.

24) Wilmore JH, Frennd BJ. (1986): Nutritional enhancement of athletic performance. Curr Concepts Nutr 15: 67–97.

25) Zawadzki KM, Yaspelkis BB, Ivy JL. (1992): Carbohydrate-protein complex increases the rate of muscle glycogen storage after exercise. J Appl Physio 72: 1854–1859.

[村岡　功]

11章　スポーツにおける薬物使用

[1] 薬物治療における運動の影響と注意点

1. 薬物と生体の相互作用

　スポーツ実施率および高齢化率の増加，医療の進歩など様々な要因によって，何らかの疾患や障がいを抱えて薬物治療を受けながらスポーツをする人は増えている．トップレベルのアスリートにおいても同様に薬物治療が必要な場合がある．したがって，薬物治療の運動への影響を理解しておくことはスポーツにおいて益々重要となる．

　どのような薬物による治療も，薬物と生体の相互作用を基盤として成り立っている．心臓において心拍数を下げたりするなど，薬物は生体の標的器官に働きかけて作用を発揮する．この作用を薬理作用とよんでいる．他方，生体は薬物を体内に取り込んで，標的器官に運んだり排泄したりしているが，こうした生体が薬に働きかける過程を薬物動態という（図11-1）．

　身体運動に対して生体は反応し，安静時の状態から呼吸循環動態を変化させる．また，継続的な運動（トレーニング）によって，これに適応した生体機能の変化を惹起する．5章で述べられているように，呼吸循環動態は自律神経系，すなわち交感神経系と副交感神経系によって主に制御され，運動によってその動態は変化する．こうした生体の変化は，薬物と生体との相互作用に大きな

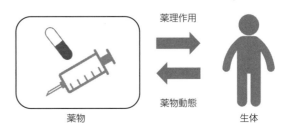

図11-1　薬物と生体の相互作用

変化をもたらす場合がある．

2. 運動による薬物動態の変動

　薬物の体内動態は，吸収，分布，代謝および排泄過程の総和としてあらわれる（図11-2）．これらの過程は並行して進んでいるが，個々の過程について，運動による変動と薬物との関連を踏まえて概観する．

（1）吸収

　全身投与を目的とした薬物は，循環系に取り込まれることで作用を発揮する．薬物の投与方法としては，経口，静脈内，経皮，吸入などがある．経口内服薬は，主に消化管粘膜から受動的および能動的に血液中に取り込まれる．能動的な薬物の取り込みには様々なトランスポーター分子が関与

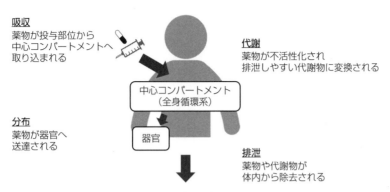

図11-2 薬物動態の4過程

している．糖尿病治療薬のインスリンなどペプチド性の薬物は腸管で分解されるため，皮下注射によって皮膚の毛細血管から循環系へ取り込ませたりしている．したがって，薬物が吸収される部位の血流が薬物の効果を左右する一つとなりうる．

運動に伴う交感神経系の活性化によって，心拍出量の増加や各組織への血流の再分配が引きおこされる（表11-1）．安静時の心拍出量は約5L/分で，骨格筋へは心拍出量の約20％の血液が供給されているが，激しい持久性運動時には，心臓におけるβ_1アドレナリン受容体を介する心拍数の増加と収縮力の増大によって心拍出量は約25L/分まで増加し，骨格筋の血流はβ_2アドレナリン受容体を介した血管拡張によって，心拍出量の約85％にも達する[1]．一方，肝・腎の血流は運動強度に伴って減少し，安静時は心拍出量の約50％，約2.5L/分であるが，激しい持久性運動時には，心拍出量の約3％，約0.75L/分に減少する[1]．

腸管では，薬物の化学的特性によって程度の差はあるものの，運動によって薬物吸収は減少あるいは遅延する（表11-2）．例えば，ベンゾジアゼピン系催眠薬のミダゾラムは脂溶性が高く，経口投与では吸収が腸管の血流量に大きく依存しており，最大酸素摂取量（$\dot{V}_{O_2max}$）の63％の運動によって最高血中濃度（C_{max}）は68％に減少し，最高血中濃度到達時間（t_{max}）は1.7倍に遅延する[2]．一方，$\dot{V}_{O_2max}$の70％程度の運動強度で腸管は低血流状態となり，一過性の小腸壁の損傷がおきるこ

表11-1　運動に伴う生体器官の血流量変化

	安静時	激しい持久性運動時
心拍出量	5L/分	25L/分
骨格筋	1L/分	21L/分
肝・腎	2.5L/分	0.75L/分
皮膚	0.3L/分	0.6L/分

(McArdle WD, Katch FI, Katch VL. (2010): Exercise Physiology. 7th ed, Lippincott Williams & Wilkins, p346.)

とが報告されており[3]，この場合は薬物の透過性が亢進することになる．プロスタグランジンは腸管粘膜保護の役割を担っているが，その合成を阻害する非ステロイド性抗炎症薬（Nonsteroidal anti-inflammatory drugs, NSAIDs）の一つであるイブプロフェンの服用によって，運動による腸管壁の損傷が増悪し，バリアー機能に障害が引きおこされることが報告されている[4]．

皮膚からの薬物吸収（経皮吸収）は，皮膚温，皮膚血流量および皮膚の水和状態によって影響を受ける．皮膚血流量は，安静時には約0.3L/分で，中強度運動で約2L/分と最大となり（p114参照），激しい持久性運動時には約0.6L/分となる[1]．したがって，全身作用を目的とした皮下注射薬や貼付薬の吸収は増加する（表11-2）．例えば，インスリンを下肢に皮下注射して下肢の運動をすると，吸収が増加し血糖の低下が増強される[5]．血流が増加すると皮膚温も上昇するため，これに伴って吸収が増加する薬剤もある．オピオイド鎮痛

表11-2　運動による血流変化と薬物動態の変動

	運動による血流変化	薬物動態	薬物の効果	備考
消化管	⇩	吸収⇩ or 遅延	⇩ or 遅延	腸管壁の損傷により薬物の透過性が亢進する場合もある.
皮膚	⇧（中強度運動で最大）	吸収⇧	⇧	皮膚温上昇も吸収の増加に関与する.
骨格筋	⇧	分布⇧	骨格筋で⇧	
肺	⇧	吸収⇧	⇧	
肝	⇩	代謝⇩	⇧	
腎	⇩	排泄⇩	⇧	尿pH変化（運動で低下）も薬物効果に影響する.

薬であるフェンタニルの貼付剤では，発熱や運動によって貼付部位の温度が上昇すると吸収が増加し，過量投与による重篤な副作用が出る可能性がある.

　吸入による循環系への吸収は，肺胞における薬物の透過性および肺血流に規定される. 喘息治療に用いられる吸入薬は，呼吸器系における局所作用を主としているが，薬物によっては一部が全身循環へ取り込まれる. 例えば，β_2アドレナリン受容体作働薬テルブタリンの吸入薬は，最大運動負荷の50％に相当する運動によってC_{max}が1.51倍に上昇し，t_{max}は半減する[6]. 副腎皮質ステロイド吸入薬フルチカゾンの血中濃度も，運動で上昇する[7]（表11-2）.

(2) 分布

　生体内に吸収された薬物が各器官において薬理作用を発揮するためには，循環系を介して薬物が標的部位に運ばれることが必要である. したがって，血流分布の違いによって局所の薬物量や効果も異なってくる. また，血液脳関門にみられるように，各部位の血管においても各種のトランスポーターを介した選択的な薬物の取り込みや排出が行われている.

　運動時には先に述べたとおり，交感神経系の活性化や骨格筋活動に伴って血流の再分配がおきている. 運動で肝血流量は減少するため，肝への薬物送達が減る. 肝血流に薬物代謝が大きく依存する薬物は血中濃度が上昇する（表11-2）. 高血圧，

狭心症あるいは不整脈の治療に使用されるβアドレナリン受容体拮抗薬プロプラノロールやカルシウム拮抗薬ベラパミルは肝血流律速型薬物のため，50％ $\dot{V}O_{2max}$の持久運動で肝血流の低下に伴って血中濃度が上昇する[8]. 腎血流も運動によって減少し，腎からの薬物排泄が遅れる結果，血中濃度が上昇する薬物もある（表11-2）. また，運動に伴う脱水も薬物の分布容積を減少させるため，血中濃度の上昇につながる.

　循環血液中の薬物は一定の割合でアルブミンなどの血漿タンパク質と可逆的に結合しており（結合型），結合していない薬物（遊離型）と動的な平衡状態を保っている. 遊離型の薬物が各組織に分布し効果を発揮する. 運動中，血漿の組織への移行や発汗などで循環血液量が減少すると，血漿タンパク質濃度は上昇し，結合型薬物が増加することになる[9]. 一方，持続運動は脂肪組織から遊離脂肪酸を放出させ，血中で増加した遊離脂肪酸は薬物と置き換わり血漿タンパク質と結合する. その結果，遊離型が増加し効果が増強される薬物もある[9].

(3) 代謝

　生体内に取り込まれた薬物は，そのままの形で排泄されることもあるが，多くの場合，主に肝で酵素的に不活性化され（生体内変化第I相），グルクロン酸や硫酸の抱合体など排泄されやすい形に変換される（生体内変化第II相）. こうした過程を代謝という. 薬物の中には，代謝によって活

性を持つように設計された薬物があり，プロドラッグとよばれている．一方，代謝によって有毒な物質に変換される場合もある．薬物が不活性化される過程で重要な酵素がシトクロムP450（CYP）で，ヒトでは57種類のアイソザイムが報告されている．一つの酵素は複数の薬物を基質としている（基質特異性が低い）．また複数の酵素によって代謝される薬物も多い．複数の薬物による治療を受けている場合は，CYPの酵素活性を阻害したり誘導したりする薬物もあるため，薬物間相互作用によって血中濃度が変動することがある．

（4）排泄

腎からの薬物排泄は，糸球体での濾過，尿細管からの分泌および再吸収によって規定される．濾過量は溶質の大きさと荷電状態によって決まる．分子量が約66,000のアルブミンは糸球体での濾過が制限されるので，正常ではタンパク尿はみられない．尿細管からの分泌および再吸収にはトランスポーターが関与している．尿細管からの再吸収においては，荷電型の物質は再吸収されにくい．薬物は化学的性質（解離定数）と尿pHによって荷電している割合が異なっている．運動強度に応じて腎血流量は減少し，尿pHは一般に低下する[9]．したがって，運動時の排泄過程の変動によっても薬物効果が影響をうける場合がある．

（5）高齢者の薬物動態

高齢者の肝および腎では，血流だけではなく機能も低下しており，薬物の代謝および排泄が低下している．したがって，血中濃度が高くなる可能性があり，薬物投与量の調節が必要な場合がある．また恒常性維持機構も低下しているため，薬物の効果が若年者より遷延する[10]．高齢者の運動においては，個人差が大きいものの，こうした加齢に伴う薬物動態の変化も加味して薬物療法を考える必要がある．

3. 運動による薬理作用の変動

薬物は生体に存在する特異的な標的（薬物受容体）に作用してその効果をあらわす．薬物受容体は，本来，生体の内因性物質に対する受容体として生体内の情報伝達を担っている．薬物濃度が十分であれば，標的組織において発現している受容体の数によって効果は変わり，また細胞内情報伝達系の変化によっても薬理作用の程度は変動しうる．このため，運動によって薬理作用が変動する可能性がある．例えば，心筋，脂肪およびリンパ球細胞表面のβアドレナリン受容体は，運動によって一過性に増加する（p78〜79参照）．

4. トレーニングによる薬物効果の変動

5章でも述べられているように，トレーニングによって，自律神経系および内分泌系などは適応作用を示す．絶対的強度が同じ場合，運動に伴うカテコールアミンやインスリン分泌の変動はトレーニングをしている人のほうが低下している（p76参照）．したがって，治療薬を服用中の場合は，治療薬の効果が変わる可能性があるため，薬物の量や種類を含め，経時的に薬物治療の適切性を検討する必要がある．

5. 主な疾患と薬物治療

運動時の薬物使用について，いくつかの疾患や薬物を取り上げて，注意すべき点を含めて述べる（表11-3）．

（1）呼吸器疾患

呼吸器疾患において，運動の有用性があきらかにされている疾患がある．気管支喘息は有病率の高い呼吸器疾患で，病態としては気道の慢性炎症であるが，運動によって呼吸器機能の改善，気道炎症や気道過敏性が抑制されるといわれている．

表11-3　主な疾患および薬物と運動時の注意点

	運動による症状（影響）	治療・予防	注意
運動誘発性気管支攣縮（EIB）	咳　喘鳴　呼吸困難	●運動前に短時間作用型β_2アドレナリン受容体作働薬吸入で予防 ●糖質コルチコステロイド吸入薬およびロイコトリエン受容体拮抗薬も有効	喘息患者では喘息のコントロールも十分行う
糖尿病	運動誘発性低血糖	●炭水化物の追加（運動前，運動中，運動後） ●インスリンの減量	運動終了後も続く場合がある
	高血糖（非常に高強度の運動）	●短時間作用型インスリンの追加	
高血圧	運動中に過度の血圧上昇（パワー系競技） ＊正常血圧者，高血圧患者ともに運動後に血圧は低下	事前の心循環系機能スクリーニングが有効	●βアドレナリン受容体拮抗薬：喘息・EIBでは症状悪化，筋疲労促進，運動による心拍数上昇を抑制 ●利尿薬：循環血液量低下でパフォーマンス低下
脂質異常症	筋肉痛，まれに横紋筋融解症（スタチン系薬物）		血中クレアチンキナーゼ値は筋肉損傷の指標
鎮痛薬	アセトアミノフェン		高用量で肝障害
	非ステロイド性抗炎症薬：腸管損傷の増悪，消化管出血		
	オピオイド鎮痛薬：運動（皮膚温上昇）で血中濃度上昇（フェンタニル貼付薬）		
中枢神経系作用薬	●インペアードパフォーマンス（抗ヒスタミン薬，睡眠薬） ●筋弛緩（ベンゾジアゼピン系薬）		

しかしながら，強度の高い運動では，換気条件の負荷によって感染など様々な呼吸器疾患のリスクが高くなる[11]．運動誘発性喘息（exercise-induced asthma, EIA）は喘息患者において運動に伴って喘息症状があらわれる病態をさすが，喘息の有無にかかわらず運動によって気管支攣縮がおきる場合もあることから，あわせて運動誘発性気管支攣縮（exercise-induced bronchoconstriction, EIB）とよばれている．典型的には，少なくとも5〜8分間継続する高強度有酸素運動（＞85％ $\dot{V}_{O_2max}$）後15分以内に咳，喘鳴，呼吸困難などが出現し，60分以内に消失する．運動中におきることもある[12]．間欠的なEIBに対しては，短時間作用型のβ_2アドレナリン受容体作働薬を運動15分前に吸入することで予防効果がみとめられている．気管支喘息患者でEIBを発症する場合は，気管支喘息

が十分コントロールされていない可能性もあるので治療方法の再評価が必要である．糖質コルチコステロイド吸入薬およびロイコトリエン受容体拮抗薬も有効とされている[13]．

（2）糖尿病

　2型糖尿病に対する運動療法は，血糖コントロールや心血管疾患のリスクファクターを改善する．75％ $\dot{V}_{O_2max}$ 程度までの有酸素運動を行った場合，運動強度が強いほど，$\dot{V}_{O_2max}$ の増加やHbA1cの改善が期待できる[14]．レジスタンス運動でもインスリン抵抗性を改善し，血糖コントロールを改善する[14]．運動療法を開始する前に，合併症とその程度を評価する必要がある．特に心血管リスクの高い患者では，スクリーニングが有益と考えられている．

運動に伴って交感神経系が活性化されると，α_2アドレナリン受容体を介して膵臓β細胞からの内因性のインスリン放出が抑制され，β_2アドレナリン受容体を介して肝臓からの糖新生が引きおこされる．骨格筋では，運動に伴ってインスリンの感受性が亢進し，加えて筋細胞活動によるAMPキナーゼの活性化を介してグルコーストランスポーターであるGLUT4の膜移行が促進される（p76参照）．すなわち，インスリン依存性および非依存性に筋細胞へのグルコースの取り込みが盛んになる．こうして運動によってグルコースが利用されるため，運動誘発性低血糖がおきることがある．特にインスリンや経口抗糖尿病薬であるスルホニル尿素薬などを使用している患者ではおこりやすい．インスリン感受性が亢進しているため，運動誘発性低血糖は，運動中や運動直後だけではなく，運動終了後，24〜48時間程度続くことがあるため，夜間を含めて注意が必要である[14]．インスリンの減量，運動前・運動中・運動後に炭水化物の追加摂取，あるいは両方を組み合わせた対応をする必要がある．薬物動態の項で述べたように，インスリンは特に活動している部位への投与で運動によって効果が増強するといわれている[5]．一方，非常に高強度の運動（>80% $\dot{V}O_{2max}$）では，交感神経活動に伴うカテコールアミン放出によって高血糖になる場合がある[15]．特に1型糖尿病の患者では運動後高血糖が持続するため，運動後に短時間作用型インスリンの追加を必要とする場合もある．すなわち，患者のもつ内因性血糖調節機能，使用中の治療薬および運動強度によって対応が異なるため，専門家による個別の指導が必要である．

（3）循環器疾患

適切な運動は心循環系機能を改善し，心循環器疾患の罹患率を減少させる．定期的な運動によって脂肪酸酸化が増強し解糖系が正常化することで，肥大心の代謝特性が改善される[16]．一過性の運動後は，正常血圧者でも高血圧患者でも血圧の低下がみられ，高血圧症の予防と治療にも運動が

勧められている[17]．一方，パワー系スポーツでは運動中に過度の血圧上昇（運動時高血圧）がみられることがあるので，血圧が見かけ上コントロールされていても，心肥大の有無などの検査が必要で，競技が制限される場合もある[17]．

循環器疾患には様々な種類の治療薬が使用されているが，その中で，βアドレナリン受容体拮抗薬は運動時の心拍数増加を抑制し，心拍出量の増加の程度も少なくなる[16]．したがって，服用中の患者では，運動強度の指標として心拍数を用いることはできない．交感神経活動によって脂肪細胞に発現する3種類のβアドレナリン受容体（β_1，β_2，β_3）を介した脂肪分解がおきるが，βアドレナリン受容体拮抗薬はこの効果を減少させる．骨格筋においては，交感神経系が活性化されるとβ_2アドレナリン受容体刺激を介して骨格筋での解糖系，脂肪分解，K^+の取り込みが亢進する．βアドレナリン受容体拮抗薬によってこれらが抑制されるため，運動による骨格筋の疲労が促進される[16]．気管支平滑筋はβ_2アドレナリン受容体を介して弛緩するため，喘息やEIBの患者ではβアドレナリン受容体拮抗薬で症状が悪化する可能性がある．Ca^{2+}チャネル拮抗薬やアンジオテンシン変換酵素（ACE）阻害薬は，運動による血流動態の変化やパフォーマンスにはほとんど影響をあたえないと考えられている[18]．降圧薬として使用される利尿薬の多くは，腎尿細管におけるNa^+の再吸収を抑制することで尿量を増加させ，循環血液量を減少させる．利尿薬によって一時的に循環血液量を10%減少させると，長距離走（5,000〜10,000m）においてパフォーマンスが低下するとの報告がある[19]．また，利尿薬による循環血液量の減少は体温調節能も阻害し，これもパフォーマンスの低下につながると考えられている[19]．

（4）脂質異常症

脂質異常症においては，スタチン系，ナイアシン系，フィブラート系等の薬物が用いられている．定期的な運動も，これらの薬物と同様の効果がある．薬物療法の第一選択薬として使用されている

スタチン系薬物は，3-ヒドロキシ-3-メチルグルタリル補酵素A（HMG-CoA）還元酵素の阻害作用によって肝におけるコレステロール合成を抑制するため，血液中の中性脂肪やLDLの減少，HDLの増加を引きおこす．運動中の骨格筋のエネルギー消費にあたえる影響はないことが報告されている[20]．しかし，スタチン系薬物は筋肉痛あるいはまれに横紋筋融解症をおこすことがあるので，服用している患者が高強度の運動をする場合には，注意が必要である．血中のクレアチンキナーゼ値は筋肉損傷の指標となる．

（5）鎮痛薬

外傷による疼痛，発熱，腰痛，変形性関節症や急性痛風関節炎（痛風発作）など，スポーツにも関連する多くの病態において，鎮痛薬が頻用される．主な鎮痛薬としては，アセトアミノフェン，NSAIDs，オピオイド鎮痛薬などがある．アセトアミノフェンは比較的安全性が高いが，高用量では致命的な肝障害もおこりうる．NSAIDsは先に述べたとおり，プロスタグランジン合成を抑制し，正常な血管機能に影響を及ぼす．消化管においては，運動による血流低下でおきる腸管壁の損傷が増悪し，バリアー機能障害が引きおこされる[4]．高齢者では関節痛や筋肉痛などに慢性的に投与されることもあり，この場合，消化管出血の危険性もある．またアスリートにおいても，長期使用による腎機能障害も報告されている．トラマドールは非麻薬性オピオイド鎮痛薬に分類されるが，オピオイド受容体の部分アゴニスト作用だけではなく，セロトニンおよびノルアドレナリントランスポーターの阻害作用も有している．

（6）中枢神経系作用薬

中枢神経系に作用する薬物の中には，その薬理作用によって，無自覚なまま運動能力を低下させる（インペアードパフォーマンス）薬物もある．抗ヒスタミン薬や睡眠薬では，眠気，注意力や集中力の低下などを惹起し，運動中の事故にもつながる危険性がある．ベンゾジアゼピン系薬では筋弛緩作用があり，パフォーマンスに影響をあたえる場合がある．

課　題

1. 運動によって変動する薬物動態について説明しなさい．
2. 運動誘発性気管支攣縮の症状と予防薬について説明しなさい．
3. 糖尿病患者が運動をおこなう場合の薬物療法上の注意点について説明しなさい．

［参考文献］

1) McArdle WD, Katch FI, Katch VL. (2010): Functional capacity of the cardiovascular system. In: Exercise Physiology: nutrition, energy, and human performance. 7th ed, Lippincott Williams & Wilkins, Baltimore, pp340-352.

2) Strömberg C, Vanakoski J, Olkkola KT, et al. (1992): Exercise alters the pharmacokinetics of midazolam. Clin Pharmacol Ther 51: 527-532.

3) van Wijck K, Lenaerts K, van Loon LJC, et al. (2011): Exercise-induced splanchnic hypoperfusion results in gut dysfunction in healthy men. PLoS ONE 6: e22366.

4) van Wijck K, Lenaerts K, van Bijnen AA, et al. (2012): Aggravation of exercise-induced intestinal injury by ibuprofen in athletes. Med Sci Sports Exerc 44: 2257-2262.

5) Koivisto VA, Felig P. (1978): Effects of leg exercise on insulin absorption in diabetic patients. N Engl J Med 298: 79-83.

6) Schmekel B, Borgström L, Wollmer P. (1992): Exercise increases the rate of pulmonary absorption of inhaled terbutaline. Chest 101: 742-745.

7) Schwindt CD, Zaldivar F, Eliakim A, et al. (2010): Inhaled fluticasone and the hormonal and

inflammatory response to brief exercise. Med Sci Sports Exerc 42: 1802–1808.

8) van Baak MA, Mooij JMV, Schiffers PMH. (1992): Exercise and the pharmacokinetics of propranolol, verapamil and atenolol. Eur J Clin Pharmacol 43: 547–550.

9) van Baak MA. (1990): Influence of exercise on the pharmacokinetics of drugs. Clin Pharmacokinet 19: 32–43.

10) Mamrack MD. (2021): Basic pharmacology. In: Exercise and Sport Pharmacology. 2nd ed, Routledge, New York, pp3–30.

11) 馬場礼三，岡村雪子，浦井久子（2018）：呼吸器疾患（運動誘発性気管支攣縮）．診断と治療　106：1484–1488.

12) Bonini M, Silvers W. (2018): Exercise-induced bronchoconstriction: background, prevalence, and sport considerations. Immunol Allergy Clin N Am 38: 205–214.

13) Aggarwal B, Mulgirigama A, Berend N. (2018): Exercise-induced bronchoconstriction: prevalence, pathophysiology, patient impact, diagnosis and management. Prim Care Respir Med 28: 31.

14) 日本糖尿病学会（2019）：糖尿病診療ガイドライン 2019. 南江堂, pp57–68. http://www.jds.or.jp/modules/publication/index.php?content_id=4

15) Marliss EB, Vranic M. (2002): Intense exercise has unique effects on both insulin release and its roles in glucoregulation: implications for diabetes. Diabetes 51 Suppl 1: S271–S283.

16) Mamrack MD. (2021): Beta-blockers and cardiovascular disease. In: Exercise and Sport Pharmacology. 2nd ed, Routledge, New York, pp83–103.

17) Schweiger V, Niederseer D, Schmied C, et al. (2021): Athletes and hypertension. Curr Cardiol Rep 23: 176.

18) Mamrack MD. (2021): Cardiovascular drugs and hypertension. In: Exercise and Sport Pharmacology. 2nd ed, Routledge, New York, pp104–126.

19) Mamrack MD. (2021): Diuretics. In: Exercise and Sport Pharmacology. 2nd ed, Routledge, New York, pp127–144.

20) Mamrack MD. (2021): Lipid-modifying agents. In: Exercise and Sport Pharmacology. 2nd ed, Routledge, New York, pp220–240.

[鈴木　秀典]

[2] スポーツにおけるアンチ・ドーピング

1. ドーピングとアンチ・ドーピング活動の歴史

　ドーピングは試合に勝つために不正な手段（薬物や方法）を使用することである．ドーピングという単語の起源は，アフリカの先住民が祭礼のときなどに飲む強い酒 "dop" から来たものとの説がある．スポーツにおけるドーピングの記録は 1865 年のアムステルダム運河水泳競技が最も古いといわれている．1886 年には自転車競技でドーピングとして興奮薬を使用したことによる死亡事故がおこっている．1960 年のローマオリンピックで興奮薬使用による自転車競技選手の死亡事故がおこり，選手の健康を守る観点からオリンピックにおけるドーピングの規制の必要性が議論され，1968 年のグルノーブル冬季オリンピックとメキシコ夏季オリンピックから正式にドーピング検査が実施されるようになった．この時期は，麻薬や興奮薬が検査されていたが，1976 年のモントリオールオリンピックからは筋肉増強薬の蛋白同化男性化ステロイド薬が検査されるようになっ

表11-4　オリンピックのアンチ・ドーピング規則違反数

夏季オリンピック				冬季オリンピック			
年 (大会)	大会中	大会後の 再分析	合計	年 (大会)	大会中	大会後の 再分析	合計
1968	1		1	1972	1		1
1972	7		7	1976	2		2
1976	11		11	1984	1		1
1984	12		12	1988	1		1
1988	10		10	2002	7		7
1992	5		5	2006	7		7
1996	4		4	2010	3	1	4
2000	11		11	2014	8	13	21
2004	17	5	22	2018	4		4
2008	7	65	72				
2012	9	73	82				
2016	8		8				
2020	6		6				

冬季オリンピック欄：2020年9月24日現在

夏季オリンピック欄：2021年8月18日現在

IOCが結果を管理するもの.
（IOC Fight Against Doping Factsheet 31 Aug 2021）

た. 1988年ソウルオリンピックでは陸上男子100mで驚異的な記録をだしたベン・ジョンソンが, 蛋白同化男性化ステロイド薬の検出によって金メダルを剥奪されるという事件がおきて, ドーピングが社会的に大きくとりあげられた（全国体育系大学学長・学部長会, 1997）. 1998年にはツールドフランスでエリスロポエチンが多数発見されて問題となった. ドーピング検査が実施された1968年以降のオリンピックでは, 多くのドーピング違反例が報告されている（表11-4）. 2004年アテネオリンピックでは男子ハンマー投げのアドリアン・アヌシュがドーピング違反によって金メダルを剥奪され, 日本の室伏選手が繰り上がりで金メダルを獲得したことは, クリーンな選手の権利がドーピング検査によって守られた例として記憶に残る事件だった. 2004年アテネオリンピック以降は, 採取された検体がその後の分析方法の進歩によって再検査されて, 陽性数が増加した. 2016年リオデジャネイロオリンピック前にロシアの組織的ドーピングが明らかとなり, リオデジ

ャネイロパラリンピック, 2018年平昌オリンピック・パラリンピック, 2021年東京オリンピック・パラリンピック, 2022年北京冬季オリンピック・パラリンピックにはロシアは国としての参加はできなかった.

　国際的アンチ・ドーピング活動は, 1960年代から国際オリンピック委員会（IOC）が中心となって進められてきた. しかし, 競技大会の主催者であるIOCがドーピング検査全般を管理することは, 検査の透明性と中立性に懸念を生じさせていた. また, アンチ・ドーピング活動は, スポーツ界の取り組みだけでは不十分で, 薬物の流通や青少年への教育など, 社会全体として取り組む必要があることから, 1999年に独立した国際的アンチ・ドーピング機関として, 世界アンチ・ドーピング機構（World Anti-Doping Agency：WADA）がIOCと各国政府の50：50の協力体制で設立された. 現在では, WADAがほぼすべての競技と世界各国のアンチ・ドーピング活動を統括している. 国内では, 2001年に（財）日本アンチ・ドーピング

機構 (Japan Anti-Doping Agency：JADA，2011 年に公益財団法人に移行) が設立されて，国内の アンチ・ドーピング活動を統括している.

2. アンチ・ドーピング規則と アンチ・ドーピング規則違反

ドーピングは，なぜ禁止されているのであろうか？ それは，スポーツがスポーツの価値を失わないようにするためである. スポーツは一定のルールのもとで正々堂々と勝敗を競うから，多くの価値が生まれる (表11-5). スポーツの価値は，「the spirit of sport：スポーツ精神」と言われ，ドーピングをなくす活動「anti-doping：アンチ・ドーピング」は「スポーツ精神」を守ることが目的である. スポーツ界がドーピングを許容しては，スポーツの価値を自ら否定することになる. スポーツ本来の価値を守るためにドーピングは禁止しなければならない. また，ドーピングは，薬物を治療目的とは異なった使用方法で使用するため，様々な副作用を引き起こす. ドーピングは選手の健康を守る観点からも禁止する必要がある. そして，ドーピングは社会にとっても悪影響がある. 一流のアスリートは社会的に注目される存在であり，とくに青少年からは憧れの対象とされることも多い. アスリートがドーピングを行えば，薬物乱用を助長して社会的に悪影響を及ぼすことになる (表11-6).

アンチ・ドーピング活動は，国際的に統一されて競技間で共通のアンチ・ドーピング規則である世界アンチ・ドーピング規程（World Anti-Doping Code）に基づいて行われる. 世界アンチ・ドーピング規程は2003年に策定され，2009年，2015年，2021年に改訂された. 2021年の世界アンチ・ドーピング規程ではアンチ・ドーピング規則違反11項目のいずれかに該当することをドーピングと定義しており（表11-7），ドーピング検査で禁止物質が検出される以外に，禁止物質や禁止方法の使用の証明，ドーピング検査拒否，居場所情報（後述）関連義務違反，ドーピング検査妨害，禁止物

表11-5 スポーツ精神に含まれるもの

- 健康
- 倫理観，フェアプレーと誠意
- 世界アンチ・ドーピング規程に規定される競技者の権利
- 卓越した競技能力
- 人格と教育
- 楽しみと喜び
- チームワーク
- 献身と真摯な取組み
- 規則・法を尊重する姿勢
- 自分自身とその他の参加者を尊重する姿勢
- 勇気
- 共同体意識と連帯意識
- スポーツの精神は，我々がいかにプレイ・トゥルーを実現するかという点に表現されている.

（世界アンチ・ドーピング機構発行, 日本アンチ・ドーピング機構訳（2020）：世界アンチ・ドーピング規程2021年版を参考に著者作成）

表11-6 ドーピングが禁止される理由

➤ **スポーツ精神に反する**
 -スポーツの価値を損ねる
➤ **選手の健康に有害である**
 -副作用
➤ **社会悪である**
 -薬物汚染，青少年への悪影響

表11-7 アンチ・ドーピング規則違反

① 競技者の検体に禁止物質が存在する
② 禁止物質・禁止方法を使用，または使用を企てる
③ 検体採取の回避，拒否，不履行
④ 居場所情報関連義務違反
⑤ ドーピング・コントロールの不正干渉
⑥ 禁止物質・禁止方法の保有
⑦ 禁止物質・禁止方法の不正取引
⑧ 競技者に対して禁止物質・禁止方法を投与
⑨ 違反関与（ドーピングの手伝い，共謀）
⑩ ドーピング違反として資格停止中のサポートスタッフと関わりをもつ
⑪ ドーピング行為に関する情報の通報を行おうとする者を阻止あるいは報復すること

（世界アンチ・ドーピング機構発行, 日本アンチ・ドーピング機構訳（2020）：世界アンチ・ドーピング規程2021年版を参考に著者作成）

表11-8　アンチ・ドーピング規則の構造

- Level 1: The Code
  世界アンチ・ドーピング規程
- Level 2: International Standards and Technical Documents
  -国際基準　2021年1月で，8つ
    - 禁止表国際基準
    - 検査及びドーピング調査に関する国際基準
    - 治療使用特例に関する国際基準
    - プライバシー及び個人情報の保護に関する国際基準
    - 結果管理に関する国際基準
    - 教育に関する国際基準
    - 署名当事者の規程遵守に関する国際基準
    - 分析機関に関する国際基準
  -テクニカルドキュメント
    2019年11月現在で，13文書．技術的な文書
- Level 3: Models of Best Practice and Guidelines
  推奨される文書，参照する文書

level 1とlevel 2は義務であり，違反すると制裁が科される．level 3は義務ではなく，参照する文書．

質・禁止方法の保有や不法取引，共犯関係のスタッフの行為，ドーピングに関する通報の妨害などもドーピングに該当する．

　この世界アンチ・ドーピング規程には，より具体的なルールである国際基準として，「禁止表国際基準」，「治療使用特例に関する国際基準」，「検査及びドーピング調査に関する国際基準」，「プライバシー及び個人情報の保護に関する国際基準」，「結果管理に関する国際基準」，「教育に関する国際基準」，「署名当事者の規程遵守に関する国際基準」，「分析機関に関する国際基準」の8つが作成されている．署名当事者とは世界アンチ・ドーピング規程を受諾して実施することに同意した団体であり，国際総合競技大会の主催団体（国際オリンピック委員会など），各競技の国際競技連盟，および国内アンチ・ドーピング機関（日本ではJADA）などである．世界アンチ・ドーピング規程と8つの国際基準は，スポーツに関係する者が守らなければならない世界共通のアンチ・ドーピング規則であり（表11-8），違反すると制裁が科されうる．世界アンチ・ドーピング規程や国際基準は1～数年ごとに改定されるので，つねに最新版を参照する必要がある．世界アンチ・ドーピング規程と国際基準の最新版は英語原文と日本語訳

をJADAホームページで確認することができる．
　また，2007年にはUNESCO（国際連合教育科学文化機関）の「スポーツにおけるドーピングの防止に関する国際規約」が発効し，アンチ・ドーピング活動が各国政府の義務事項として位置づけられた．これを受けて，文部科学省から「スポーツにおけるドーピングの防止に関するガイドライン」がだされ，JADAを国内アンチ・ドーピング機関に指定し，国内スポーツ関係団体には世界アンチ・ドーピング規程に準拠したアンチ・ドーピング活動の実施を求める内容となっている．また，2011年には，スポーツ基本法が成立し，国はJADAと連携してドーピング検査，アンチ・ドーピング教育啓発，その他のアンチ・ドーピング活動に必要な施策を講ずることが明記された．2018年に「スポーツにおけるドーピングの防止活動の推進に関する法律」が成立施行され，ラグビーワールドカップと東京オリンピック・パラリンピックの開催国としてのアンチ・ドーピング体制が整備された．

表11-9　世界アンチ・ドーピング規程2023年禁止表国際基準の項目

常に禁止される物質と方法（競技会（時）および競技会外）

S0.無承認物質

S1.蛋白同化薬

S2.ペプチドホルモン，成長因子，関連物質および模倣物質

S3.ベータ2作用薬　　　　　　　　　M1.血液および血液成分の操作

S4.ホルモン調節薬および代謝調節薬　M2.化学的および物理的操作

S5.利尿薬および隠蔽薬　　　　　　　M3.遺伝子および細胞ドーピング

競技会（時）に禁止される物質

S6.興奮薬
　　A. 特定物質でない興奮薬　　　B. 特定物質である興奮薬

S7.麻薬

S8.カンナビノイド

S9.糖質コルチコイド

特定競技において禁止される物質

P1.ベータ遮断薬

2023年1月1日〜2023年12月31日まで有効な禁止物質・禁止方法のリストの項目を示す．
S1, S2, S4.3, S4.4, S6.A, M1, M2.1, M3は「特定物質・特定方法でない物質・方法」，それ以外は「特定物質・特定方法」
「濫用物質」は，コカイン，ジアモルヒネ（ヘロイン），MDMA，THC

3. ドーピング禁止物質・禁止方法と治療目的使用

（1）世界アンチ・ドーピング規程禁止表国際基準

　ドーピング禁止物質と禁止方法に関する統一された唯一のリストが世界アンチ・ドーピング規程禁止表国際基準（禁止表）である．禁止表は毎年改訂され，その年の1月1日から12月31日までが有効である．WADAが禁止物質や禁止方法として禁止表国際基準に掲載を検討する基準は，（1）競技能力を向上させ得る，（2）競技者に対して健康上の危険性を及ぼし得る，(3)その使用がスポーツ精神に反するとWADAが判断する，の3要件のうち2つ以上を満たすことである．また，これらの要件に該当しなくても，その物質または方法によって他の禁止物質や禁止方法の使用が隠蔽される可能性があると科学的に証明されたものは禁止物質や禁止方法とされる．

　禁止表は毎年改訂されるので，以下の記述は2023年禁止表（2023年12月31日まで有効）について説明する．具体的に判断する場合は，その時点で有効な最新の禁止表を確認しなければならない．2023年禁止表（表11-9）は3つのカテゴリーから成り，「常に禁止される物質と方法（競技会（時）および競技会外）」は競技会検査と競技会外検査の両方の検査で禁止対象になる物質（Substance；S）と方法（Method；M）である．競技会検査は競技会（時）に実施される検査で，競技会（時）は「競技者が参加する予定の競技会の前日の午後11時59分に開始され，当該競技会および競技会に関係する検体採取手続の終了までの期間」（世界アンチ・ドーピング規程2021）である．「競技会」は1つの試合やレースを指している．競技会外検査は，競技会検査実施期間以外に実施される検査で，練習場所や宿泊場所に検査員が出向いて予告なしに実施される．

　「競技会（時）に禁止される物質」は競技会検査では分析されるが，競技会外検査では分析対象にならない．「特定競技において禁止される物質」

は一部の競技だけで禁止している物質で，禁止表には禁止している競技名が掲載されている．

禁止表に掲載された禁止物質と禁止方法には，競技力向上以外の目的のために競技者により摂取又は使用される可能性が高い「特定物質・特定方法」が指定されており，違反した場合に制裁が軽減される可能性がある．蛋白同化薬やヘモグロビン増加作用をもつエリスロポエチンは特定物質ではない．また，スポーツの領域以外で頻繁に社会で濫用される物質が濫用物質として指定されており，アンチ・ドーピング規則違反としては制裁が軽減される可能性がある．

(2) 主な禁止物質・禁止方法

1）S1．蛋白同化薬

蛋白同化は蛋白質を合成するという意味で，筋肉を増加させることになる．蛋白同化薬には，蛋白同化男性化ステロイド薬（Anabolic Androgenic Steroids）とその他の蛋白同化薬がある．蛋白同化男性化ステロイド薬は，男性ホルモンとその類似物質で，もともと体内には存在せず人工的に合成された物質と体内で産生される物質とがある．体内に存在しない物質の場合はドーピング検査の検体で検出されればアンチ・ドーピング規則違反と判断できるが，体内で産生され得る物質でアンチ・ドーピング規則違反と判断する場合は特別な分析方法によってその物質は体外から取り込んだものであるという証明がなされる．市販の滋養強壮剤，体毛用塗り薬，およびサプリメントには蛋白同化男性化ステロイド薬を含有するものがある．サプリメントは禁止物質を表示している製品のほかに，禁止物質を表示していないのに禁止物質を含有している製品があるので，インターネットで安易に購入して使用するのは危険である．気管支喘息治療薬のクレンブテロールも蛋白同化薬として禁止されている（表11-10）．

ドーピング禁止物質には，2種類のステロイドがあることに注意する．単に「ステロイド」という言葉を使うと混同しやすい．1つは蛋白同化男性化ステロイド薬であり，もう1つは糖質コルチコイド（Glucocorticoid＝Glucocorticosteroids）である．蛋白同化男性化ステロイド薬は常に禁止で特定物質でない物質だが，糖質コルチコイドは特定物質で競技会（時）のみに禁止される．

2）S2．ペプチドホルモン，成長因子，関連物質および模倣物質

エリスロポエチン（EPO）は赤血球増加作用をもち，酸素運搬能力を高めて持久力を増強する目的でドーピングとして使用される．EPO以外にも赤血球を増加させる物質が禁止されている．また，ゴナドトロピン類（CG, LH）は内因性男性ホルモンを増加させて筋肉増強作用を得る目的でドーピングとして使用される．成長ホルモン（GH）は，成長促進や蛋白同化作用などをもつ．

3）S3．ベータ2作用薬

ベータ2作用薬は気管支喘息治療薬としては不可欠な薬物である．競技スポーツ選手では，気管支喘息の有病率が高いことが知られており，治療上の必要性とドーピング規制とのバランスで，細かい規制が頻繁に変更されてきている．2023年禁止表では，吸入サルブタモール，吸入ホルモテロール，吸入サルメテロール，および吸入ビランテロールが許可されているが，吸入以外の使用方法およびその他のベータ2作用薬はすべて禁止されている（表11-10）．ベータ2作用薬には貼付薬があり，喘息や咳がひどいときに処方されることがあるので注意する．

4）S4．ホルモン調節薬および代謝調節薬

アロマターゼ阻害薬，抗エストロゲン薬および選択的エストロゲン受容体調節薬（SERMs）などがこのグループの物質で，乳癌治療薬，骨粗鬆症治療薬，排卵誘発薬として使用される薬剤の一部が該当する．インスリンは蛋白同化作用をもつため禁止されているが，糖尿病でインスリンが治療のために不可欠な競技者は，後述する治療使用特例（TUE）を取得する必要がある．

5）S5．利尿薬および隠蔽薬

隠蔽薬とは，ほかの禁止物質の検出を妨害する物質である．利尿薬は減量目的にドーピングとして使用されるだけでなく，尿量を増して尿検体中

表11-10　気管支喘息治療薬のドーピング規制（2022年現在）

物質名	禁止カテゴリー	吸入使用	その他の使用方法（経口，静注，貼付，など）
サルブタモール	S3. ベータ2作用薬	○	×
ホルモテロール	S3. ベータ2作用薬	○	×
サルメテロール	S3. ベータ2作用薬	○	−（×）
ビランテロール	S3. ベータ2作用薬	○	×
その他のベータ2作用薬	S3. ベータ2作用薬	×	×
すべての糖質コルチコイド	S9. 糖質コルチコイド	○	×
クレンブテロール	S1. 蛋白同化薬	−（×）	×

○：使用可能
×：使用禁止（使用する場合はTUEが必要）
−（×）：実際には製剤がないが，もし製剤があれば使用禁止

の禁止物質を希釈する作用があるので，このグループに属している．利尿薬は高血圧の治療薬としてよく使用される．デスモプレシンは尿量を減少させて血液を希釈し，ヘモグロビン値などの血液パラメーターを変化させて，EPOの使用を隠蔽する目的で使用される可能性があり，血漿増量物質も同じ隠蔽作用がある．プロベネシドは高尿酸血症（痛風）の治療薬であるが，禁止物質の尿への排泄を抑制する作用がある．

6）M1. 血液および血液成分の操作

血液ドーピングは輸血で赤血球量を増やして酸素運搬能力を強化する方法である．そのほかに，酸素を運搬する人工血液に相当する物質を使用することも禁止されている．酸素自体の吸入は，いかなる気圧や濃度でも禁止されていない．血液クレンジングといわれる操作も禁止されている．

7）M2. 化学的および物理的操作

他人の尿を自分の尿としてドーピング検査の検体に提出した例が過去に発生した．ドーピング検査のときに，採尿するカップに禁止物質を分解する薬品を混入した例もあったといわれている．これらの行為は，ドーピング検査の完全性や有効性に影響する検体の改ざんとして禁止されている．また，点滴や静脈注射で12時間あたり100mLを超える量のものは禁止されている．ただし，入院設備を有する医療機関で正当に行われるものは禁止されていない．

8）M3. 遺伝子および細胞ドーピング

競技能力を高める可能性のある遺伝子の操作や細胞の使用は禁止されている．2021年に開催された東京オリンピック・パラリンピック大会では，遺伝子ドーピングの検査が実施された．

9）S6. 興奮薬

特定物質でない興奮薬は，覚せい剤などが指定されている．特定物質である興奮薬には，かぜ薬や鼻炎治療薬に使われるメチルエフェドリンやプソイドエフェドリンなどがある．漢方で使用される麻黄（マオウ）やホミカ（馬銭，マチン）は興奮薬を含有している．漢方で用いられる生薬には麻黄やホミカのように禁止物質を含むことが判明しているものがあり，また，それ以外の生薬でも含有物質がすべて明らかなわけではないので，競技者は漢方使用を避けたほうがよい．メチルヘキサンアミンは多くの別名があり，サプリメントの成分に含まれていることがあるので注意を要する．

10）S7. 麻薬，S8. カンナビノイド

禁止表の麻薬には，国内法の麻薬以外の物質も含まれる．カンナビノイドは大麻の成分である．

11）S9. 糖質コルチコイド

前述したように，蛋白同化薬とは別のステロイドである．強い抗炎症作用をもつため，治療用と

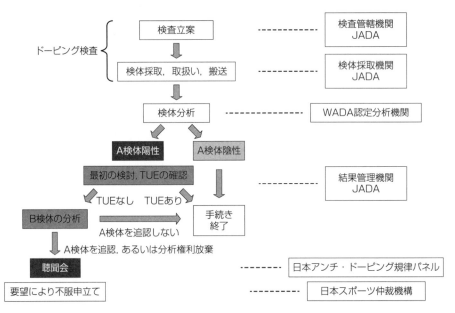

図11-3　ドーピング・コントロール
ドーピング・コントロールの初めのプロセスがドーピング検査である.
右列は，国内で関与する機関を記載した.

して広く使用される．使用経路によって禁止され
ており，注射使用，経口使用（内服薬，口内炎の
塗り薬を含む），経直腸使用（痔の薬で直腸内に
使用する物を含む）は禁止されている．その他の
使用方法（吸入，歯根管内，皮膚外用，鼻腔内，
目薬，肛門周囲）は禁止されていない.

（3）治療使用特例

多くの禁止物質は，本来は治療薬として利用で
きる物質である．治療使用特例（Therapeutic
Use Exemptions：TUE）は，競技者が病気やケ
ガの治療のために禁止物質や禁止方法を使用する
必要がある場合に使用許可を取ることができる制
度である．TUEは原則として禁止物質や禁止方
法を使用する前に申請して承認を得る必要がある
が，治療に緊急性がある場合には禁止物質や禁止
方法を使用した後に速やかにTUEを申請する遡
及的申請が認められている．競技者が治療目的の
ために，競技会（時）においてのみ禁止された禁
止物質を競技会外で使用し，それが競技会検査で
検出された場合もTUEの遡及的申請ができる.

ドーピング検査の検体から禁止物質が検出された
場合に，その物質に対するTUEが有効であれば
違反なしと判断されるが，TUEがないと聴聞会
の手続きへと進んでいくことになる（図11-3）.

TUE申請書は，競技者本人と治療する医師と
が各々の該当項目を記載して署名し，競技者が申
請する．TUEの申請先は，国際レベル競技者は
その競技の国際競技連盟であり，国内レベル競技
者は国内アンチ・ドーピング機関（日本では
JADA）である．TUE申請は無条件に付与（許
可されること）されるわけではなく，3名以上の
医師で構成するTUE専門委員会で診断と治療の
妥当性が審査される．TUEを付与する条件は世
界アンチ・ドーピング規程TUE国際基準におい
て定められている（表11-11）.

4．ドーピング・コントロール

ドーピング検査とその後のプロセス全体をドー
ピング・コントロールという（図11-3）．ドーピ
ング検査には，競技会検査と競技会外検査とがあ

表11-11　TUE付与の基準

競技者は,証拠の優越により,次の各条件が満たされたことを証明した場合に(のみ),TUEを付与される.

a. 関連する臨床的証拠による裏付けのもと,診断された疾患を治療するために当該禁止物質又は禁止方法が必要であること.

b. 禁止物質又は禁止方法の治療使用が,証拠の優越により,疾患の治療の後に回復すると予想される競技者の通常の健康状態以上に,追加的な競技力を向上させないであろうこと.

c. 禁止物質又は禁止方法がその医学的状態に対して適応となる治療法であり,かつ,合理的に許容される代替の治療法が存在しないこと.

d. 当該禁止物質又は禁止方法を使用する必要性が,使用当時に禁止されていた物質又は方法を,(TUEを取得せずに)以前に使用したことの結果(全面的か部分的かを問わない)として生じたものではないこと.

(世界アンチ・ドーピング機構発行,日本アンチ・ドーピング機構訳(2022):世界アンチ・ドーピング規程　治療使用特例に関する国際基準2023を参考に著者作成)

り,検査対象者の選出は,特定対象検査(Target Testing)および無作為抽出(Random Selection)で行われる.アンチ・ドーピング機関は,リスク評価やインテリジェンスを活用して効果的な検査のための検査配分計画を策定する.競技会検査の対象者は,個人競技では成績の上位者,チーム競技では各チームから2名程度選出されることが多い.競技会外検査の対象者は,国際競技連盟あるいは国内アンチ・ドーピング機関(日本ではJADA)が指定した登録検査対象者リスト(Registered Testing Pool;RTP)のなかから選出されることが多いが,RTP以外の競技者が対象になる可能性もある.RTPの競技者には競技力が高い競技者が指定され,自らの居場所情報を提出する義務があり,その居場所情報は競技会外検査を実施するために利用される.居場所情報はインターネット上のWADAの情報管理システム(Anti-Doping Administration and Management System:ADAMS)に競技者が入力する.居場所情報を提出しない,あるいは情報が誤っていたため競技会外検査が実施できないことが12カ月間に3回あると,アンチ・ドーピング規則違反として制裁をうける(表11-7の④).

実際のドーピング検査の手順は,世界アンチ・ドーピング規程検査及びドーピング調査に関する国際基準で定められている.ドーピング検査員は

ドーピング・コントロール・オフィサー(DCO)といい,検査対象者への通告とドーピング検査室までの監視を行う係員をシャペロンと呼ぶ.検査はシャペロンが対象競技者に検査を通告することから開始する.競技会検査では多くは競技終了直後,競技会外検査では予告なしに競技者の練習場所や宿泊場所に出向いて,検査を通告する.対象競技者は通告された検査を拒否するとアンチ・ドーピング規則違反として制裁をうけることになる(表11-7の③).対象競技者はドーピング検査室に到着するまでシャペロンの監視下におかれる.対象競技者は同伴者を伴うことができる.

ドーピング検査では尿検体および/または血液検体を提出する.尿検体の場合のドーピング検査室は,待合室,作業室,およびトイレで構成され,対象競技者は尿意を催すまで待合室で待機する.対象競技者の尿が溜まったら,対象競技者と同伴者は作業室で採尿カップを選択し,対象競技者とDCOがトイレに移動して採尿する.採尿は対象競技者と同性のDCOの監視下で行う.採尿の際に尿をすりかえた事例(禁止表のM2.化学的および物理的操作に該当)があるため,厳重に監視される.採尿が終わったら作業室に戻り,尿検体の封入作業を行う.DCOも含めて他人が尿検体に不正な操作を加えないことを担保するために,対象競技者自身がDCOの指示に従って封入作業を

行う．尿検体はAボトルとBボトルの2本に分注されて封印される．採尿カップに残った尿で比重が測定され，公式記録書の記入が行われる．対象競技者が使用している薬物とサプリメントを申告するが，これはTUEとしての効力はなく，TUEの代替えにはならない．対象競技者はドーピング検査全体を通してなにかコメントがあれば必ず記載し，最後に書面全体を確認したうえで署名する．対象競技者は公式記録書のコピーを1部受け取り，検体採取封入手続きは終了する．血液検体の場合は採血資格を有する係員が採血して，尿検体と同様に検体封入と公式記録書記入手続きが行われる．

封入された検体はWADA認定分析機関に搬送されて，分析される．分析機関では，まずAボトルが分析されて，結果がその検査結果を管理するアンチ・ドーピング機関に報告される．もし，禁止物質が検出された場合は，その競技者にTUEが付与されていないことが確認され，競技者に分析結果が通知される．競技者はB検体の分析を要求する権利がある．B検体の分析を要求しなかった場合やB検体の分析結果がA検体の結果と同じであった場合は，聴聞会が開かれてアンチ・ドーピング規則違反の有無と制裁が決定される．制裁は，競技会検査での違反はその競技会の個人成績の失効と資格停止，競技会外検査では資格停止である．資格停止期間はアンチ・ドーピング規則違反の種類（表11-7①〜⑪）によって異なり，禁止物質が検査で検出された場合（表11-7①）は1回目の違反で原則として4年間の資格停止となる．

課　題

1. ドーピングが禁止される理由を整理してみよう．
2. 禁止物質として注意が必要な薬剤とサプリメントについてまとめてみよう．
3. ドーピング検査の手順を復習してみよう．

[参考文献]
1) 世界アンチ・ドーピング機構発行，日本アンチ・ドーピング機構訳（2020）：世界アンチ・ドーピング規程2021年版．
2) 世界アンチ・ドーピング機構発行，日本アンチ・ドーピング機構訳（2022）：世界アンチ・ドーピング規程2023年　禁止表国際基準．
3) 世界アンチ・ドーピング機構発行，日本アンチ・ドーピング機構訳（2022）：世界アンチ・ドーピング規程　検査及びドーピング調査に関する国際基準2023．
4) 世界アンチ・ドーピング機構発行，日本アンチ・ドーピング機構訳（2022）：世界アンチ・ドーピング規程　治療使用特例に関する国際基準2023．
5) 全国体育系大学学長・学部長会編（1997）：スポーツとアンチ・ドーピング．ブックハウス・エイチディ．

[赤間　高雄]

12章　運動に伴う疲労と
それからの回復

1. 疲労とは

　疲労とは「病気以外の原因によって，知的・身体的な作業能力が一過性に低下した状態で，多くの場合に疲労感を伴う現象」であると定義されている（矢部）[15]．ここでいう疲労は，実際の作業量の低下や生理的変化とは必ずしも一致するわけではない．すなわち，好きなことをしているときにはあまり疲労を感じないし，嫌いなことをしているときには疲労を早く感じてしまうであろう．

　疲労は，知的作業や身体的作業の結果として現れる生理現象である．健康な人であれば，その作業を中止することで，もとの状態に戻るものである．疲労を感じるのは，身体の働きが完全に壊れてしまわないように，自らが防御機構を働かせている証拠であると解釈することができる．猪飼[7]もまた，疲労を「それ以上の労働や運動をやめさせようとする抑制，あるいは制止が発動した状態であって，それは過労努力による危険を避けるための安全装置の発動と考えるべき現象である」と捉えている．

　図12-1[15]に示したように，所定の作業を行い機能・能力水準が低下した疲労状態から，適度な休養によって本来の能力水準に回復するのが通常である（図12-1〈a〉①）．疲労した状態からもとに戻らない場合に，治療によってもとに戻れば，

それは「病気」である（図12-1〈a〉②）．さらに治療しても本来の能力や状態に戻らなければ，それは「障害」（図12-1〈a〉③）である．一方，図12-1〈b〉に示したように，不十分な休養によって疲労が解消されない状態で次の疲労が重なると，さらに能力水準が低下し「慢性疲労」に陥ってしまうことになる．スポーツのトレーニングにおいてこのような状況に陥ったのであれば，それは「オーバーリーチ」あるいは「オーバートレーニング症候群」ということになる．

2. 筋疲労と運動（運動誘発）性疲労

　疲労の中でも，筋力発揮に伴う疲労を筋疲労と呼び，近年では，運動に特異的な疲労を，「運動性疲労」あるいは「運動誘発性疲労」と呼ぶようになった．運動性疲労は，「運動に必要な力を発揮できなくなる状態」と定義されており[11]，力の発揮に関わる神経系と骨格筋系の両面から研究が行われている．本項での主題は，「運動に伴う疲労」であることから，筋疲労と運動性疲労とは同義であると捉えて論を進めることとする．

（1）筋疲労に関する基本的な考え方

　図12-2[14]に示したように，自分の意思による最大筋力発揮（図中のV）であれ，電気刺激による最大筋力発揮（図中のE）であれ，最大筋力を

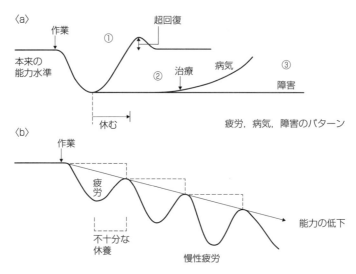

図12-1　疲労とはどのような状態か

（矢部京之助（2006）：疲労．日本体育学会編：最新スポーツ科学事典，平凡社，p746より引用改変）

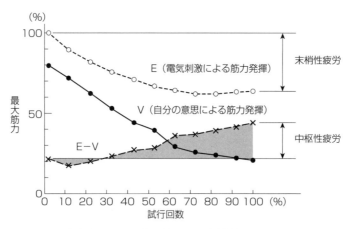

図12-2　筋疲労における中枢性因子と末梢性因子の重なり合い
　試行回数（横軸）：各被験者の作業回数の最高値を100%としたもの．
　最大筋力（縦軸）：各被験者の電気刺激による最大筋力を100%としたもの．

（矢部京之助（1990）：筋疲労の神経機構．体育の科学 40：3667より引用改変）

発揮しているにも関わらず，その反復回数が増すにつれて発揮される筋力は徐々に低下していく．このような状態が筋疲労であり，図12-2に描かれた変化（VおよびE）は疲労曲線と呼ばれている．図12-2における発揮し得る最大筋力の低下は疲労の増大を意味する．

　骨格筋が収縮するまでの一連の過程については，既に1章で述べられているが，筋疲労は，大脳に始まり筋線維が収縮を起こすまでの一連の過程において生じる可能性がある．図12-3[13]に示

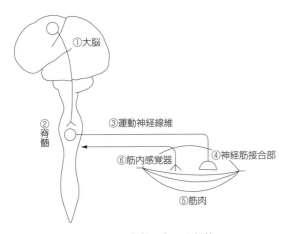

図12-3　疲労の生じる部位

①大脳
②脊髄
③運動神経線維
④神経筋接合部
⑤筋肉
⑥筋内感覚器

（矢部京之助（1986）：疲労と体力の科学．講談社ブルーバックス，p50より引用改変）

したように，骨格筋の収縮は，①大脳が発した指令が②脊髄，③運動神経線維，④神経筋接合部を経て⑤筋肉に伝えられて起こる．なお，骨格筋の収縮状態は筋内に存在する感覚器を通じて上位中枢にフィードバックされている（⑥）．

　筋収縮を繰り返すと，VのみならずEも低下する（図12-2）．電気刺激による筋力は運動神経線維を直接刺激して発揮されていることから，大脳や脊髄が関与しないところで生じる筋力低下（筋疲労）であると解釈できる．それゆえ，これを「末梢性疲労」と呼ぶ．図12-3の③（運動神経線維），④（神経筋接合部）および/あるいは，⑤（筋肉）に起因する疲労であり，⑤の筋肉での疲労が主な原因であると考えられている[13]．

　一方で，図12-2におけるEの値からVの値を差引いた（E−V）値は，図12-3における①（大脳）と②（脊髄）の機能低下によって生ずる疲労と解釈される．これを「中枢性疲労」と呼ぶ．中枢性疲労においては①の大脳の機能低下が，主な原因となっていると考えられている[13]．

（2）運動性疲労の主な要因

　筋疲労と同様に，運動性疲労は，脳の運動中枢から骨格筋が収縮するまでのいずれかの過程において生じていると考えられる．

　征矢[10]は，運動性疲労における中枢性要因と末梢性要因を図12-4のようにまとめており，運動を行う側の問題である末梢性の要因としては，アセチルコリンによるシナプス伝達効率の低下，筋小胞体におけるカルシウムイオン（Ca^{2+}）の放出速度や取り込み速度の抑制を主因とする興奮収縮連関の効率低下などを挙げている．また，クレアチンリン酸（PCr）や筋グリコーゲンなどのエネルギー基質の枯渇，乳酸の生成に伴って生じる水素イオン（H^+）濃度やプリンヌクレオチド回路の代謝過程で生じるアンモニア（NH_3）濃度の上昇も末梢性疲労の要因である[18]．

　近年まで，乳酸は疲労の主役（疲労物質）として扱われてきたが，今日では乳酸自体が筋疲労の直接的な原因となることはないことや，乳酸の生成（上昇）は，糖の分解が高まった結果，一時的に生じるエネルギー基質の増加によると捉えられている．しかし，高強度運動によって乳酸が多量に生成され，H^+が素早く解離されると[6]，これによって生じた筋pHの低下が，解糖系の酵素であるホスホフルクトキナーゼ（PFK）の活性やホスホリラーゼの働きを抑制する[18]．それとともに，筋小胞体におけるCa^{2+}の放出や取込み機能を抑制して筋収縮を阻害するとされている[12]．これらのことを考え併せると，乳酸が疲労とは全く無関係であるとすることには無理があるといえよう．さらには，ミトコンドリアにおける有酸素的な代謝によって発生する可能性のある活性酸素も，疲労物質として作用する（酸化ストレス）ことが示唆されている[12]．

　運動を起こす側の問題である中枢性の疲労要因には，中枢神経系におけるエネルギー源の枯渇，シナプス伝達効率の低下および血流不全などが考えられている．加えて，抑うつや意欲の低下，脳温の上昇（ホットブレイン）などもその要因として挙げられている[10]．

　一方，主な疲労要因が，遂行する運動の種類や時間および強度によって異なることも知られている．高橋[12]は，短時間の高強度運動と長時間運動における主な疲労要因を図12-5のように示し

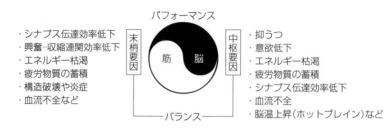

図12-4　運動性疲労の中枢−末梢要因
（征矢英昭（2010）：中枢性疲労が元となる運動限界．体育の科学 60：794-796.）

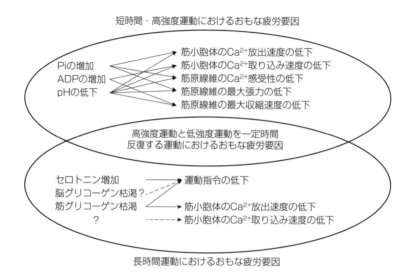

図12-5　タイプの異なる運動における主な疲労要因
（高橋英幸，山中了（2015）：スポーツと疲労．村岡功編著：新・スポーツ生理学，
市村出版，pp176-196.）

ている．すなわち，短時間の高強度運動において
は，主に無機リン酸（Pi）とアデノシン二リン酸
（ADP）の濃度増加およびpHの低下が主な疲労
要因である．長時間運動においては，気分や感情
と関連するといわれる脳内のセロトニン（5-ヒド
ロキシトリプタミン）濃度の増加や，筋グリコー
ゲン（場合によっては脳グリコーゲン）の枯渇が
運動指令を低下させるとともに，筋グリコーゲン
の枯渇が筋小胞体におけるCa²⁺放出速度や取り
込み速度を低下させて，長時間運動時の筋収縮に
悪影響を及ぼす要因として挙げられている．

3. 運動性疲労の抑制

（1）大脳興奮水準の維持

中枢性疲労には，先述したように多くの要因が
関わっているが，これらの要因に対する耐性をト
レーニングによって改善できるかについては不明
な点が多い．しかし，高強度トレーニングを継続
的に実施することで中枢の疲労耐性を高め，高い
意識付けや動機付けを維持すると考えられてい
る．また，大脳興奮の水準を高く維持することで，
中枢神経からの運動指令を維持・増強して，筋力
発揮の低下を抑制することが可能であるといわれ

ている[13]. これらのことは，"心理的限界"を引き上げるトレーニングとも一致するものである.

（2）高い有酸素的能力の獲得

末梢性疲労の要因であるPiとADPの上昇やpHの低下を抑制する方法としては，筋量を増大して（生理的限界の引き上げ）同じ運動を遂行する際の相対的強度を下げることや，高強度トレーニングによって末梢性疲労に関連する物質に対する耐性を高めることが考えられる. また，有酸素的能力を向上させて，運動に必要な総エネルギーに占める有酸素的過程の割合を増やすことによって，PCrへの依存度を減らすことでPiおよびADP濃度の増加を抑えることができる[12]. さらに，一般に，有酸素的能力は，運動後の回復力とも関連するので，高い有酸素的能力を持つことは疲労からの回復を早めることとも関連するであろう.

（3）緩衝能力の向上

生体には運動に伴って生じるH$^+$の上昇による筋pHの低下を抑制して，pHの恒常性を維持するための緩衝機能が備わっている. 高強度のトレーニングによって緩衝能力を向上させることが示されており[12]，これによって筋pHの低下や高強度運動のパフォーマンス低下を抑制することが期待される.

（4）グリコーゲンの節約と貯蔵量の増加

筋および肝におけるグリコーゲン濃度の低下に伴う疲労を遅延・軽減するためには，運動中のグリコーゲン利用を抑えることと，予めグリコーゲンの貯蔵量を増やしておくことが有効である. 前者は有酸素トレーニングに伴う遊離脂肪酸の利用促進によるグリコーゲンの節約効果によって，一方，後者についてはグリコーゲンローディングなどによる食物摂取の工夫によってもたらされる（10章参照）. また，運動中に適切な方法で糖質を補給することは，筋・肝グリコーゲン濃度の維持（節約）に貢献するであろう.

4. 疲労からの回復のための方策

本項では，運動性疲労からの回復を促進する方法について，運動やトレーニング後に成すべき順序に則って述べることにする. 先述したとおり，運動後の疲労回復が適切に行われなければ，疲労は蓄積して身体的能力を低下させるばかりでなく，慢性疲労を招くことにもなる. そのため，運動後には，先ずは自分でできるケアをしっかりと実施して，疲労からの回復を図って翌日以降に疲れを残さない工夫をすることが必要となる.

（1）クールダウンの励行

運動後に行われるクールダウンの目的は，スポーツによって亢進した生理的・代謝的機能を元に戻すこと，疲労からの回復を促進すること，スポーツ障害を予防することなどとされている. その一例としては，ジョギングなどにより筋の収縮と弛緩をリズミカルに繰り返すことによって，筋のミルキングアクション（筋のポンプ作用）を機能させて，静脈還流量を確保することが挙げられる. このような静脈還流量の増加は，高強度運動によって生じた疲労物質の除去も促進する. また，クールダウンによって，高強度運動後に生じる可能性のある過換気を抑え，結果として呼吸性アルカローシスの発生を防ぐことにもつながる. さらに，遅発性筋痛の予防にも効果的であると考えられている.

運動後にクールダウンとしてストレッチを行うことは，関節の可動域を広げ，筋に感じる不快感を軽減すること，あるいは遅発性筋痛の軽減や障害の発生予防にも有効であるといわれている. さらに，ストレッチには，精神的なリラックス効果も期待できる. しかし，クールダウンとしてストレッチだけを実施することには回復を早める効果は少なく，ジョギングなどの有酸素運動と組み合わせて実施することで回復効果が促進される. 筋力向上のためのトレーニングあるいは筋痛が生じるトレーニング直後には，ストレッチの実施を避

けるべきであることが，指摘されている[5]．

（2）アイシング

　クールダウン後に，アイシングによって，対象とする身体部位を冷却して，末梢の血流量を減少させることで痛みの軽減，筋痙攣の軽減，代謝の減少や，炎症の減少などが期待されている．また，冷却によって知覚神経からのフィードバック情報量を減少させることにより，"筋スパズム（筋攣縮）"を軽減するともいわれている[16]．さらに，筋温が上昇した筋肉を適度に冷やすことによって代謝レベルを下げるとともに，運動によって生じた筋肉の微細損傷の拡大を最小に抑えて筋痛を軽減する効果も期待できる．

　通常は，氷嚢やビニール袋に氷を詰めたアイスパックでアイシングを行うが，バケツや大型のポリ容器に水と氷を入れ，それに直接身体部位を浸す方法などもある．また，ストレッチの前・中・後に，それぞれアイシングを併用する「クライオストレッチ」という方法が用いられることもある[16]．

（3）エネルギー物質の補給

　運動やトレーニングによって消耗・喪失したエネルギー源や電解質などを補給することは，疲労回復を早めるとともに，翌日以降のより良いパフォーマンスの発揮に必要である．以下に，スポーツ現場において実施できる栄養補給のタイミングとグリコーゲン回復法について言及する．

　運動後の食事のタイミングは非常に重要であり，一般に，運動後2〜4時間以内に食事を摂ることが推奨されている．運動後には，できるだけ早く食事を摂った方が，グリコーゲンの回復に効果的である．例えば，運動後6時間における筋グリコーゲン回復の様相を調べた研究では，運動直後に糖質を摂取した方が，2時間後の摂取よりも効果的であったことを報告している[8]（10章参照）．また，摂取する食物については，一般に血糖値の上昇や消化し易さを表すグリセミックインデックス（GI）の高い食物の方が，グリコーゲンの回復に効果的であったことも示されている[1]．

　なお，運動後のタンパク質補給も重要であり，身体全体におけるタンパク質合成の効率は，運動後すぐに摂取することで改善されることが知られている[2]．

（4）物理的手段

　理学的療法で用いられる物理的手段は筋疲労の抑制や疲労回復に有効である．表12-1に運動性疲労の抑制に有効な理学的療法で用いられる手段を示した．

　水浴療法は，その温度により，常水浴：15〜36℃，温水浴：36℃以上，冷水浴：15℃以下，および交代浴：温水と冷水での交互浴，の4つに分類されている[3]．常水浴には交感神経刺激作用が，温水浴には副交感神経刺激作用による鎮静作用があるといわれるが，一般に，入浴（水浴療法）には，リラクセーション効果があり，運動に伴う疲労の回復にも効果的であるとされている．しかし，水浴療法の疲労回復に及ぼす効果を検討した多くの研究においては，必ずしも明確な効果が確認されていないのが現状である．また，効果を認める研究においても，その効果は運動の種目や強度に特異的であること，特に交代浴において効果が得られていることが指摘されている[3]．

　一方，現場でよく用いられるマッサージについては，その期待される効用として，①皮膚・筋肉の血流を改善し新陳代謝を高める効果，②老廃物の除去効果，③筋肉を柔らかくし運動能力を高める効果，④神経-筋の働きを円滑にする効果，⑤心理的な快適感およびリラックス感を与える効果，⑥皮膚や「つぼ」を刺激することによる内臓や筋の活性を高める反射作用や誘導作用の効果に要約できる[9]．ただし，マッサージを含めた理学的療法を障害ある部位に対して適用する時には，必ず専門医の診断と指導を受けることが必要である．

（5）睡眠

　睡眠時には，副交感神経系が優位となり呼吸循環系や他の身体諸器官の活動は低下し，エネル

表12-1　運動性疲労抑制に有効な理学的療法

1. 温熱療法：強い鎮痛・鎮静作用　心理的リラクゼーション効果 　①表在熱療法 → ホットパック，パラフィン浴，赤外線，温水浴 　②深部熱療法 → 超短波法，極超短波法　超音波法
2. 寒冷療法：強い鎮痛・鎮静作用　疼痛抑制　神経筋促通効果 　　　→ アイスマッサージ　アイスパック　アイシング　冷水浴
3. 水浴療法：リラクゼーション効果　鎮痛・鎮静・筋弛緩効果 　　　→ 全身浴　部分浴　渦流浴　交代浴　プール
4. マッサージ：皮膚・筋肉の血流および新陳代謝改善　心理的快適感　リラクゼーション効果
5. 電気治療法：神経と筋の促通効果　疼痛軽減 　　　→ 低周波治療法　経皮的電気刺激法
6. その他　赤外線治療法　レーザー治療法

（栗山節郎（1990）：筋疲労と理学療法．体育の科学 40：349-353より引用改変）

ギーの貯蓄が行われることが知られている．また，タンパク同化ホルモンや成長ホルモンが多く分泌されるため，生体を再構築するためのタンパク同化過程が活発に機能するようになる[4]．これらのことから，睡眠は疲労回復や休息に最も適した身体状態であるといえる．逆に，睡眠不足や睡眠リズムの乱れはホルモン分泌にも影響し，休養の効果を低下させてしまうことになる．

　これらのことから，適切な睡眠の量と質を確保することは，心身を回復させて翌日以降の運動やパフォーマンスに好ましい影響を与えると考えられる．睡眠は，自らが実施できる重要な疲労回復法でもあるので，睡眠の質を高めることに十分な注意を払うべきである．また，昼食後の昼寝が，睡眠不足の際の覚醒状態と精神的および身体的パフォーマンスの改善に役立つことも示されている．それゆえ，睡眠が制限されているような場合には，昼寝も重要な疲労回復の手段となろう[17]．

課　題

1. 疲労とはどのような状態か，また疲労が生じる部位について説明しなさい．
2. 運動性疲労をその要因の観点から説明しなさい．
3. 疲労の抑制方法および疲労からの回復方法について説明しなさい．

[文　献]
1) Burke LM, et al. (1993): Muscle glycogen storage after prolonged exercise: Effect of glycemic index of carbohydrate feedings. J Appl Physiol 75: 1019-1023.
2) 鬼塚純玲，長谷川博訳（2014）：栄養補給．Hausswirth Cほか編，長谷川博，山本利春監訳：リカバリーの科学　スポーツパフォーマンス向上のための最新情報．ナップ，pp89-103.
3) Bieuzen F著，大田千尋訳（2014）：水浴療法．Hausswirth Cほか編：長谷川博，山本利春監訳：リカバリーの科学 スポーツパフォーマンス向上

のための最新情報．ナップ，pp201-203.
4) 古川覚（2016）：栄養・休養と運動．長澤純一ほか：運動生理学の基礎と応用—健康科学へのアプローチ—．ナップ，pp153-160.
5) Rabita G, Delextrat A著，山口太一訳（2014）：ストレッチング．Hausswirth Cほか編：長谷川博，山本利春監訳：リカバリーの科学 スポーツパフォーマンス向上のための最新情報．ナップ，pp61-74.
6) 八田秀雄（2018）：筋のエネルギー代謝から考える疲労．下光輝一，八田秀雄編：運動と疲労の科学—疲労を理解する新たな視点—．大修館書店，

pp27-41.

7) 猪飼道夫 (1968)：筋疲労の生理学. リハビリテーション医学 5（3）：157-164.

8) Ivy JL, et al. (1988): Muscle glycogen synthesis after exercise: Effect of time of carbohydrate ingestion. J Appl Physiol 64: 1480-1485.

9) 栗山節郎 (1990)：筋疲労と理学療法. 体育の科学 40：349-353.

10) 征矢英昭 (2010)：中枢性疲労がもととなる運動限界. 体育の科学 60：794-796.

11) 征矢英昭, 越智元太, 松井崇 (2018)：脳から考える運動の限界. 下光輝一, 八田秀雄編：運動と疲労の科学―疲労を理解する新たな視点―. 大修館書店, pp108-125.

12) 高橋英幸, 山中了 (2015)：スポーツと疲労. 村岡功編著：新・スポーツ生理学. 市村出版, pp176-196.

13) 矢部京之助 (1986)：疲労と体力の科学. 講談社ブルーバックス. p50, pp126-162.

14) 矢部京之助 (1990)：筋疲労の神経機構. 体育の科学 40：365-371.

15) 矢部京之助 (2006)：疲労. 日本体育学会編：最新スポーツ科学事典, 平凡社, pp746-748.

16) 山本利春, 吉永孝徳 (2001)：スポーツアイシング. 大修館書店, pp20-49.

17) Le Meur Y, Duffield R, Skein M著, 依田珠惠訳 (2014)：睡眠. Hausswirth Cほか編, 長谷川博, 山本利春監訳：リカバリーの科学 スポーツパフォーマンス向上のための最新情報. ナップ, pp107-119.

18) 吉田敬義, 森谷敏夫 (1996)：筋疲労. 宮村実晴編著：最新運動生理学―身体パフォーマンスの科学的基礎―, 真興交易医書出版部, pp39-55.

[吉野　貴順]

13章　スポーツ現場での外傷・障害と救急対応

1. スポーツ活動時に起こる外傷・障害

（1）スポーツ外傷・障害

　教科体育や運動部活動（体育的部活動）などの各種スポーツ活動中に生じる怪我は，スポーツ外傷とスポーツ障害に分類される．スポーツ外傷は筋，腱，靱帯，骨などの身体各組織がもつ生理的強度を超える大きな負荷（ストレス；牽引，圧迫，剪断，回旋，曲げ）が加わって生じる組織の損傷である．一方スポーツ障害は，身体各部位の局所に微細な負荷が繰り返し加わることにより徐々に組織損傷をきたしたり，疼痛や運動痛を呈する．また，明確な組織損傷がなくても機能障害により運動痛を呈する場合もある．このように慢性的に発症することから慢性障害あるいはオーバーユース症候群とも呼ばれる．また，近年では「発症」と「メカニズム」にそれぞれ急性と慢性があり，それらの組み合わせでスポーツ活動中の怪我を4つに分類することもある（例；中足骨の疲労骨折．足を踏み込んだ際に骨折して痛みを生じる場面が多く発症は急性だが，実際には繰り返される負荷によって徐々に骨がもろくなっていることから，

メカニズムは慢性である）（図13-1）．

（2）中学生期・高校生期で好発するスポーツ外傷・障害

　日本における学校管理下の活動中に生じた事故，疾病，怪我に関する最も規模が大きい統計情報は独立行政法人日本スポーツ振興センターの「学校管理下の災害」に示されている[注1]．令和3年度版の統計情報では中学生，高校生ともに骨折（中学生31.8％，高校生26.1％），挫傷・打撲（25.3％，24.7％），捻挫（22.9％，23.0％）の順に発症率が高く，部位では男女ともに「足関節」についで「手関節」に好発している[1]．場面別では男女ともに体育的部活動中に続いて体育（保健体育）で多く発生していることから，体育的部活動や体育（保健体育）など，教科課程内外での外傷発症に対して適切に予防や応急手当をするための知識と技術を備える必要がある．

　一方で，一般児童を対象としたスポーツ障害発症数の統計情報は少なく，スポーツ児童を対象とした例では膝蓋靱帯炎（ジャンパー膝）やオスグット症などの膝痛，腰椎分離症などの腰痛，野球肘などが好発することが知られている[2]．これらの障害は発症機転が不明瞭で，症状も疼痛や運動

注1）本情報は保険請求されたものを対象としているという特徴から，メカニズムが明らかな怪我，すなわち外傷に関する情報が主に示されていることに留意する必要がある．

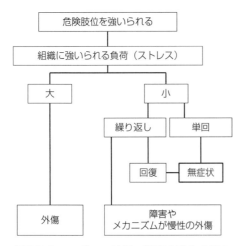

危険肢位を強いられる

組織に強いられる負荷（ストレス）

大 ／ 小

繰り返し ／ 単回

回復 ／ 無症状

外傷

障害や
メカニズムが慢性の外傷

図13-1　スポーツ外傷・障害の発生の流れ

痛のみを呈することが多いため軽んじられやすい. しかしこれらのスポーツ障害の中には裂離した骨片が遺残して成人以降に強い痛みを呈するもの（遺残性オスグット病など）や, 発症時には痛みが小さいものの成人になってから痛みが増強する例（腰椎分離症など）もあるため, 医師, 理学療法士, アスレティックトレーナーなど専門家の支援のもとに適切に対応する必要がある.

（3）スポーツ外傷・障害の予防

　中高生のスポーツ外傷は転倒や接触で発症するものが多く, フェアプレー教育や競技ルールを熟知することにより減らすことが期待できる. しかし足関節捻挫などの外傷は身体接触がなくても生じることが多く, また野球肘, 腰椎分離症, オスグット症のようなスポーツ障害は, 明瞭なメカニズムがなくても生じるものである. さらにはスポーツ活動中の運動量や強度が同程度であった場合でも, 必ずしもすべての子どもにスポーツ外傷・障害が発症するわけではない. これらのことからも, スポーツ外傷・障害を予防するためには, 発症要因を分析して改善対策をたてることで, 予防や再発予防に努める必要がある. スポーツ外傷・障害の発症要因は内的要因と外的要因から分析される（表13-1）.

　内的要因は形態と機能に分類され, 柔軟性, 筋力, バランス能力の著しい低下や, これらの機能の左右差および前後差（大腿部後面と前面の筋力比など）が大きい場合はスポーツ外傷・障害発症リスクを高める要因となりうる. また過度なX脚やO脚などの静的アライメント不良（マルアライメント）や誤ったフォームやからだの使い方は局所へのストレスを増大させる要因となることで危険因子となりうる. 例えば足関節捻挫の多くは, 着地や切り返し動作の際に足首を内側に捻る（足関節の回外＝底屈＋内旋（内転）＋内がえしの複合運動）ことで生じる. また, 野球肘と呼ばれる肘関節内側部の靭帯やその付着部の損傷は, 肘下がりの状態での投球を繰り返すことで生じやすくなると考えられている. したがって, これらのスポーツ外傷・障害を発症し得る動作そのものの改善や, これらの動作を生じさせる機能面での課題を改善することが必要となる. 内的要因における課題はスポーツ活動開始前のスクリーニング（フィジカルチェックやメディカルチェック）によって明らかにしておく. 一方, 外的要因には主に環境や用具の課題が含まれる. 整地されていないグラウンドや慣れていない状態での硬い路面での運動, あるいは足の形態に適していないシューズの使用などもスポーツ外傷・障害発症につながることがある. また, トレーニング計画の妥当性の検証も必須である. 急激な運動負荷や量の増加, 成長段階に見合っていない運動強度, 技術や体力レベルに見合っていない練習や教科内容などは外傷や障害発症の要因となりうる. したがって個々の成長段階や体力レベル, 技術習得度をフィジカルチェックやコンディションチェックで把握しながら, 個々の特徴にあった練習計画を立案し, 継続的なコンディショニング（ウォーミングアップやクーリングダウン含む）を行うことがスポーツ外傷・障害予防には求められる.

表13-1　スポーツ外傷・障害発症やコンディションに影響する主要因，要因，要素

主要因	要因		要素の例
内的要因	フィジカル		
	形態	体格	体重，体脂肪，萎縮，脚長差
		アライメント	姿勢，静的アライメント
	機能	関節機能	可動域，弛緩性
		筋機能	筋力，筋持久力，筋タイトネス
		神経系機能	バランス，認知・判断
		呼吸循環器系機能	全身持久力
	スキル		動的アライメント，動作フォーム
	メンタル		感情，思考
	メディカル		既往歴，現病歴
外的要因	環境		サーフェス，天候
	用具		シューズ，防具，装具
	トレーニング		トレーニング量・強度・質・タイミング リハビリテーション ウォーミングアップ・クーリングダウン

（平山邦明，広瀬統一（2016）：コンディショニングの基礎知識．小山貴之編：アスレティックケア，ナップ，pp10-19.）

2. スポーツ外傷・障害受傷後から競技復帰（運動再開）までの流れ

予防のためのコンディショニングを継続的に行った上でも，スポーツ外傷・障害を発症してしまった場合には，その後の応急手当やリハビリテーションおよびリコンディショニングを適切に行い，安全で早期のスポーツ活動再開を目指す．

（1）メディカルリハビリテーション，リコンディショニング，コンディショニング

スポーツ活動中のスポーツ外傷・障害発症から運動再開まではメディカルリハビリテーションとリコンディショニングの2つの過程に大別でき，子どもたちがこれらのスポーツ活動復帰支援を隔たりなく享受できるように，保護者や指導者など，子どもたちをとりまくアントラージュは努める必要がある（図13-2）．

メディカルリハビリテーションでは損傷部位（患部）の症状を改善し，かつスポーツ外傷・障害受傷によって著しく低下した身体機能を日常生活動作（歩行など）が円滑に行えるレベルまで回復させる．一方，スポーツ活動では日常生活レベルよりも高い身体機能や運動能力（持久力，筋力，スピード，敏捷性など），そして専門的な動作を痛みなく行えるようになることが求められる．したがって，スポーツ活動再開にあたってはこれらの機能，運動能力，パフォーマンスを外傷や障害受傷前あるいはそれ以上のレベルまで改善する必要がある．このような過程をリコンディショニングと呼ぶ．これらの過程が適切に行われることで，アスリートは症状の増悪や再発を防ぎながら安全かつ効率的にスポーツ活動に復帰することができる．また，スポーツ外傷・障害の予防や再発予防のためのコンディショニングを継続的に行うことは，競技力向上にも貢献する．

（2）スポーツ活動復帰過程における「リスク管理」と「効率化」

スポーツ外傷・障害受傷後から競技復帰までの過程は大きく「受傷直後」，「日常生活動作獲得期」，

214

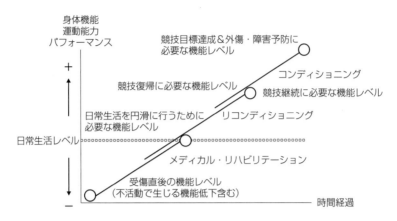

図13-2　スポーツ外傷・障害受傷後からスポーツ活動再開までと予防の流れ

表13-2　外傷・障害受傷後から競技復帰までの過程および再発予防期で獲得する動作と対応

	獲得する主な動作	主に働きかける機能や対応法
受傷直後	立位（荷重）	応急対応，患部の保護，医師による診察 物理的刺激を用いた各種介入，可動域，筋力など
日常生活動作獲得期	歩行	物理的刺激を用いた各種介入，可動域，筋力，バランス，持久力，動作改善（歩行）など
スポーツ基礎動作獲得期	走行（ランニング）	可動域，筋力・筋パワー，バランス，持久力，動作改善（ランニング）など
スポーツ専門動作獲得期	競技特性に応じた動作 （例；方向転換，投動作，蹴動作）	可動域，筋力・筋パワー，バランス，持久力，動作改善（競技特性に応じる）など
再発予防期	―	外傷・障害発症に影響する要因の継続的な維持・改善

「スポーツ基礎動作獲得期」，「スポーツ専門動作獲得期」で構成される．これらの競技復帰過程に加えて，「再発予防期」として競技復帰後の再発予防のためのコンディショニングも継続的に行われる必要がある（表13-2）．

このような段階を経ながら，各種プログラム実施中・後の症状増悪や再発のリスクを軽減し，かつ早期復帰につながるように効率的なプログラムを計画し指導を行う必要がある．この「リスク管理」と「効率化」を達成するために考慮すべきこととして，1）漸進的な負荷設定，2）患部外トレーニング，3）競技特性の考慮，4）スポーツ外傷・障害特性の考慮，5）医師との連携，が挙げられる．

1）漸進的な負荷設定

漸進的（段階的）な負荷設定とは，プログラムの強度や負荷を段階的に増減させることを意味す

る．競技復帰に向けた各段階で，症状や機能改善状況に合わせたプログラムを実践する「マクロ的漸進性」と，それぞれの段階におけるエクササイズの量や質（表13-3）を調整する「ミクロ的漸進性」の2つの意味をもつ．

2）患部外トレーニング

スポーツ活動では日常生活レベル以上の高い機能や運動能力が必要とされる．一方で，運動能力はトレーニングが中断されると低下し，回復までには中断期間よりも長いトレーニング期間が必要とされる．そのため患部の症状増悪を防ぎながら，できる限りスポーツ外傷・障害を受傷する前の運動能力レベルを維持するための患部外トレーニングを行うことが必要である．例えば右側の足関節捻挫を受傷した際には，早期から右側の足関節以外の部位や左下半身あるいは上半身の筋力維持・

表13-3　ミクロ的漸進性における量と質の管理例

量の変化	回数，セット数，時間，距離，重さ，スピード，頻度　など
質の変化	用具使用の有無，課題条件（反応あり／なし） 筋収縮様式（等尺性，等張性＜短縮性／伸張性＞，等速性） 運動連鎖様式（開放性・閉鎖性），荷重様式（非荷重・部分荷重・全荷重） 関節動員様式（単関節・複合関節）

（広瀬統一（2011）：2. リコンディショニングに必要な知識，第2章 アスレティックトレーナーに必要な知識．早稲田大学スポーツ科学学術院編：教養としてのスポーツ科学，大修館書店，pp70-73.）

改善のためのトレーニングを行ったり，痛みなく荷重ができるようになった段階で自転車を用いて持久力を維持するなどの取り組みを行う．

3）競技特性の考慮

復帰準備期では，復帰するスポーツ活動種目に必要な運動能力を高める必要がある．また専門競技に必要な動きを再教育することも重要な課題であるため，リハビリテーションやリコンディショニングを進める際には，専門競技に必要な運動能力を生理学的に，また必要な動きをバイオメカニクス的に分析する必要がある．例えばサッカーを例にとると，生理学的には有酸素的な持久力に加え，高強度と低強度が混在する間欠的運動能力が要求されるため，インターバル形式のトレーニングなどを導入して持久力向上を目指す．またサッカーに要求される動作としてキック，ヘディング，ジャンプ，方向転換動作，コンタクトなどが挙げられ，これらの動作の再教育や敏捷性，スピード，筋パワーの向上も必須である．

4）スポーツ外傷・障害特性の考慮

メディカルリハビリテーションやリコンディショニングを計画し実践する際には，「どの組織が損傷しているか（病態）」，「どのように外傷・障害が生じたか（発症メカニズム）」，「なぜ外傷・障害が生じたか（発症要因）」を分析し，プログラムに反映させる．これらの情報を正確に得ることで，リハビリテーションやリコンディショニングの過程を通じて競技復帰後に危険な肢位をとらないような動きづくりや，発症要因となりうる機能や運動能力を向上させることで，再受傷のリスクを軽減する．

5）医師との連携

スポーツ外傷・障害の病態，受傷メカニズム，受傷要因に関する情報を正確に知るためには，医師との連携が必須である．また段階的なプログラムを進める上では，患部の症状や機能の回復状況に合わせてエクササイズの負荷や種目を変えていく必要があり，そのために医師からの医学的情報は欠かすことができない．このように，再発リスクを管理し，効率的に競技復帰を達成するためには医師との連携が必須である．

3. スポーツ現場における救急対応

（1）緊急時対応計画（EAP：エマージェンシーアクションプラン）の作成

スポーツ活動中に傷病者が発生した際には，傷病者の生命を守ることはもちろんのこと，外傷受傷からの競技復帰過程を円滑に進めるためにも，適切な救急対応により速やかに医療資格者へ受け渡す必要がある．そのためにも，事前に計画した緊急時の対応方法を明文化した上で関係者が共有し，必要に応じた訓練をしておく必要がある．緊急時対応計画に含まれるべき項目は以下の通りである[5]（図13-3）．

①役割分担

傷病者に応急手当を行う人，119番通報をする人，応急手当に必要な物品を取りに行く人，到着した救急隊を誘導する人，傷病者に付き添う人，傷病者への対応を記録する人，関係者（家族や所属機関など）に連絡をする人などを事前に決めて

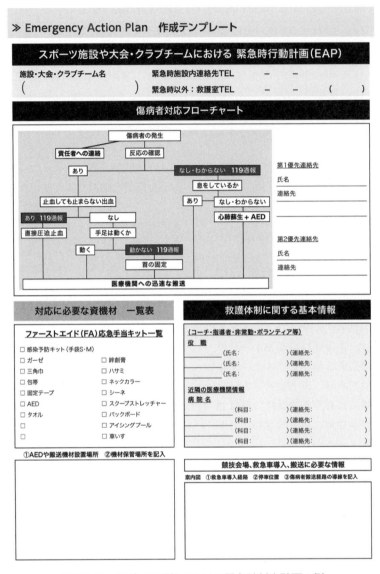

図13-3　スポーツ現場における緊急時対応計画の例
（日本AED財団（2020）：スポーツ現場での緊急時対応計画（EAP）作成
ガイドライン.）

おくと円滑な対応が可能となる.

②連絡手段

　近年では携帯電話が普及しているが，合宿先な
どで携帯電話が圏外になっている可能性も否定で
きない．日常と異なる環境で活動する場合には，
事前に確認をするとともに，代替手段も準備して
おく必要がある.

③救急対応に必要な物品

　応急手当に必要な物品の保管場所を記載する.
また，メンテナンス状況や訓練状況についても組
織内で定期的に確認をする必要がある.

④搬送手段

　緊急性が高い場合（意識レベルの低下，呼吸や
循環の不全，神経障害など）は119番通報をする.

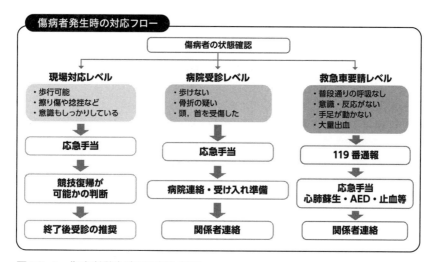

図13-4　傷病者発生時の評価と対応
　　図中の「傷病者の状態確認」が本文中の1次評価と2次評価にあたる.
（日本AED財団（2020）：スポーツ現場での緊急時対応計画（EAP）作成ガイド
ライン.）

それ以外の場合に近隣の医療機関にどのような手段で搬送するかを事前に決めておく.

⑤施設の所在地

　所在地の住所を記載しておくと同時に，地図でも示したうえで救急隊の進入経路やAEDの保管場所も示しておく．このように図示することで，緊急時の円滑な対応に貢献する.

⑥近隣医療機関の情報

　近隣医療機関の住所，電話番号，および救急科を含む診療科の情報を記載する．また，自治体が提供している救急医療情報サービスの連絡先も示しておくことを推奨する．可能な限り近隣医療機関には事前に協力相談をしておくことが推奨される.

⑦記録

　傷病者への対応を記録し，救急隊や医療機関への情報提供ができるように努める．また，事後には報告書を作成し，適切に傷病者への救急対応を

行ったことを示しておけるように準備をしておく.

（2）傷病者の評価と対応

1）1次評価と2次評価

　スポーツ現場で傷病者が発生した場合には，最初の発見者（バイスタンダー）は周囲の安全を確認した上で，1次評価として生命の危険性を大出血の有無や意識レベルをもとに評価し，必要に応じて救急隊やAEDの要請をする．その上で，胸腹部の動きの観察や呼吸音で呼吸の有無を評価し，止血，心肺蘇生（CPR），AEDなどの対応を迅速に行う（図13-4）．尚，心肺蘇生法の方法については常に見直しがなされ，日本において5年ごとに日本蘇生協議会よりガイドラインが公開されるため，スポーツ現場の指導者は常に最新の知見を得ておくように努める必要がある^{注2)}．1次評価により緊急性がないと判断された場合にも，手足の動きや，しびれや知覚鈍麻などの感覚異常の確

注2）心肺蘇生法の詳細は5年ごとに変更があるため，本項では詳細な手法の紹介は割愛する．日本蘇生協議会
（https://www.japanresuscitationcouncil.org/）より発刊される「JRC蘇生ガイドライン」を参照のこと．例えば2020年版では，意識の確認において判断に迷ったら119番通報を促すなど，バイスタンダーが判断に迷った際には次のステップに進むことを推奨している.

認により，神経学的評価を行い，脊髄損傷などの可能性有無の評価をもとに，引き続き救急隊の要請を検討するとともに，当該施設内における搬送の可否や頸椎固定の必要性の有無についても検討する．

　続く2次評価では損傷を受けた部位の状態（変形，疼痛，腫脹など）や機能を評価し，スポーツ活動の継続可否を判断する．スポーツ活動継続可能な場合にも活動中の選手の動きを観察し，問題があればすぐに運動を中止して応急手当を行う．そのままスポーツ活動を継続した場合にも，帰宅後に医療機関の受診を指導する（図13-4）．

2）創傷への対応

　創傷がみとめられた場合には患部を流水で洗浄する．かつては「消毒」することが一般的であったが，近年では，消毒により皮膚再生に必要な細胞まで破壊することで治癒が遅延する可能性があることから，その使用は慎重に考慮されている．一方で，創傷部から骨や腱が見えている場合には水道水での洗浄は避ける．また創傷部位からの浸潤液には組織修復に必要な細胞が含まれているため，被覆材（アルギン酸塩被覆材，ポリウレタンフィルム被覆材，ポリウレタンフォーム被覆材，ハイドロコロイド被覆材，ハイドロジェル被覆材など）を用いて患部を乾燥させないように保護することが推奨される[5]．

3）止血

　止血を行う際には必ず感染症（肝炎など）のリスクを避けるため，使い捨てのゴム手袋などを装着する．出血が少量の場合には患部を保護し，心臓より高く挙上して止血を試みる．このような対応で出血が収まらない場合には直接圧迫法（患部に直接ガーゼなどを当て，手で直接圧迫する方法）や間接圧迫法を用いて止血する．

4）スポーツ外傷発症時のRICES処置

　捻挫や打撲などの外傷受傷時には患部に炎症が生じ，関節可動域の制限や患部周辺組織の二次的損傷を引き起こす．このような機能障害や二次的損傷は円滑なスポーツ活動復帰を阻害するため，安静（Rest），冷却（Icing），圧迫（Compression），

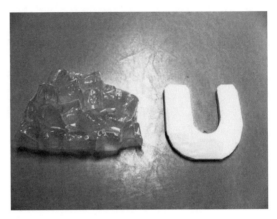

図13-5　アイスバッグ（左）とU字パッド
　アイスバッグを作成する際には袋内の空気を抜き，皮膚に均一に氷が当たるように留意する．

挙上（Elevation），固定（Stabilization）の5つの手順で軽減を図る．これらの手順を総称してRICES処置と呼ぶ[5]．

　①安静（Rest）：組織の損傷を増悪させないためにも，まずは安静にすることが必要である．スポーツ活動を休止し，冷却，圧迫，挙上，固定などの応急手当てを行ったうえで，医療機関に搬送する．

　②冷却（Icing）：冷却は主に氷を用いて行う（図13-5）．患部を冷却することにより，疼痛閾値の増加による痛みの軽減，組織の循環や活性レベル低下による腫脹の緩和と筋スパズム防止，2次損傷の軽減が得られる．冷却時間は20～45分を目安として1～2時間に1回の繰り返しを24～72時間継続する．ただし30分以上の冷却では凍傷のリスクが増大するため，冷却部の状態を確認しながら行う．また，寒冷アレルギーがある場合には冷却することでショック症状を引き起こすことがあるため，こまめに皮膚の状態や顔面の色を観察しながら行う．

　保冷剤を直接皮膚に当てることで凍傷のリスクが高まるため濡れタオルで巻いてから患部に当てる．さらに家庭用冷凍庫で作られた氷は氷点下温度である場合があり，このような氷は冷却効率が低く，また直接皮膚に当てることで凍傷の危険性

が高まる．したがって袋に入れて少し表面が溶けてから使用する，もしくは少量の水をいれてから使用することが推奨される．

③圧迫（Compression）：腫脹の形成を抑制する．圧迫する際にはU字パッド（図13-5）などを用いて腫脹を軽減させるように努める．しかしながら過度な圧迫による循環障害を引き起こさないように注意する．圧迫の際には四肢末端の皮膚色により循環障害の有無を適宜確認する．

④挙上（Elevation）：腫脹の形成を抑制する．冷却と圧迫をした状態で，患部を心臓よりも高い位置に挙上する．心臓より挙上することで患部への血流量が低下し，浮腫の軽減が得られる．

⑤固定（Stabilization）：固定をする際には患部の損傷を増悪させないように適切な肢位で固定する．四肢の骨折の場合には，上下2つの関節をまたいで固定をする（例：前腕の骨折の場合には手関節と肘関節を固定する）．通常はシーネなどの固定具で固定をするが，救急の場合には傘や雑誌など身近にある物品で代用することもできる．

スポーツ現場でのRICES実施に加え，自宅での過ごし方（ホームアドヴァイス）として入浴の禁止，凍傷を引き起こさないために，①冷却時間の確認，②家庭用冷蔵庫の氷や保冷剤の使用について説明を加える．

課　題

1. 自身の活動場所（施設）におけるEAPを作成する．
2. 自身が関わるスポーツでよく起こる傷害を1つ挙げ，そのメカニズムと要因を分析する．
3. 傷病者を発見した時の自身のとるべき行動をまとめる．

［参考文献］
1) 日本スポーツ振興センター，学校の管理下の災害［令和3年版］，2021. https://www.jpnsport.go.jp/anzen/Tabid/1988/Default.aspx（閲覧日：2022年1月21日）
2) 飯田悠佳子（2019）：第6章　コンディショニングにおけるそのほかの情報．広瀬統一ほか編：アスレティックトレーニング学，文光堂，pp126-143.
3) 平山邦明，広瀬統一（2016）：コンディショニングの基礎知識．小山貴之編：アスレティックケア，ナップ，pp10-19.
4) 広瀬統一（2011）：2. リコディショニングに必要な知識，第2章　アスレティックトレーナーに必要な知識．早稲田大学スポーツ科学学術院編：教養としてのスポーツ科学，大修館書店，pp70-73.
5) 村田祐樹，細川由梨，鳥居俊（2019）：第3章　スポーツ現場での緊急対応救急対応．広瀬統一ほか編：アスレティックトレーニング学，文光堂，pp40-75.
6) 日本AED財団，スポーツ現場での緊急時対応計画（EAP）作成ガイドライン，2020. https://aed-zaidan.jp/download.html（閲覧日：2022年1月21日）

［広瀬　統一］

索　　引

体育・スポーツ・健康科学テキストブックシリーズ

スポーツ指導者に必要な
生理学と運動生理学の知識
改訂2版
定価（本体3,200円＋税）

2013年	3月	15日	初版	1刷
2020年	10月	16日		5刷
2023年	4月	12日	改訂2版	1刷
2024年	10月	11日		2刷

編著者
村岡 功・林 直亨

発行者
市村 近
発行所
有限会社 市村出版
〒114-0003 東京都北区豊島2-13-10
TEL03-5902-4151
FAX03-3919-4197
http://www.ichimura-pub.com
info@ichimura-pub.com

印刷・製本
株式会社 杏林舎

ISBN978-4-902109-64-1 C3047
Printed in Japan